主　编
张兴儒　项敏泓

结膜松弛症

基础与临床

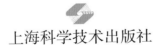

上海科学技术出版社

图书在版编目（CIP）数据

结膜松弛症基础与临床/张兴儒, 项敏泓主编.—
上海：上海科学技术出版社, 2016.1
ISBN 978-7-5478-2931-8

Ⅰ.①结… Ⅱ.①张… ②项… Ⅲ.①结膜疾病－研
究 Ⅳ.①R777.39

中国版本图书馆CIP数据核字（2015）第293201号

结膜松弛症基础与临床

主编　张兴儒　项敏泓

上海世纪出版股份有限公司
上 海 科 学 技 术 出 版 社　出版
（上海钦州南路71号　邮政编码200235）
上海世纪出版股份有限公司发行中心发行
200001　上海福建中路193号　www.ewen.co
上海雅昌艺术印刷有限公司印刷
开本 787×1092　1/16　印张 14　插页 4
字数 270千字
2016年1月第1版　2016年1月第1次印刷
ISBN 978-7-5478-2931-8/R·1053
定价：98.00元

内容提要

结膜松弛症是常见的老年眼病，主诉多为眼部干涩、异物感、泪溢，是由于球结膜过度松弛和（或）下睑缘张力高，造成松弛结膜堆积在眼球与下睑缘、内眦部、外眦部之间，引起眼表泪液学异常，并伴有眼部不适等症状的疾病。本书总结了国内外有关结膜松弛症的最新研究成果，从结膜松弛症的流行病学、病因、发病机制、临床表现、诊断标准、治疗方法、中医研究、护理等方面系统地进行了论述。

本书内容系统、翔实，深入浅出，有很高的临床实用价值，可供眼科及相关专业医护人员学习、参考。

主编简介

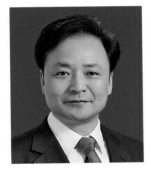

张兴儒，二级主任医师，教授，博士研究生导师，享受国务院特殊津贴。现任上海中医药大学附属普陀医院（上海市普陀区中心医院）副院长兼眼科主任，上海市普陀区利群医院院长兼副书记，上海市普陀区领军人才，带领该院眼科成为上海市医学重点专科。上海市人大代表，上海市中西医结合学会眼科分会主任委员，上海中医药学会眼科分会副主任委员，中华中医药学会眼科分会常务委员，上海市医学会眼科分会委员，世界中医药学会联合会眼科专业委员会常务理事，海峡两岸医药卫生交流协会眼科学专业委员会委员。

从事眼科临床工作30余年，在白内障、青光眼、眼视光学、眼表泪液学疾病等方面具有诊治特色，手术精湛，个人累计完成白内障手术14 000余例。创立上海市劳模创新工作室。担任《中华眼科杂志》《中华眼外伤职业眼病杂志》等6部杂志编委。发表学术论文116篇，其中SCI收录24篇，获全国眼科大会优秀论文奖4次。主编《结膜松弛症》等学术著作12部。获国家专利7项，上海市科技成果5项，上海医学科技奖4项，上海中西医结合科技奖2项，省市级科技奖2项。带领科室成员一起研究结膜松弛症，发表结膜松弛症论文85篇，其中SCI收录12篇。"结膜松弛症临床诊疗法"获得上海市职工先进操作法优秀成果。是我国第一个从事"结膜松弛症"研究的眼科专家，被我国眼科界誉为该病领域的开拓者。

作为"慈善光明行"纯民间公益项目创始人，坚持10年到西部老少边远贫困山区开展白内障复明免费手术。曾获全国劳模，全国五一劳动奖章，全国民族团结进步模范，全国道德模范提名奖，全国医德标兵，全国卫生系统先进工作者，全国首批五星级志愿者，感动上海十大年度人物，上海市十佳医生。

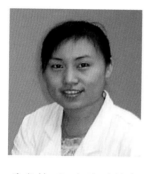

项敏泓，副主任医师，硕士研究生导师。现任上海中医药大学附属普陀医院(上海市普陀区中心医院)眼科主任助理，上海市普陀区青年英才，上海市普陀区卫生系统"315"工程人才培养计划——学科带头人后备人才。上海市中医药学会眼科分会委员，上海市中西医结合学会眼科分会委员，上海市医学会眼科分会角膜及眼表疾病学组委员，《国际眼科杂志》中文版审稿人。

从事眼科临床工作15年，在眼表泪液学疾病、白内障、青光眼、眼底病、眼视光学等方面具有诊治特色，刻苦钻研医疗业务，手术精巧，真诚对待每一位患者，精心诊治每一例病例，屡次受到患者及家属好评。多次受到普陀区卫生和计划生育委员会(卫计委)表彰，获得医院的"十佳医生"提名奖、优秀青年医学人才、"临床青年能手奖"提名、优秀党员、优秀教师等荣誉。

作为第一负责人主持开展上海市卫计委项目、普陀区卫生系统自主创新科研资助项目、上海市卫生局中医药科研基金、上海市中医药大学预算内项目等局级以上课题4项，院级课题3项。作为主要完成人参与市局级以上课题9项。发表学术论文43篇，其中SCI收录6篇。获国家专利4项，上海医学科技奖4项，上海中西医结合科学技术奖2项，上海市科技成果6项，其中3项鉴定意见为国际先进。作为第一完成人的课题——《杞精明目汤治疗结膜松弛症的临床与基础研究》鉴定意见为国际先进水平，并获得上海市中西医结合科学技术奖二等奖。副主编《名医谈结膜松弛症》，参编《结膜松弛症手术治疗》(DVD)等著作。

编写人员

主 编 张兴儒 项敏泓

副主编 李青松 缪晚虹 张振永

参编人员（按姓氏拼音排序）

符之瑄 上海中医药大学附属普陀医院

韩竹梅 上海中医药大学附属普陀医院

柯梅青 上海中医药大学附属普陀医院

李青松 上海中医药大学附属普陀医院

李小燕 杭州西湖朝聚眼科医院，杭州市中医院

缪晚虹 上海中医药大学附属曙光医院

项敏泓 上海中医药大学附属普陀医院

徐建江 复旦大学附属眼耳鼻喉科医院

张桂丽 上海中医药大学附属普陀医院

张兴儒 上海中医药大学附属普陀医院，上海市普陀区利群医院

张振永 上海中医药大学附属普陀医院

周欢明 上海中医药大学附属普陀医院

邹海东 上海交通大学附属第一人民医院

序 言 一

结膜松弛症是常见的年龄相关性眼病,与眼健康及生活质量密切相关。以往结膜松弛症没有引起大家的重视,但随着我国人口老龄化的加快,人们生活质量和生活水平的提高,对视觉质量的要求也越来越高。

结膜松弛症与其他年龄相关性眼病一样,随着年龄的增加而患病率增加,如白内障、老年性黄斑变性、干眼等。结膜松弛症引起的主要症状是溢泪和异物感,这些症状以往没有引起眼科医生的足够重视。其实结膜松弛症反复发生的时候不仅仅影响到眼部的健康和舒适度,同样会引起眼睛的视觉质量问题,因为泪膜是眼睛的重要组成部分,结膜松弛症会引起泪膜异常而影响到屈光状态,所以会给工作、运动、生活带来严重的后果。

张兴儒教授10多年来孜孜不倦地关注结膜松弛症这个常见、多发且影响眼健康的疾病,投入了大量的精力。从流行病学、发病机制、临床特征、诊断治疗、干预措施等方面做了系统性研究,在国内著名的中华眼科杂志上首次报道了结膜松弛症,同时在国际著名的《Ophthalmology》等杂志上也进行了报道。

在结膜松弛症研究方面,张教授已经形成了自己的研究团队以及工作的方向。非常高兴在我国这样一个人口密集、结膜松弛症发病率高的国家,张教授一直关注着这个疾病,并对它的诊断标准及治疗原则提出了一系列自己的观点。

我们更关注的是这种研究对临床的指导，他提出的手术治疗方案，确实为解决这一类疾病带来的问题起到了重要的作用。他在8年前就出版过关于结膜松弛症的书，这本书在普及结膜松弛症的知识，特别是在防治此类疾病上做出了重大的贡献。

我有幸阅读了张教授的书稿和新的研究内容，感到非常欣慰。我作为中华眼科学会的主任委员，对他这本书的出版表示祝贺及感谢，同时对他的研究团队致以崇高的敬意，对他们做出的贡献表示感谢。希望这本书的出版对促进中国结膜松弛症的研究和治疗发挥它的作用，也希望张兴儒教授及其团队在结膜松弛症研究方面做出更大的贡献。

首都医科大学北京眼科学院院长，教授，博士生导师
首都医科大学附属北京同仁医院党委书记、副院长
北京同仁医院眼科中心主任
北京市眼科研究所所长
中华医学会眼科学分会主任委员

2015 年 10 月

序 言 二

　　结膜松弛症是临床常见的一种引起流泪,导致眼部不适症状的眼表疾病。以往对于这种疾病的认识不多,因而在临床上较少诊断此种疾病,而且缺乏针对性的治疗手段。近年来随着眼科医师对于眼表泪液学疾病认识的逐渐加深,发现此类患者主要是由于球结膜的松弛而导致眼表炎症和泪液动力学异常。但关于此类疾病的许多问题(如病理改变特点、发病机制等)的了解仍不透彻,因而对于治疗方案的选择、手术适应证、手术时机及手术方法等均未获得明确的结论。由于此类疾病在临床上非常常见,特别是老年人群,常常困扰患者及医师,因而迫切需要对这些问题进行系统的研究和阐述。

　　张兴儒教授带领的团队在结膜松弛症方面进行了多年的临床及基础研究,建立、完善了结膜松弛症诊疗体系,发表了关于此类疾病的许多论著,其研究水平处于国际领先行列,并提出了一些创新性的观点,是国内结膜松弛症研究的开拓者。他结合自己的研究,综合了目前国内、国际上此领域的最新进展,在此前结膜松弛症专著的基础上编著了本书。本书系统地总结了结膜松弛症的研究历程、流行病学、发病机制、临床表现、治疗方法、中医认识及最新的进展,是一本具有临床实用价值的好书。让中国眼科界医务人员掌握结膜松弛症的诊断与治疗技术,对于减少结膜松弛症的误诊漏治,解除患者痛苦,具有十分重要的意义。

值此书出版之际,我向张兴儒教授表示热烈的祝贺。我曾同张教授一起工作过一段时间,他对于专业的兴趣、领悟能力及执着的精神给我的印象十分深刻,此书的出版也是他这种精神的体现。

厦门大学医学院院长、教授、博士生导师
福建省眼科与视觉科学重点实验室主任
中华医学会眼科学会常委、角膜病学组副组长
教育部"长江学者"特聘教授
亚洲角膜病学会委员

2015 年 9 月

序言三

结膜松弛症是老年性常见眼病，随着人口老龄化进程加快，患者日趋增多。患者常主诉眼部干涩、异物感、泪溢。国内长期以来忽略了结膜松弛症的研究，对其致病机制及诊断治疗不甚清楚。既往，我国眼科医生的主要临床精力是放在各类致盲性眼病的诊治上，对本病虽有所了解，但多较为肤浅。对该病的病因、发病机制不清楚，相关报道少，多为病例性报道，研究不够深入，且没有形成规范化的结膜松弛症诊断和治疗体系。国内很多眼科医生不了解结膜松弛症，造成成千上万结膜松弛症患者的误诊误治，既浪费医疗资源又加重患者的痛苦。

张兴儒教授和他的课题组十余年来对结膜松弛症进行了深入的研究，提出了较为系统的诊治方法，并阐述了许多具有原创性的学术观点，发表了80余篇学术论文，并被SCI收录10余篇，多次举办国家级继续教育学习班，推广结膜松弛症研究成果，为我国眼科事业的发展做出了一定的贡献，是值得我们学习的。

张兴儒教授的工作单位是上海中医药大学附属普陀医院，能够把一个临床常见病、多发病研究得如此深入，说明只要我们不断实践、抓住问题、深入研究，都能科学地发现新的问题，不断解决新的问题。这样不但有益于患者，也有益于医学事业的创新和发展。

我作为中华眼科学会角膜病学组的组长，对于《结膜松弛症基础与临床》一书的出版表示热烈的祝贺，对于结膜松弛症——这一眼表领域中的疾病被解读得如此深入和透彻表示极大地赞赏。因此在学习、感慨、体会之余作序。

山东省眼科医院院长、教授、博士生导师
山东省眼科研究所副所长、党委书记
中华眼科学会常委、角膜病学组组长

2015 年 10 月

前　言

结膜松弛症（conjunctivochalasis, CCh）又名结膜松弛综合征，是由于球结膜过度松弛和（或）下睑缘张力高，造成松弛结膜堆积在眼球与下睑缘、内眦部、外眦部之间，引起眼表泪液学异常，并伴有眼部不适等症状的疾病。

国内长期以来未能重视结膜松弛症的研究，对其致病机制不清楚，常将结膜松弛症误认为老年人正常的生理现象而被忽视。结膜松弛症在临床上并不少见，轻度结膜松弛症可以导致干涩、异物感、溢泪，严重时可以导致睑裂闭合不全。大部分患者常有流泪、干涩、灼热症状，影响视觉功能，带来美容上的缺陷等。

1. 缘起

1994年深秋的一个下午，一位年近八旬的老人来到了我的诊室。他掏出手帕不停地擦着双眼。一见到我，老人就紧握住我的手说："张医生，帮帮我吧，流眼泪太难受了！"经过仔细地询问病史，我方知流泪的眼病已困扰了老人多年，虽然跑了好多家医院，但都未能寻求到有效的治疗方法。看着老人泪眼汪汪的样子，还有因赶了一夜的火车而疲惫的身影，我下定决心要想办法为老人治好眼病。

当时我想，肯定是泪道不通。但我还是按照常规为老人做了全面的眼部检查，查视力、裂隙灯、眼底镜、眼压计……从结膜到眼底详细地检查了一遍。眼睑功能正常，结膜炎的体征也不明显，泪小点开口正常，轻度白内障。我随即用氯霉素眼药水做泪道冲洗，估计泪道肯定有问题，我一边这么想，一边问："嘴巴里有感觉吗?"老人顿感嘴巴发苦直打恶心,这令我有点尴尬。我很快解释说嘴巴发苦说明泪道是通畅的,排除了泪道阻塞所导致的流泪,但我心里不禁产生了疑问:为什么泪道通畅还会流眼泪?尽管我做了一系列的检查,但还是没有找出老人流泪的原因,对此,我只能定一个"慢性结膜炎"的诊断,为其开了几瓶抗生素眼药水。

1个月后,老人又来找我了,他不停地眨着眼睛,又频频地擦拭泪水,告诉我眼药水点下去还是没有效果。虽然眼泪很多,但是眼睛居然还会觉得干涩、疼痛。家人有点不相信,说流眼泪怎么眼睛还会干呀?老人用企盼的眼神看着我,说:"张医生,我是真的难受啊。报纸也看不了,出门眼泪就流得更厉害了,害得我连老同事都不敢碰面,只好窝在家里。"我又一次仔仔细细地为老人检查了一遍,这一次,我特意做了一下泪液分泌试验,结果也基本正常。为了不辜负老人对我的信赖,我帮老人拍了眼前段的照片,承诺1个月后一定会给老人一个满意的答复。

我们知道,流泪的原因一是泪液分泌多,泪道来不及排泄;二是泪道排泄功能障碍,泪液无法正常排出;三是眼睑位置有异常,泪液不能正常流出。而这位老人这三个因素都没有,为什么流泪?我又陷入百思不得其解之中。经过回忆两次的检查结果和反复研究老人拍的眼部照片,我留意到了眼球下方的那一层多出来的白色膜状物,这会是什么呢?此后在我脑海中不停地翻腾、在眼前不断地出现那酷似细小波浪、薄如鸡蛋壳内膜一样的组织,这会是松弛的结膜组织吗?

自那以后,我开始在门诊的流泪患者中仔细观察、总结,发现确实有一部分患者存在这样的体征——球结膜松弛成皱褶,堆积在下睑缘上。带着疑问我不停地翻书、不断地咨询与思索:从书本到临床,从学术会议到期刊杂志,咨询了许多同行、老师……都没有接触过这方面的知识。我特地将"结膜松弛"作为关键词进行检索,在当时检索查询是一件比较困难的事,远非今日可比。在中文检索中,查了上万篇相关论文都没有结论。功夫不负有心人,在之后的英文检索中我终于有了收获。

"结膜松弛症"一词来源于希腊文"relaxation of conjunctiva",于1942年由Hughes首次命名,他描述了位于眼球与下睑缘、内眦部、外眦部之间过度松弛堆积的结膜,病变多见于老年人,常被认为是一种老年性的正常变化,由于它的临床症状不明显而被忽视。1984年Bosniak首次提出结膜松弛症可以引起流泪。

1986年Don Liu通过对15例结膜松弛症的研究，提出结膜松弛症患者流泪是由于松弛结膜影响泪河、堵塞下泪小点而引起。1991年Rieger报道结膜松弛症与干燥性角结膜炎之间的联系，但未明确结膜松弛症与干眼之间的因果关系。

我认真对照这位老人的眼部照片，发现他果然是患了结膜松弛症，流泪是由于松弛的结膜阻塞泪小点引起的。顿时，我有一种茅塞顿开的感觉，心中的喜悦真是难以言表。感谢这次治病给我带来的动力，激发了我的求知欲望，给了我认识结膜松弛症的际遇，也使我有机会尽快掌握结膜松弛症，为广大有流泪症状的结膜松弛症患者服务。

在等待那位老人复诊的那段时间里，我在临床上开始留心那些我们过去忽视的结膜松弛症患者。发现在老年人群中，结膜松弛症的发病率还真不低呢。终于，1个月后，老人充满期待地又到了我的诊室，我尽量通俗地跟他讲解了结膜松弛症的病因，并告诉他如果想要彻底治愈，必须要手术切除松弛结膜。陪同的子女有点犹豫："都这么大年纪了，有必要手术吗？"老人看着我充满信心的表情，坚定地说："张医生，凭你的技术，凭你对我眼病的钻研，我相信你，请你为我安排手术吧！"

于是我开始了我的第一例结膜松弛症手术，详细的术前检查，仔细的查阅结膜松弛症手术方面的英文文献，我孜孜不倦地寻求一种最佳的手术方案。确定好手术方案，我又仔细画图确认，终于第一例结膜松弛症手术圆满收官。手术后的第一天，当初升的太阳还未露面时，我顾不上吃早点，就直奔医院病房。值班的护士惊讶地问："这么早啊？"我未置可否地一笑，她哪里知道我心里焦急啊！耐心地等到了换药时间，我亲自为老人小心翼翼地换药，正如术前设计的那样，松弛的结膜消失了，结膜切口对位平整，缝线在位，伤口没有发现任何异常，我这才算松了一口气。手术后的第七天，老人拆除了结膜缝线，松弛的结膜完全消失了，结膜表面只留下了淡淡的痕迹。关键是老人说他完全不流泪了，眼睛舒服多了，高兴的老人又提出了另外一只眼睛的手术要求。看到一个被疾病长期折磨的老人恢复健康，我是多么高兴啊！我为老人高兴，当然也为自己高兴。手术后成功的喜悦长时间温暖着我的心田，这种感觉比任何一次奖励都能激发我的工作热情和创造潜力。

从这份难忘的病例中,我深深感到:结膜松弛症是一个不容忽略的眼病。结膜松弛症可引起流泪、干涩、异物感等症状,影响视功能,带来美容上的缺陷等。但是长期以来未引起眼科医生的重视,常常将结膜松弛误认为老年性改变而被忽略。因此我们有必要认真研究、推广结膜松弛症的诊断治疗知识,让所有结膜松弛症的患者早日解除痛苦。

2. 深入研究

结膜松弛症研究课题来源于临床实践,从1995年我们在临床工作中发现病例,到反复研究、查阅文献,直到1998年在广州举办的第一届世界华人眼科学术大会上,结膜松弛症论文第一次参加了全国性眼科学术会议。同年,结膜松弛症论文投稿至《中华眼科杂志》,接稿的编辑是蔡丽枫老师。当时中国眼科学教科书、眼科期刊等资料上都查不到任何关于结膜松弛症的资料,国内广大眼科医生也不知道结膜松弛症这一眼病。蔡丽枫老师认真负责的态度至今仍然让我记忆犹新,蔡老师来信让我提供论文的原始资料,并要求提供所有患者术前、术后的照片对比。当时没有数字式裂隙灯,眼部照相是在苏州牌裂隙灯上安装一个海鸥牌照相机,装上胶卷照相,照相后是不知道效果如何的,只有冲洗出来才知道效果。经常为拍摄效果不佳而惋惜。稿件经过1年多的修改,蔡丽枫老师大胆地在1999年国内最权威的《中华眼科杂志》第一期上发表了"结膜松弛症致溢泪临床疗效观察"一文,在国内首次报道了结膜松弛症,自此在中国眼科界开始了结膜松弛症的研究历程。

2000年以前我们对结膜松弛症的研究主要集中在结膜松弛症的临床研究上,提出了结膜松弛症是老年人溢泪的主要原因之一。造成溢泪的原因:一是松弛结膜机械性地阻碍了泪液的流向;二是松弛结膜直接堵塞泪小点开口处。手术切除松弛结膜有效。

2000年以后课题组对结膜松弛症的研究工作有了明显进展,此课题先后被列为院级、区级及市级科研项目。我们按计划已完成了结膜松弛症系列研究的11个项目。① 明确了结膜松弛症造成溢泪的机制;② 创新地运用放射性核素动态显像,客观地证实了结膜松弛症引起溢泪的机制;③ 建立、完善、优化了结膜松弛症诊疗体系,在诊治结膜松弛症 1 000 多例的基础上,在国内外首先建立结膜松弛症的诊断标准、分级标准、诊疗规范,并被国内多家医院采用;④ 首先明确了结膜松弛症与眼表泪液学的关系;⑤ 通过结膜松弛症病理组织学变化和超微结构研究,证实国外提出的假设并有新的发现;⑥ 研究结膜松弛症眼表知觉敏感度改变;⑦ 优化结膜松弛症的概念;⑧ 在国内首先开展结膜松弛症流行病学调查,采用以社区为基础的横断面调查方法,调查上海市曹杨新村街道≥60岁人群中结膜松弛症患病情况,获取结膜松弛症发病率、病因构成等流行病学数据,为临床提供防治重点;⑨ 创新手术方法,建立出一套合理、规范的诊断与治疗方案,得到全国眼科界同行认可,被国内眼科界广泛引用;⑩ 开展结膜松弛症发病机制研究,从松弛结膜、泪液、下睑缘 3 个组织部位开展组织病理学、分子生物学等系列研究,发现结膜松弛症的致病因子,为预防和治疗寻找新途径。

近年来,我们在结膜松弛症手术过程中观察到结膜松弛症的球结膜组织变薄,弹性下降,结膜下筋膜明显萎缩,但如何客观评价球结膜变薄、筋膜萎缩,是我们一直以来关心的重点。古语所谓“眼见为实,耳听为虚”,特别是在严谨的科研上仅仅通过临床观察,而没有准确的数据测量结果也是不行的。因此我带领着课题组一直在试图寻找测量的方法,我们曾将切下来的结膜用显微镜刻度尺进行测量,因为是离体,误差太大,不能代表真实水平。我们也曾试图用 UBM 进行测量,但分层结构不清晰。我们也解剖过离体猪眼,在离体人眼上反复试验测量的方法,也曾用 B 超试验过……但都没有取得成功,长久以来我一直在思索该如何找到正确的测量方法。

当新一代 Zeiss OCT 面世后,我们在测量角膜、视网膜厚度中取得了准确的数据和清晰的图像。我们就此得到了启发,是否能够利用 OCT 测量结膜厚度? 在 2010 年时 OCT 的使用说明书中没有涉及结膜的测量方法和相关说明,德国的工程师也从没有设想过能在球结膜上成像。如何客观评价在结膜松弛症手术中观察到的球结膜基质变薄、筋膜萎缩、球结膜与筋膜和巩膜的粘合力下降,未见文献报道。新一代 OCT 出现后,我们尝试在离体猪眼用 OCT 测量球结膜结构时意外发现一条分界标记线,我们在显微镜下将 20 μm 厚的铝箔片(包装药片的金属铝箔片)植入球结膜与筋膜之间,在 OCT 图像扫描中证实与我们发现的这一分界标记线重合，并在青光眼小梁切除术及结膜松弛症手术病例中预置调节缝线标记在球结膜与筋膜之间，再用OCT观察球结膜，得到球结膜与筋膜的分界线标志，重复性好，并与手术中的实际观察相一致。OCT扫描结膜松弛症病例球结膜上皮层面凹凸不平，上皮细胞层与固有层结合疏松，固有层和筋膜变薄，球结膜厚度变薄，与正常对照组球结膜厚度比较差异明显，与手术中观察到的结膜松弛症病例球结膜变薄、筋膜萎缩相一致，因而在活体上客观测量了球结膜厚度。

听说了我们利用OCT在结膜组织测量上取得的结果，德国Zeiss公司的工程师联合业内专家特地来到我所在的上海中医药大学附属普陀医院调研OCT使用情况。当我代表课题组汇报我们用OCT测量结膜的相关结果时，他们都很惊讶，尤其是清晰的图像展示在德国专家面前时，国内外同行专家们都惊呆了，没有想到普陀医院的眼科竟然开展了这么奇妙的创新工作，他们当场表态支持这项创新研究，并签订了协议书。此后我们的成果以论文的形式在国际著名学术杂志上发表了许多原创性的成果，受到国内外同行的关注，为临床研究结膜及相关疾病提供了新的实用方法。

十多年来，课题组从基础研究到临床实践，系统地研究了结膜松弛症。由追踪创新到自主创新，开展新技术、新项目的推广应用，系统研究了结膜松弛症，填补了多项国内空白。课题组引领国内研究结膜松弛症与成果推广应用，为眼科学发展做出了有价值的贡献。

结膜松弛症课题2002年通过上海市科委鉴定，填补了国内空白，达到国内领先水平。2003年被上海市科委确认为科学技术成果。2010年《结膜松弛症手术治疗研究》通过上海市科委鉴定，确认为国际先进。2013年、2014年分别通过两项上海市科委鉴定，确认为国际先进、部分国际领先水平。

2008年"结膜松弛症临床与基础研究"获得第六届上海医学科技三等奖，2011年"结膜松弛症临床与基础研究的推广应用"获第九届上海医学科技成果推广奖，2015年"杞精明目汤治疗结膜松弛症的临床与基础研究"获得上海中西医结合科学技术奖二等奖，2015年"眼结膜疾病OCT技术创新与临床应用"获得上海医学科技奖二等奖。

课题组在国内外学术期刊上发表结膜松弛症论文85篇，其中SCI收录12篇。

参加数十次学术会议,在第八届全国眼科学术大会、第七届全国角膜病及眼表疾病学术会议上交流并获得优秀论文奖。治愈了结膜松弛症患者5 000多例,帮助国内十几家医院开展结膜松弛症诊治,解答结膜松弛症来信、来电咨询上千次。举办国家级Ⅰ类继续教育学习班5期,发表结膜松弛症科普文章20余篇,主编《结膜松弛症》由上海科学技术出版社出版发行,《名医谈结膜松弛症》由第二军医大学出版社出版发行,主编录制的《结膜松弛症手术治疗》视频资料(DVD)由中华医学电子音像出版社出版发行,被列为中华医学会医师培训工程"十一五"国家重点音像出版物规划项目150号,推动了中国眼科界对结膜松弛症的研究与应用推广。

3. 感恩

结膜松弛症的研究得到许多眼科专家的大力支持,尤其是中华医学会眼科学分会主任委员、北京同仁医院王宁利教授一直指导课题组的研究工作,并在百忙之中赐写序言鼓励我们;教育部"长江学者"特聘教授、厦门大学医学院刘祖国教授多年来指导、合作开展结膜松弛症研究,对该研究倾注了大量心血;中华眼科学会常委、角膜病学组组长、山东省眼科研究所史伟云教授一直关心、指导课题组的研究工作。在此,我向支持结膜松弛症研究的学界前辈、专家、同行及我的同事们表示诚挚、深切的谢意,也向国内外参与结膜松弛症研究的学者表示深深的感谢。没有各位的努力,没有各位的劳动成果,不可能有今天的收获,也不可能完成这本著作的编写任务,在此表示衷心的感谢!

我也感谢单位党政领导和有关部门对我的培养和关怀,对本书出版的大力支持,如果这本书能为眼科界对结膜松弛症的研究提供一份可借鉴的资料,能为结膜松弛症患者早日解除痛苦,能表达出莘莘学子对普陀医院建设的热情,便达到了作者的目的。

上海中医药大学附属普陀医院副院长兼眼科主任
眼科学教授、博士生导师
上海市普陀区利群医院院长
上海市中西医结合学会眼科分会主任委员
上海市中医药学会眼科分会副主任委员

2015年11月

目　录

第一章
结膜疾病的研究进展

第一节　结膜组织解剖与生理

　　眼表面指上、下眼睑缘之间的眼球表面的全部黏膜上皮，包括角膜上皮和结膜上皮（球结膜、睑结膜、穹窿结膜），这一概念强调了角膜上皮与结膜上皮在眼表面健康时相互依赖的关系。正常的眼表面由泪膜、角膜和结膜上皮组成，未角化的上皮覆盖整个角膜、球结膜和睑结膜。角膜上皮持续不断地更新，不但有基底层向上的垂直运动，还包括周围向中央的螺旋状细胞更新的运动过程。

　　清晰的视觉功能的获得和维持不仅需要有健康的眼表上皮，还要求眼球表面必须覆盖一层稳定的泪膜。泪膜是通过眼睑的瞬目运动将泪液涂布在眼表形成的 $7 \sim 10~\mu m$ 厚的超薄层。影响泪膜稳定的因素包括泪膜的组成成分、水压动力学以及眼睑的结构和运动。泪膜的脂质层抑制泪液的蒸发，保证泪液的稳定和持续为角膜输送各种营养成分。

　　正常及稳定的泪膜是维持眼表上皮正常结构及功能的基础，而眼表上皮细胞（包括杯状细胞和非杯状细胞）分泌的黏蛋白成分又参与了泪膜的构成。因此眼表上皮和泪膜之间相互依赖、相互影响，任何一方的异常不仅影响到另一方，同时也导致眼表功能的异常，进而引起视功能障碍及眼表不适。因此，具有临床意义的眼表结构包括结膜、角膜、眼睑、泪器、泪道，是指参与维持眼表健康的防护体系中所有外眼附属器。

　　眼表上皮细胞来源于各自的干细胞，研究表明，负责更新的角膜上皮位于角膜缘，来源于角膜缘干细胞。因为除角膜缘基底细胞外，所有的角膜上皮细胞均表现角膜特异性

64 000角蛋白,提示了角膜缘基底细胞比其他部位的角膜上皮细胞分化差。角膜缘干细胞负责终末细胞的修复和更新,具有独特的内在特征:① 低分化,细胞质含有原始的产物;② 较强的自我更新潜能;③ 长寿命;④ 慢周期,低的有丝分裂活性;⑤ 不对称分裂,一个分裂的子细胞保持原有的特性补充干细胞池,另一个分化成为短暂扩充细胞。短暂扩充细胞的增殖潜能较干细胞下降,它们分化成为分裂后细胞,最终分化成为终末分化细胞,终末分化细胞丧失分化潜能。诸多因素在维持有活力的角膜缘干细胞和角膜表面中起一定作用,角膜缘和中央角膜的显著差别是角膜缘有血管,这些血管有助于形成Vogt栅栏,使得角膜缘上皮密切邻近血管,并提供营养和细胞因子。角膜缘基底部与中央角膜不同,具有锚状原纤维,粗糙起伏的表面加强了与上皮细胞的贴附。角膜缘含丰富的IV型胶原纤维,它只存在于结膜和角膜缘的基底膜。正常结膜上皮含杯状细胞,分泌黏蛋白,其功能是润滑上皮表面。黏液具有高度亲水性,可使疏水上皮湿润,维持泪膜的稳定性。结膜上皮可能来源于结膜穹窿部或睑缘的皮肤黏膜结合处,也有研究认为结膜的干细胞均匀地分布于眼表。

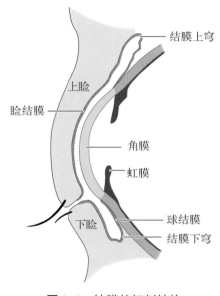

图1-1 结膜的解剖结构

结膜为一连接眼睑与眼球间的透明的薄层黏膜。起始于上、下眼睑的后缘,覆盖于眼睑内面,然后翻转覆盖在眼球前部的巩膜表面,于角膜缘结膜上皮和角膜上皮相延续。如果以睑裂为口,角膜为底,结膜正好呈一囊,即结膜囊。不同位置结膜囊的深度是不相等的,上方和颞侧较深,尤其是颞上方较深,鼻侧较浅。临床上结膜可分为以下三部分:睑结膜、穹窿结膜、球结膜(图1-1)。

一、睑结膜

睑结膜为覆盖眼睑内面的部分,分为三部分(图1-2)。

1. 睑缘部·为皮肤与结膜间的移行部分,起自眼睑缘后缘,向后3 mm为睑板下沟。睑板下沟为血管穿过睑板进入结膜的部位。临床上此沟易存留异物。睑缘部结膜与睑板部结膜相连续。上睑部结膜距内眦端6 mm处和下睑缘部结膜距内眦端6.5 mm处,均可见一小隆起,名泪乳头。泪乳头中央有一小孔,即泪小点,为泪道的入口,结膜囊通过泪小点,经泪道和鼻腔相通。

2. 睑板部·上睑睑板部结膜几乎全部与其下面的睑板紧密连接,但下睑睑板部结膜仅1/2与睑板连接,临床上不易分离。睑板部结膜薄且透明,因此可以透见下面平行排列的黄白色条状睑板腺。由于此部有丰富血管,故外表呈红色或淡红色。临床上可以通过观察结膜颜色估计患者贫血情况。

3.眶部·位于睑板上缘与穹窿结膜之间,其下面为Muller肌,其间有少许疏松结缔组织。眶部结膜较睑板部结膜稍厚,表面可见水平走向的皱襞,有利于眼睑活动。

二、穹窿结膜

穹窿结膜介于睑结膜和球结膜之间,呈环行,可分为上、下、鼻、颞四个部位。鼻侧由于球结膜直接与泪阜、结膜半月皱襞相连,故该处穹窿几乎消失。上穹窿深达上眶缘。距上睑缘10～13 mm,距角膜上缘8～10 mm。下穹窿稍浅,距下眶缘6 mm,距下睑缘9 mm,距角膜下缘8～10 mm,颞侧穹窿深度超出外眶缘,深约8 mm,恰好在眼球赤道部后方。角膜颞侧缘约14 mm。穹窿结膜稍厚,下方通过疏松结缔组织与Muller肌及各直肌周围的筋膜相连。由于穹窿部结膜下有丰富的疏松结缔组织,因此该处结膜十分松弛,易于扩展,有利于眼睑与眼球自由转动。穹窿结膜有丰富的血管,且富有静脉丛。

三、球结膜

球结膜为覆盖眼球前1/3的部分。是结膜中最薄的部分。由于球结膜薄且透明,因此可以看见下面的白色巩膜组织。球结膜可分为两部分,覆盖在巩膜表面的称巩膜部,距角膜缘3 mm以内者称角膜缘部。球结膜与其下方组织的结合很疏松,富移动性,以适应眼球灵活运动,但也因而容易发生球结膜水肿。角膜缘部球结膜和眼球筋膜及巩膜结合较为紧密。

结膜的组织结构与其他黏膜组织一样,分上皮层和固有层。固有层还可进一步分为腺样层和纤维层。

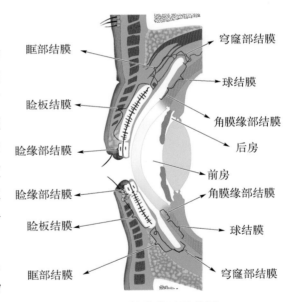

图1-2 结膜分区示意图

1.结膜上皮层

(1)结膜杯状细胞:结膜各部都可以见到杯状细胞,穹窿部结膜和半月皱襞最多,它是一种单细胞黏液腺。可能来源于最深层的结膜上皮,即圆柱状上皮细胞。这种细胞开始呈圆形,核扁平,靠近细胞底部。渐渐变大,呈卵圆形,并随上皮细胞自底层移至表面,最终排出细胞内容物,细胞也即破坏。杯状细胞的作用为分泌泪液湿润角膜和结膜,起保护作用,尤其在炎症情况下显著增多。一旦结膜杯状细胞受到破坏,即使泪腺功能正常，眼部将出现干眼症状。反之，如杯状细胞功能正常，即使摘除泪腺，临床上也可无任何损害。

（2）黑素细胞：多见于有色人种的结膜，白种人也有黑素细胞，黑素细胞可见于角膜缘、穹窿结膜、半月皱襞、泪阜及睫状前血管穿出处。

2. 结膜固有层·位于上皮下，可分为浅层腺样层和深层纤维层。

（1）腺样层：新生儿无腺样层，生后3个月才逐渐出现，由纤细的结缔组织网构成。其结构较松弛，网眼中有淋巴细胞、组织细胞和肥大细胞。腺样层的厚度50～70 μm，故很薄，以穹窿部发育最好，向下止于睑板下沟，也即睑缘部位无腺样层。人类的结膜上尤其是内、外眦可见由淋巴细胞集结为淋巴滤泡，沿睑板上缘分布。慢性炎症时淋巴细胞大量增生，以致结膜表面不平。

（2）纤维层：由致密的纤维结缔组织和弹力纤维构成，睑板部结膜下无纤维层。在后方部分由提上睑肌和各直肌的腱膜扩展部彼此融合而进一步加强，前方部分则由眼球筋膜构成。结膜的血管、神经均走行在该层组织中。Muller肌和Krause副泪腺也包含在此层中。

四、结膜动脉

有三个来源，周围动脉弓、睑缘动脉弓和睫状前动脉（图1-3）。

1. 周围动脉弓·也称睑板上弓。上睑周围动脉弓位于睑板上缘与提上睑肌两部之间，发出一些周边穿通支，于睑板上缘穿过Muller肌，达结膜下，再分出上行小分支和下行小分支。上行小分支于结膜下向上走行至上穹窿，然后绕过穹窿部，于球结膜下向下走行，即结膜后动脉。球结膜的血供主要来自结膜后动脉。

2. 睑缘动脉弓·也称睑缘下弓，于睑板下沟处发出一些穿通支，穿过睑板，达睑结膜下。这些穿通支又分支为睑缘小分支和睑板小分支。睑缘小分支垂直向下走行达睑缘。睑板小分支垂直向上走行，与来自周围动脉弓的下行小分支互相吻合。由此可见，睑结膜的血管分布很密，血液供应很丰富，因此结膜的抗感染能力较强，受损后的恢复能力也较强。

3. 睫状前动脉·睫状前动脉来自眼动脉分出的肌支动脉。上、下、内直肌的肌动脉均发出两条睫状前动脉，外直肌的肌动脉仅发出一条睫状前动脉。这些睫状前动脉向角膜方向走行，位置较来自周围动脉弓的结膜后动脉深。在距角膜缘4 mm处，睫状前动脉穿入巩膜，与虹膜大环互相吻合。在穿入眼球前发出小分支继续向角膜方向走行，即结膜前动脉，位置较结膜后动脉深在。结膜前动脉向前发出小分支与结膜后动脉分支互相吻合，于角膜缘形成平行的结膜角膜周围血管丛。结膜前动脉继续向前，分出许多小细支，互相吻合，于角膜缘形成巩膜表面角膜周围血管丛。

临床上结膜充血有两种类型，即结膜充血与睫状充血。球结膜的血液供给主要来自结膜后动脉。它经穿窿结膜向下走行，分布到除角膜缘外的全部球结膜。结膜炎症时的周边性充血，其形态特点是越近穿窿部充血越显著，近角膜部位则较轻。血管走行十分清楚。由于血管走行位置较浅，因此充血的血管可随结膜移动。睫状充血：其血管来自结膜前动脉，供给角膜缘动脉丛外，还发出小分支供应角膜缘附近的球结膜。因此充血位于角膜缘，呈环形。由于血管走行深在，故移动球结膜时血管不能随之移动，由于血管呈丛状，因此血管走行不清晰。

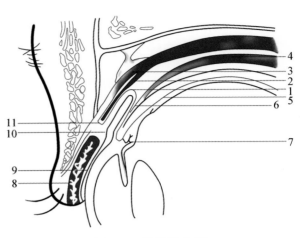

图 1-3　结膜的血管

1. 结膜动脉　2. Muller 肌　3. 提上睑肌　4. 上直肌　5. 睫状后长动脉　6. 睫状前动脉　7. 虹膜大环　8. 睑缘动脉弓　9. 升支　10. 降支　11. 周围动脉弓

五、结膜的静脉

结膜的静脉伴随着动脉，较动脉多，在上、下穿窿部形成明显的静脉丛。来自睑结膜、穿窿结膜和大部分的球结膜的静脉，回流于睑静脉。相当于上睑的周边部动脉弓处，在提上睑肌肌腱之间有一重要的静脉丛，血液回流入提上睑肌和上直肌的静脉内，然后汇流入眼静脉。角膜周围的静脉不如动脉明显，该处静脉形成一 5 ～ 6 mm 宽的静脉网，其血液回流入眼静脉。

六、结膜的淋巴系统

结膜的淋巴分两个系统，一为较小的浅层淋巴网，位于结膜固有层内，由小淋巴管组成，淋巴注入深层淋巴网内。另一为深层淋巴网，位于结膜纤维层内，其间含有较大的淋巴管。睑结膜上的淋巴管很细小，在睑板上、下缘处注入由眼睑皮肤来的淋巴管内。

浅层淋巴网及深层淋巴网的淋巴一般都汇流入内、外眦部。但在这些淋巴网中还可见到大的淋巴集合管及淋巴输出干：① 在角膜的上方及下方距角膜缘后 7 ～ 8 mm 处，各有一个集合管呈半圆形围绕角膜，形成一个不完整的角膜周淋巴管环，上、下集合管在眦部会合。外侧部的淋巴注入一个膨大的淋巴管，内侧部者则形成淋巴管网。从下穿窿到外眦之间也有一个集合管。② 在结膜的淋巴网内有两组主要的淋巴输出干，输送淋巴至内眦部。

以上所有的淋巴管，凡由外侧来的淋巴，最终汇流入耳前淋巴结；凡由内侧来的淋巴,最终汇流入颌下淋巴结。

七、结膜的神经支配

有感觉神经和交感神经两种类型。

1. **感觉神经** · 感觉神经来源于三叉神经的第一支(眼神经)和第二支(上颌神经)。

(1)睑结膜的神经支配

1)滑车下神经的睑支:由鼻睫状神经分支而来,支配上睑结膜的内侧部、泪阜及半月皱襞。

2)泪腺神经:支配睑结膜的外侧。

3)眶上神经及额神经的睑支:支配睑结膜的中央部。

4)眶下神经:支配下睑结膜。

5)睑结膜与球结膜的神经丛以及睑支的分支:支配穹窿部结膜。

(2)球结膜的神经支配:分布于球结膜的神经为睫状长神经、睫状短神经及睫状前神经的分支。这些神经在眼球后部穿入巩膜后,行走在脉络膜上腔,前行到睫状体,组成神经丛。这些神经丛又发出一部分分支进入巩膜内角膜缘部神经丛,在此处和分布于角膜的神经干分离,直达眼球表面,在结膜下及巩膜表面组织内形成结膜神经丛。此神经丛中有部分纤维向前延长,在角膜缘部形成角膜周围神经丛,支配角膜缘部结膜。

(3)结膜感觉神经纤维的周围终末支:有的与周围感觉器官相连,共同组成具有一定特异性生理功能的感受器。

1)周围感觉器官:此乃致密的神经纤维形成的不同形态的小体,以Krause末梢球为最常见的一种。其结构是由一条或几条神经纤维末梢弯曲缠扭成圆形的小体,大小为0.02～0.1 mm,每一小体有结缔组织囊包裹,内有内皮细胞衬里。神经纤维进入小体后即脱去髓鞘。末梢球可以单个分布,但也有形成一种集合体,形似一串带蒂的樱桃。此外,也有无结缔组织囊膜包裹的致密神经末梢,有的组合成顶端如球的棒状体,或者呈弯曲的神经纤维末梢缠在一起而不形成球体等。Krause末梢球分布在泪腺神经支配区,以球结膜的上部及外部特别丰富,角膜缘部结膜中亦很多,球结膜下部及睑缘部也可以见到。

2)游离神经末梢:游离神经末梢是感觉神经终末,呈重叠的树枝状分布系统,此神经已脱去髓鞘,在结膜固有层的浅层形成上皮下神经丛,并由此丛分出神经纤维形成上皮内神经丛,围绕上皮细胞的基底,在细胞间发出自由神经纤维。在固有层,神经的终末端与血管相连。痛觉发生于暴露的神经末梢,存在于大部分的结膜组织内。

2. **交感神经** · 交感神经来源于颈上神经节,此神经是无髓鞘纤维,主要分布于血管周围。副交感神经通路来自面神经。

八、结膜的腺体分布

结膜的腺体包括黏液分泌腺及副泪腺（图1-4）。

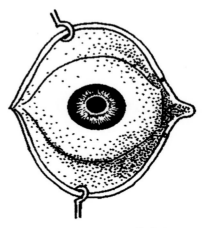

图1-4 结膜的腺体分布

1. 杯状细胞·结膜各部位均有杯状细胞分布，鼻侧结膜及半月皱襞部位分布最多，上方球结膜分布最少，而睑缘部及角膜缘部结膜则缺如。在正常情况下，结膜上皮杯状细胞的数量比较恒定，一般不受外界气候影响，数量为3 000 ～ 7 000/mm²结膜面积。在青壮年期，其绝对数量达到最高，至35岁左右，数量逐渐减少至稳定水平，老年人则由于杯状细胞随年龄老化而逐渐萎缩，故其数量显著减少。老年人结膜杯状细胞密度下降，表明结膜上皮细胞的退化性变的程度与杯状细胞的密度关系密切。

杯状细胞的功能是分泌黏液。黏液对保护非角化的黏膜表面非常重要，如果黏液不足，结膜就不能保持润滑。黏液还通过眼睑的活动而扩散，形成具有高度亲水性的黏液层作为泪膜的内层。

2. 副泪腺·结膜含有副泪腺。副泪腺的组织结构与主泪腺的结构相同，亦为分泌泪液的腺体。

（1）Krause腺：此乃一种浆液性泡管状腺，大小为0.1 ～ 1.0 mm，位于上穹窿部及下穹窿部结膜固有层的深部，包裹于纤维组织之中，也见于泪阜部。Krause腺的数量在上睑有20 ～ 40个以上，在下睑有6 ～ 8个，其排泄管汇合成一个大导管，开口于穹窿部结膜。在泪阜也有相似的腺体。

（2）Wolfring腺：此腺体较Krause腺大，其数量在上睑有2 ～ 5个，在下睑约2个，位于睑结膜的眶部，排泄管大而短，直接开口于结膜。

（3）Henle腺：在睑结膜内，腺的上皮与四周结膜上皮一样，或者说不是真正的腺，而只是黏膜皱褶的横断面。

九、结膜的生理功能

结膜是眼球附属器的一部分，眼球附属器的主要作用是辅助和保护眼球的生理功能，使眼球在视觉功能方面发挥更好的作用。

结膜位于眼球的浅表部位，介于眼睑内表面及眼球前表面，其组织结构疏松、柔软、润泽而且光滑；以它的解剖部位及组织构造的特点，不仅对眼睑及眼球各自的自由活动创造了良好条件，而且在保护眼球方面，也具有特殊的防护和屏障作用。结膜含有的黏液腺分泌黏液,它在维持结膜及角膜的生理湿度、保持角膜的透明性及其光学生理功能方面更具有极其重要的生理意义。

1. 结膜的保护及屏障作用

(1)防止病原微生物的侵袭:结膜是眼球与外界环境直接频繁接触的部位。在一般情况下,空气的尘埃中含有各种各样的微生物,包括非致病的、条件致病的以及致病的微生物在内,都有可能侵入并存在于结膜囊内。虽然结膜囊内可出现各种致病微生物,包括普通细菌、厌氧菌及真菌等,但并不一定对宿主致病,这是由于宿主组织的耐受力及寄生物的侵犯力之间存在着一种较为复杂的平衡状态。目前认为结膜囊带菌者是否发生致病,可能与免疫平衡状态的关系较为密切,维持这种平衡的因素甚多,其中包括宿主眼睑频繁活动,泪液不停地冲洗、泪膜中溶菌酶及非溶菌酶样抗微生物成分,经常移行于结膜上皮间的游走细胞、体内有关的抗体、眼部较低的温度等,都可影响致病菌在结膜囊内的生长。另外,结膜和角膜完整的组织结构及其上皮的屏障作用,对控制和对抗致病微生物的侵入,都具有决定性意义。但若上述因素一旦被破坏或者遭受损伤,结膜的屏障功能减低,平时看起来无关紧要的结膜囊寄生者,可以迅速繁殖,导致宿主感染性疾病的发生。

(2)清除及处理结膜囊内异物的作用:结膜囊与外界相沟通,受外来异物袭击的机会较多。角膜是眼球最前面的一层透明窗户,也是最重要的屈光成分;况且角膜富含感觉神经末梢,对异物的感觉极为灵敏,不能耐受极微小异物的骚扰。所以,结膜对于撞进眼球表面的异物负担有重要的清除功能,需对异物作适当的暂时存留、隐蔽、包裹、中和、软化以及排除等作用。

位于睑缘部结膜终端的睑板下沟,是深度不及 1 mm 的浅凹,但其面积横达睑板的全长,这一浅沟常常就是结膜异物存留的场所。眦部结膜及穹窿部结膜都含有丰富的黏液腺窝以及腺窝在上皮下形成的隧道网,加上极为疏松的结膜组织所形成的横形皱襞,这些无数的嵴突及陷窝使结膜形成凸凹不平的表面,凹沟之处有利于隔离和隐蔽异物。此外,在角膜栅栏部位,结膜表面不平的嵴突常可阻挡结膜囊中游来的异物,而将其网罗在栅栏的嵴突间,使之不至于随眼睑的活动及泪液的冲流而滑进角膜部位。由于眼睑及眼球的频繁活动,存在于结膜表面的异物常可进一步引起结膜及角膜的擦伤。因而使异物能够暂时栖身、隔离及隐蔽在结膜的凹沟中,对于保护结膜及角膜免受异物更重的损伤,具有相当重要的生理意义。

结膜囊内的异物、细菌及细胞碎屑等,逐渐地被黏液包裹及中和。有的异物可随眼睑瞬目运动及泪液的循环流动,渐渐地被泪阜部的细纤毛所移动,并搜罗到泪阜部位,再由泪阜中的皮脂腺所分泌的脂质所包裹、润湿、软化、消化以致清除。

2. 结膜腺体分泌物对结膜与角膜的润湿及保护作用·正常结膜囊除了由泪腺和副泪

腺所分泌的泪液外,尚有脂质分泌腺(睑板腺和Zeiss腺)所分泌出来的脂质分泌物。这些脂质分泌物可附着在睑缘部,且可防止结膜囊内的泪液向外溢出,从而使泪液能在结膜囊内按照自身的生理功能,适应结膜及角膜的需要而更新及排出。

(1)泪膜对结膜及角膜的温润和保护作用:结膜本身的分泌产物是结膜杯状细胞所产生的黏液。黏液参与睑板腺分泌的脂质物和泪腺分泌的泪液,共同构成一种黏液样分泌物,在结膜和角膜表面形成一层泪膜。泪膜包括三层,由外向内依次为脂质层、水样层及黏液层。泪膜覆盖在睑结膜、球结膜及角膜的前表面。泪膜覆盖于结膜表面的稳定性完全依赖于结膜杯状细胞对黏液的持续供应。结膜泪膜的主要功能是维持结膜表面的潮湿和润滑,从而降低眼睑及眼球活动时两者之间的摩擦力,使眼球表面不会因之而遭到摩擦刺激。

角膜前泪膜是覆盖在角膜前表面的部分,其稳定性亦与黏液的质和量密切相关;黏液使泪液能够在角膜上皮表面均匀地扩散成泪膜。角膜前泪膜的主要功能除维持角膜表面的润泽之外,还由于它在角膜表面形成一层透明而平滑的薄膜,可以填补及铺平角膜上皮在显微镜下才能看见的不平整的表面,从而减少散光,提高角膜的光学性能。角膜上皮层氧的供给也主要是通过泪膜与周围空气取得交换的。在正常情况下,结膜及角膜表面的泪膜具有一定的黏度和湿度,随着眼睑的启闭运动,泪膜也在不断地更换,而保持它的湿润及透明性。泪膜理化性质的改变可以导致角膜上皮层的损伤,引起病理性改变。临床上常见的角膜、结膜干燥症,实际上就是泪腺和(或)结膜的腺体发生退化性变,使泪液的质和量发生变化后引起的结果。

(2)杯状细胞分泌功能在结膜生理中的作用:根据结膜杯状细胞分泌功能的研究,整个结膜所含杯状细胞(约150万个)的分泌总量可达2.2 μl/24 h。由于杯状细胞不断地产生和分泌黏液,使结膜囊保持一定程度的润滑,减少眼睑与眼球间活动的摩擦力,并能促进泪膜的更新和稳定,维持结膜和角膜的生理性潮湿和润泽。

1)黏液构成结膜囊的光滑摩擦:结膜上皮杯状细胞产生的黏液,分泌出细胞外即可形成薄胶样的黏液丝,当这种黏液丝达到一定长度时,即可在眼睑瞬目运动的作用下,从杯状细胞口使黏液丝从基底部断裂,而游离至结膜表面。由于结膜黏膜的表面无纤毛,因而游离的黏液丝则随眼睑的启闭运动而活动,从而使眼睑与眼球彼此间活动的摩擦面始终保持一定的润滑程度。睡眠时因为没有瞬目运动,黏液丝的活动也因而减少。黏液丝多存在于上、下穹窿部,有时可形成较长的丝条,长达3~5 mm的黏液丝在结膜表面活动中,也可被泪阜的纤细短毛所推移,并以1 mm/min的速度向泪阜部移行。移行的速度不受外围空气温度及眼表泪液的减少所影响,但眼睑瞬目运动频率加快时以及睑缘与眼球在运动时两者之间的对合压力加大时,均可促进黏液丝的移行速度。存在于结膜囊内的异物、细菌以及脱落细胞等,可被黏液丝包绕成光滑而湿润的表面,使结膜及角膜免于受到异物等的刺激。这种黏液丝包裹体亦可被泪阜的细毛推移至泪阜部。移行于泪阜部的黏液丝包裹体可受到泪阜中皮脂腺分泌的脂质物中和及软化,最后被消化或自行干燥而排出体外。

2)黏液促进泪膜的稳定性:正常泪膜在结膜及角膜表面能够形成一连续性的润湿薄膜,黏液在稳定泪膜方面起决定性作用。黏液参与前泪膜的组成,也是直接构成泪膜稳定性的重要因素,而且还加强泪膜与结膜上皮表面的粘附性。但对角膜前泪膜则不然,角膜上皮细胞表面有密集的微绒毛,微绒毛上粘附有脂质物;这些脂质物是睑板腺所分泌的,是一种以磷脂为主要成分,加上少量游离脂肪酸及胆固醇等所组成的混合体,通过眼睑瞬目运动而被携带到角膜表面,经过眼睑反复的按摩而沾缠到微绒毛上,从而使角膜上皮成为疏水性脂质表面。结膜杯状细胞所分泌的黏液是一种含有许多水溶性极性基团及许多脂活性非极性基团、具有表面活性的糖蛋白,这些糖蛋白扩散到角膜表面,覆盖在疏水性脂质的表面,形成角膜前泪膜的内层,对促进泪膜在角膜上皮表面均匀扩散以及稳定泪膜的形成具有重要的生理意义。

3. 有利于眼球转动的穹窿部结膜·眼球在眼眶内频繁运动可以使人的眼球能在一定的位置上更广泛地扩大视觉范围,但由于眼球表面组织,特别是角膜的光学性能需要特别的保护,所以在一定的生理条件下提供眼球自如运动的环境,穹窿部结膜的特殊结构在眼球运动中起相当重要的作用。

穹窿部结膜为结膜囊中最松弛的部分,由润滑的睑结膜从上方、下方、颞侧和鼻侧4个方面弯折至眼球前表面。在转折的部位形成丰富的皱襞而构成穹窿部,因而眼球在眼眶内活动的四壁都非常松弛而富有弹性,眼球的自由活动因而不会受到牵制,也不会受到粗糙面的摩擦。上穹窿部在解剖上最为宽广,它的形成和支持是依赖提上睑肌下方的一条平滑肌,这条平滑肌纤维连接提上睑肌而终止于结膜。当眼球向上方转动时,这条平滑肌跟随提上睑肌的上缩而向上方收缩,则上方结膜亦随之向上穹窿内退缩。这样的解剖结构就避免了由于眼球向上转动,视轴随之上移,而导致上方松弛的结膜下垂到角膜表面上,造成视线受到阻挡的现象。同样的机制,颞侧及下方穹窿部结膜内亦有平滑肌纤维,分别附着于外直肌肌腱及下直肌肌腱,当眼球向这些方向转动时,也如上穹窿部的平滑肌纤维一样,通过收缩而牵制松弛的结膜,使之不会遮盖到角膜的表面,影响视线。鼻侧结膜并无真正的穹窿,它是利用半月皱襞在鼻侧构成类似的穹窿,以利于眼球的活动。半月皱襞间质内所含的平滑肌纤维,终止于内直肌肌腱,当眼球向内转动时,内直肌收缩,拉紧平滑肌纤维,内侧结膜就随之向皱襞后面的盲端间隙潜行。因此,这条平滑肌纤维的作用也如上穹窿、下穹窿和外穹窿部的平滑肌纤维一样,可以避免结膜遮盖角膜,影响视线。

4. 结膜的免疫生理

(1)结膜的非特异性免疫防御反应:结构完整的结膜囊对病原微生物的侵袭有一定

的屏障作用。正常结膜囊内可有许多致病菌,但对宿主并不致病;当结膜完整性遭受某种因素破坏时,或一旦机体抵抗力低下,这些寄生的微生物就可能感染宿主。

1)结膜上皮层的增生能力十分活跃,结膜的血管供应非常丰富,故结膜的损伤很快得以修复愈合,也很少发生感染。

2)结膜具有较强的解剖屏障功能,正常完整的结膜上皮细胞和基底膜能有效地阻止致病菌的入侵及扩散。若解剖屏障遭到破坏,便可能发生感染。

3)结膜黏膜表面经常有正常菌群(非致病菌群)寄生,这些菌丛能减少其他微生物(包括致病微生物)的寄生机会。若长期应用广谱抗生素治疗,就有可能导致正常菌群失调,引起真菌感染。

4)结膜上皮含有较多的杯状细胞,其所分泌的黏液有多种免疫防御功能:① 包裹结膜囊内的异物、脱落细胞及细菌等。② 黏液内含有免疫球蛋白,可防止细菌侵入眼内。③ 参与泪膜的形成,维持结膜及角膜湿润,并能保护角膜的光学性能。结膜中杯状细胞的数量一般比较恒定,但在结膜炎症时,杯状细胞数量增加,因而产生和形成黏性分泌物而成为结膜炎。若结膜发生严重疾患,上皮破坏,杯状细胞亦会大量丧失。如果杯状细胞丧失过多,尽管炎症时泪腺完好,眼球表面得不到黏液的保护,而导致难以治愈的干眼症、结膜及角膜上皮样化和相伴而生的视力障碍。

5)结膜组织中的副泪腺分泌的泪液是构成泪膜的主要成分。泪液中主要有溶菌酶、乳铁蛋白、补体成分和天然抗生素等,这些物质可以起着溶菌、杀菌和免疫杀伤作用。

6)结膜上皮细胞具有吞噬功能,能吞噬衣原体、包涵体及某些细菌。上皮细胞中还含有溶酶体酶及蛋白水解酶,均具有较强的杀菌作用。

(2)结膜的特异性免疫防御反应

1)正常情况下结膜上皮细胞内很少有免疫球蛋白,一方面由于结膜上皮间隙不能使免疫球蛋白通过,另一方面由于上皮基底膜可阻止免疫球蛋白向结膜上皮扩散。但在有些病态情况下,在结膜组织内和泪液内可检出多种免疫球蛋白如IgA、IgM、IgG等。

2)应用单克隆抗体检测正常人结膜内淋巴细胞亚群,发现结膜上皮层有T细胞,其中以细胞毒细胞/抑制性T细胞的浓度最高。在睑结膜、球结膜及穹窿部结膜的上皮层均可见到朗格罕(Langerhans)细胞。

3)在结膜下腺样层中有弥漫分布的淋巴细胞、肥大细胞及浆细胞等。用单克隆抗体检测正常人结膜腺样层中的淋巴细胞亚群,发现同时存在T细胞和B细胞,其中T细胞的数量往往超过B细胞20倍左右。

腺样层中的淋巴细胞有时聚积成类似"滤泡"的腺样组织。腺样层在胚胎期并不存在,在出生后8～12周开始逐渐发展和形成。腺样层的形成速度则与结膜受到刺激的程度有密切关系。但结膜囊内正常寄生的细菌和真菌丛,对腺样层的影响及滤泡形成的机制尚不明了。由于在正常情况下,腺样层不存在具有生发中心的滤泡,仅在感染或刺激过程中才能激发滤泡的形成。临床上曾见到腺样层的高度繁殖可成为许多结膜炎的主要征象。

实验证实正常结膜中存在多种具有免疫功能的细胞,这些细胞在结膜病理过程中必然起着非特异性及特异性免疫应答作用。正常结膜组织中所含免疫球蛋白及浆细胞成分较少,而Langerhans细胞的分布则较广泛。淋巴细胞极为丰富,并以细胞毒性细胞/抑制性T细胞为主要结构,所以虽然结膜的免疫防御系统是多方面的,但主要由一种T细胞依赖性免疫调节机制发挥作用。

十、结膜创伤的修复

结膜上皮的创伤愈合与其他的黏膜细胞相似,上皮细胞损伤通常在1～2天内可修复,而结膜基质的修复则伴新生血管的生长,修复过程受血管生成数量、炎症反应程度、组织更新速度等因素的影响。结膜基质的浅表层通常由疏松组织构成,在损伤后不能完全恢复为与原来相同的组织,深层的组织(纤维血管层)损伤修复后,成纤维细胞增生,分泌胶原使结膜组织黏附于巩膜。

第二节 结膜疾病研究进展

---------------------------- ● ----------------------------

一、干眼治疗的研究进展

干眼是最常见的眼科疾病之一,其致病因素复杂,针对干眼的综合性治疗的研究一直是近年的研究热点。由于干眼归根究底是眼表的炎症性疾病,因此近年来的研究热点主要集中在两个方面:第一,针对导致干眼的眼表炎症,进行有针对性的抗感染治疗;第二,如何促进眼表损伤的修复,重建健康的泪膜和眼表。

针对导致干眼的眼表炎症,目前比较有希望的新药有Resolvin E1和CP-690、CP-550。Resolvin E1(Rx-10001)是新型的免疫调节剂,来源于Omega-3多不饱和脂肪酸的脂质氧化作用。研究表明,使用0.01% Resolvin E1滴眼,一天4次,使用2周,能促进结膜和角膜上皮修复,抑制结膜基质内巨噬细胞浸润,提高杯状细胞密度。目前Resolvin E1滴眼液已经进入Ⅱ期临床试验。

CP-690、CP-550是选择性JAK抑制剂,能选择性抑制JAK1和JAK3,进而抑制IL-6和IFN-r等促炎因子的信号传递过程。Ⅰ期临床研究结果表明,0.0003%～0.0005% CP-690、CP-550滴眼液,一天4次,连续使用2个月后,能显著改善干眼症状和体征,并使结膜上皮细胞表面白细胞抗原DR-1表达明显下降,泪液中的促炎性细胞因子和炎症反应标记物表达明显降低。

其他一些已经用于动物试验但是还未进入临床试验的药物包括:白细胞趋化受体拮抗剂、小分子白细胞功能相关抗原-1拮抗剂(SAR 1118)、选择性糖皮质激素受体激动剂(Mapracorat)等。

目前在干眼治疗中,针对顽固性上皮损伤,一般使用自体血清进行治疗。但是自体血清成分复杂,有些成分如纤维蛋白原对治疗可能造成干扰。最新的研究结果显示,人血小板富集血浆和人血小板溶出液有希望替代自体血清用于干眼的治疗。人血小板富集血浆和人血小板溶出液保留了自体血清中许多对治疗干眼有益的生物活性成分(如可溶性TNF受体和基质金属蛋白酶抑制剂TIMP)和生长因子,又避免了自体血清中存在的纤维蛋白原在治疗过程中可能导致纤维蛋白凝块的副作用。研究结果表明,经人血小板富集血浆和人血小板溶出液治疗后,泪液和结膜中调节性T细胞表达上调,结膜基质内功能性间充质细胞扩增,结膜组织内炎症反应减轻,并明显降低结膜荧光染色和丽丝胺绿染色评分。

二、翼状胬肉

翼状胬肉是常见的结膜的退行性增殖性疾病。以往研究认为,胬肉组织的上皮细胞、基质细胞和血管内皮细胞中VEGF、TGF-β和PGE$_2$表达水平增高,说明这些生长因子通过促进新生血管生长和纤维组织增殖,促进疾病的发生发展。但是最新的研究结果发现,缺血缺氧损伤可能在胬肉的发病机制中起着重要作用(图1-5)。

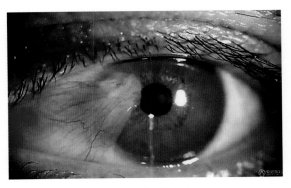

图1-5 翼状胬肉

研究者通过蛋白水平和核酸水平的分析发现,胬肉组织中缺氧诱导因子-1(hypoxia inducible factor-1, HIF-1)表达水平远高于正常结膜组织。HIF-1能促进VEGF和TGF-b1基因表达,促进纤维血管组织生长和胬肉组织内的血管增殖扩张。更重要的是,HIF-1能促进基质细胞源性因子(stromal cell-derived factor-1, SDF-1)在缺血组织内表达,进而募集外周血中表达骨髓源性CXCR4(SDF-1的主要受体)的祖细胞进入到缺血缺氧区,分化为成纤维细胞,增殖并分泌大量细胞外基质,加速翼状胬肉的生长。因此,以HIF-1作为靶点,进行有针对性的抑制性调控,也许是今后翼状胬肉治疗的发展方向。

翼状胬肉切除的主流手术方式,已从单纯的胬肉切除术逐渐向胬肉切除联合自体/异体结膜移植过渡。目前的发展趋势是微创化,即如何使手术损伤更小,术后恢复更快。美国的多中心临床研究结果已表明,使用纤维蛋白胶替代传统的可吸收线固定结膜植片,手术时间更短,术后患者恢复更快,并发症和复发率均更低。纤维蛋白胶比可吸收缝线的手术效果更好,是今后发展的趋势。

三、结膜过敏性疾病

1. **春季卡他性角结膜炎** (vernal keratoconjunctivitis, VKC) · 一般认为,VKC是由IgE介导的超敏反应所致的过敏性疾病,经典的发病机制是由IgE介导肥大细胞活化和炎症介质释放。病变活动期患者泪液和血清中IgE水平均明显升高,结膜中肥大细胞数量也显著增加,也是支持这一观点的有力证据。然而,近几年的研究进展表明,VKC的发病是由IgE和非IgE共同介导参与。最新的研究结果表明,除了IgE和肥大细胞外,CD4＋Th2淋巴细胞及相应的协同刺激分子在结膜内的表达上调,也是VKC发病的另一重要环节。此外,Th1细胞源性的细胞因子和促炎性因子,以及一系列的酶和蛋白如嗜酸性粒细胞和嗜酸细胞源性碱性蛋白(eosinophil-derived major basic protein)、阳离子蛋白、神经毒素和胶原酶,尤其是MMP-9,均参与了VKC发病过程中角膜和结膜上皮及基底膜的损伤过程。此外,非特异性超敏反应也可能参与VKC的发病及组织重塑。

近年来,病毒感染与过敏性疾病的关系受到了许多研究者的关注,如RSV病毒急性感染与哮喘存在高度相关性。但是RSV病毒、鼻病毒或者衣原体感染与VKC的关系,目前尚在进一步研究中。

VKC的传统治疗药物是肥大细胞膜稳定剂和糖皮质激素。近10年的研究表明,与传统的肥大细胞稳定剂色甘酸钠相比,新型药物洛度沙胺被证实可以抑制肥大细胞和嗜酸性粒细胞的移行浸润并下调结膜上皮细胞内ICAM-1表达,在多个临床试验中均被证明对VKC的治疗效果优于色甘酸钠。6% N-乙酰天冬氨酰谷氨酸是近几年欧洲在VKC治疗中广泛应用的药物,能够抑制白三烯合成和肥大细胞释放组胺,并抑制补体激发的过敏毒素合成。与糖皮质激素相比,钙调磷酸酶抑制剂环孢素和他克莫司能在多个环节抑制Th2细胞及其相关细胞因子和介质如IL-4和IL-5的合成和释放,且不存在导致青光眼、白内障和继发感染等激素治疗常见的并发症,因此近年来被越来越多地应用于VKC的治疗。

2. **特应性角结膜炎** (atopic keratoconjunctivitis, AKC) · AKC的确切发病机制目前尚不清楚,现有研究表明,基因易感性与免疫功能失调均与AKC发病有关。Th1细胞和Th2细胞及其相关细胞因子均参与其中。除了受促炎性因子和趋化因子吸引移行而来的淋巴细胞,结膜成纤维细胞是另一个分泌促炎性蛋白的来源。结膜成纤维细胞在TNF-a作用下可以分泌单核细胞趋化吸引蛋白-1(monocyte chemoattractant protein-1)和嗜酸性粒细胞趋化活化因子,促进IL-13表达上调,吸引更多的炎症细胞聚集到结膜组织内,进一步加重炎症反应和组织损伤。

近几年,随着对干眼和睑板腺功能研究的日益重视,研究者们发现,AKC可以引起严重的睑板腺功能障碍,杯状细胞丢失,结膜上皮鳞状化生,导致泪膜稳定性下降,引起严重的干眼。因此在AKC的治疗中,除了常规的肥大细胞膜稳定剂、抗组胺药物、钙调磷酸酶抑制剂如环孢素和他克莫司、糖皮质激素等,还需要添加无防腐剂的人工泪液,减轻疾病造成的继发性眼表损伤。

四、睑板腺炎相关性角结膜炎

随着近几年对睑板腺功能研究的日益深入,睑板腺炎相关性角结膜炎(meibomitis-related keratoconjunctivitis, MRKC)这个2000年才被提出的新病种受到了越来越多的重视。MRKC是机体针对细菌(如金黄色葡萄球菌、痤疮丙酸杆菌)等外来感染源引起的迟发性超敏反应所致。其典型临床表现包括:睑缘肿胀,睑板和睑结膜充血水肿,尤其是在存在感染的睑板腺腺管开口周围。球结膜也可存在充血,严重者角膜发生浅表溃疡,溃疡区域与存在感染的睑板腺所在的睑缘与角膜接触的位置相一致。其临床表现容易与睑缘炎、普通角膜溃疡混淆,需注意鉴别。MRKC的治疗除了需要全身或局部使用头孢类药物杀灭感染源外,还需要加用低浓度激素,抑制迟发性超敏反应对组织的损伤。

第三节 结膜疾病 OCT 技术应用研究进展

光学相干断层成像术(optical coherence tomography, OCT)自问世以来,以其无创、非接触、高分辨率的优势,迅速在眼科检查中得以推广应用。检查部位从局限于眼后节黄斑、视神经,发展到眼前节结构的观察及相关疾病的诊治,为诊疗与科研提供更为可靠、准确的临床资料。目前眼前节OCT技术已被广泛应用于角膜、前房、房角结构、虹膜睫状体等结构观察及各种前节手术评估,成为临床重要的辅助检查手段。近年来,有越来越多眼科医师尝试将OCT技术应用于结膜的参数测定、小梁切除术后滤过泡评估,以及包括结膜松弛症、翼状胬肉及睑裂斑、结膜淋巴管扩张、结膜肿瘤等在内的多种结膜疾病的诊疗过程中,拓展了OCT技术的应用领域。

光学相干断层成像术是一种利用光学衍射原理设计的非侵入性,并通过光学信号获取和处理提供眼部组织结构高分辨率断面图像的技术。OCT的提出与应用于1991年首次报道,起初主要应用于视网膜组织的结构观察。由于其无创、非侵入、高分辨率等优势,

OCT的应用范围在初期就得到了极大的扩展，1994年已有了将OCT应用于角膜及眼前节结构的报道。

目前国际上应用较广泛的眼前节光学相干断层成像术（anterior segment optical coherence tomography，AS-OCT）设备包括SL-OCT（haag-streit，时域光学相干断层成像干涉法，纵向分辨率10 μm，横向分辨率75 μm），Visante OCT（Carl Zeiss Meditec，测量软件利用低相干干涉测量法，纵向分辨率18 μm，横向分辨率60 μm），RTVue（optovue，傅里叶域光学相干断层成像干涉法，拥有更快的数据采集性能，纵向分辨率5 μm，横向分辨率短镜头7.5 μm、长镜头15 μm），Pentacam HD（Oculus Optikgeräte GmbH，拥有高速旋转Scheimpflug照相机，能够在2 s内采集最多50张图像，纵向分辨率10 μm，横向分辨率10 μm），Galilei G2（Ziemer，拥有双通道高速旋转Scheimpflug照相机，并配有角膜镜，纵向分辨率<1 μm，横向分辨率4 μm）等，其硬件配置逐渐提升，分辨率逐步提高，目前主要应用于角膜参数测量、病理结构观察，屈光手术皮瓣评价，前后房深度测量，青光眼房角观察，人工晶状体手术前后评估，前弹力层、Schwalbe线、小梁网等超微结构的观察等。结膜作为眼前节重要的组成部分，近年来也逐渐受到关注，虽然以上AS-OCT设备说明书中均没有列举球结膜结构、数据测量的功能，但国内外学者已经开始创新性地尝试将不同OCT设备现有功能应用于球结膜疾病的观察中，拓展其应用范围。

一、结膜厚度的测量

球结膜厚度变化的观察对于多种结膜疾病的诊断和治疗评估具有重要意义，但在组织形态学上，球结膜基质层与下方Tenon囊、巩膜的移行没有明显分界，故其厚度测量存在难度。最早使用改装的后节OCT观察到球结膜截面图中上皮层与固有层高反射信号带之间的低反射疏松区域，并首次测量球结膜上皮层的厚度，同时发现球结膜上皮平均厚度相较角膜与角膜缘上皮更薄。之后有学者通过在猪眼球结膜固有层下置入铝箔，青光眼手术中球结膜下埋缝线的方法，利用眼前节OCT观察确定了球结膜固有层与其下方Tenon囊的界限为一条不连续的狭窄低反射信号带，首次分别测量了正常人的结膜上皮层、固有层和结膜全层的厚度。

测量方法为利用高分辨率眼前节OCT扫描被测眼右眼7:30或左眼4:30位置距角膜缘4 mm球结膜（球结膜与Tenon囊于距角膜缘3 mm左右处开始融合；避开睑裂斑、翼状胬肉等多发于鼻侧的病变；颞下方球结膜更易暴露；将外直肌、下直肌肌腱止点对测量的影响最小化），在高分辨率球结膜截面图上找到上述上皮层与固有层以及固有层与下方筋膜之间界限，利用设备内置测量软件测得各层结膜厚度（图1-6）。该测量方法经过同一测量者不同测量时间、不同测量者同一时间的测量值一致性检验，具有很高的一致性。利用该测量方法对711名不同年龄段正常眼球球结膜各层厚度的测量结果见表1-1～表1-4。

　　球结膜厚度并没有明显性别差异。随着年龄增大，球结膜固有层及全层结膜厚度逐渐变薄，而球结膜上皮层厚度不随年龄增加出现明显变化。球结膜不同层次的影像学观察和厚度测量有助于加深对不同球结膜病理学改变如结膜发育或衰退、松弛与皱褶、水肿充血的部位与程度等的认识，对临床诊治起到积极的指导作用。

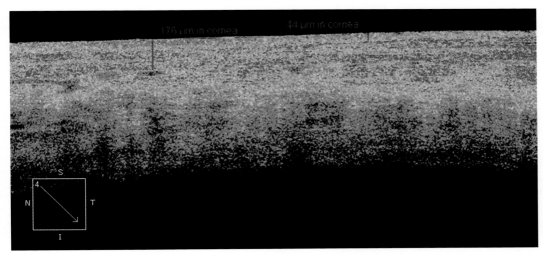

图1-6　利用OCT测量球结膜上皮层及全层厚度

表1-1　711例正常眼球结膜各层厚度

球结膜厚度	厚度均值 (μm)	标准差 (μm)	最小值 (μm)	最大值 (μm)
球结膜上皮	42.4	7.4	28	76
球结膜固有层	197.7	32.5	88	259
球结膜全层	240.1	29.8	140	304

表1-2　711例正常眼球结膜各年龄段球结膜上皮层厚度

年龄组（岁）	例数	厚度均值 (μm)	标准差 (μm)	最小值 (μm)	最大值 (μm)
＜ 20	93	42.1	4.5	32	52
21 ～ 30	99	39.3	3.8	31	51
31 ～ 40	100	39.0	2.7	33	48
41 ～ 50	95	40.0	4.4	30	52
51 ～ 60	97	38.9	6.0	29	60
61 ～ 70	104	48.0	9.8	28	76
71 ～ 80	102	47.6	9.1	30	68
＞ 80	21	47.8	7.9	36	64

表1-3 711例正常眼球结膜各年龄段球结膜固有层厚度

年龄组（岁）	例数	厚度均值（μm）	标准差（μm）	最小值（μm）	最大值（μm）
＜20	93	224.3	12.4	188	259
21～30	99	218.5	6.3	202	234
31～40	100	213.6	5.1	200	228
41～50	95	212.4	13.8	170	232
51～60	97	198.6	24.1	120	256
61～70	104	167.8	36.1	88	244
71～80	102	162.0	30.4	100	224
＞80	21	157.5	28.5	108	204

表1-4 711例正常眼球结膜各年龄段球结膜全层厚度

年龄组（岁）	例数	厚度均值（μm）	标准差（μm）	最小值（μm）	最大值（μm）
＜20	93	266.4	13.6	228	303
21～30	99	257.8	6.6	241	277
31～40	100	252.6	5.3	240	268
41～50	95	252.4	15.4	206	276
51～60	97	237.5	23.8	176	304
61～70	104	215.8	34.5	140	297
71～80	102	209.7	29.0	142	276
＞80	21	205.3	28.1	156	245

相比球结膜，睑结膜（睑缘部与睑板部）固有层与其下方结构结合更紧密，利用目前 OCT 影像较难区分，前节 OCT 对睑板部睑结膜上皮厚度的初步测量（图1-7）结果为 (33.81 ± 5.04) μm，不同测量者测量一致性较高。

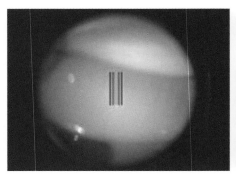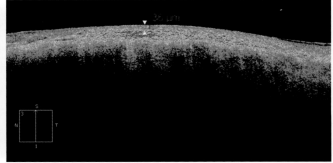

图1-7 利用OCT测量睑板部睑结膜上皮层厚度

二、眼外肌止端相关结构观察

眼外肌止端-角膜缘距离的测量有助于斜视手术的术前评估、计算肌束切除量,直接影响到手术矫治效果。但传统检查方法无法在术前测得该距离,超声生物显微镜(ultrasound biomicroscopy, UBM)虽然能够测得肌止点-角膜缘距离,但由于其接触性检查的特点,无法应用于儿童等无法配合的人群,且接触、压迫均可能引起测量误差。目前提出可行的测量方法为患眼取颞侧偏转15°眼位(测内直肌)或鼻侧偏转30°眼位(测外直肌),眼前节OCT扫描出眼球水平子午线位置角膜、角膜缘、前房角、球结膜、直肌止点、眼外肌等结构的截面图。运用内置测量软件测得虹膜根部前房角顶点至眼外肌止点之间的距离(图1-8),再加1 mm(水平子午线处虹膜根部一般位于角膜缘后方约1 mm)即为肌止点-角膜缘距离。水平位眼外肌(内直肌与外直肌)眼前节OCT所测肌止点-角膜缘距离与术中卡尺测量值比较具有良好的一致性,离群值少。利用AS-OCT对不同屈光力眼水平眼外肌止端厚度测量,发现该厚度与外直肌附着点厚度呈弱相关,外直肌随被测眼近视屈光力增高而变薄。同时,尽管轴性近视往往伴有眼轴增长,但屈光状态的不同与水平眼外肌附着点位置无明显相关,对斜视手术设计影响不大。

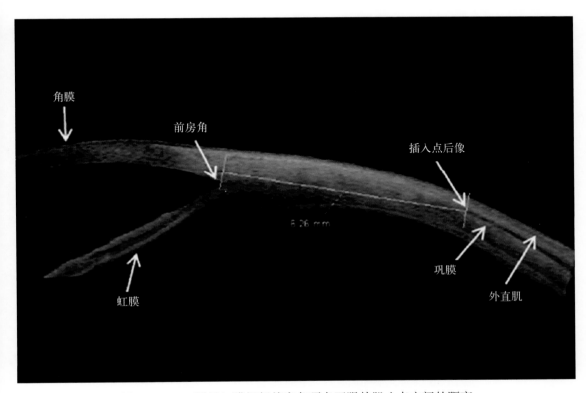

图1-8 OCT测量虹膜根部前房角顶点至眼外肌止点之间的距离

三、OCT技术在结膜疾病方面的应用研究

1. 青光眼滤过术后结膜滤过泡的观察·对青光眼滤过手术成功与否的一项重要评价因素是结膜滤过泡是否长期保持滤过功能。裂隙灯显微镜仅能从外部观察滤过泡形态，无法窥视内部结构，对滤过泡的评价相对较片面。而AS-OCT则很好地弥补了这一缺陷，其对结膜滤过泡的结构观察、测量敏感性与特异性都优于UBM检查。

AS-OCT对小梁切除术后滤过泡的观察包括滤泡结构、巩膜瓣的位置、滤过内口是否开放、滤过泡内或泡壁内是否有囊腔等定性指标及滤过泡高度、泡腔大小、泡壁厚度、巩膜瓣厚度等定量指标。有功能的滤过泡多有泡壁增厚，泡腔、巩膜瓣及房水流出道内口多清晰可见，泡壁内可见多形性低反射信号囊腔。无功能滤过泡则表现为流出道内口阻塞、结膜-巩膜粘连或巩膜瓣粘连，同时往往没有显著的滤过泡增厚。根据Kronfeld分型，各型滤过泡也有不同的OCT表现，扁平弥散型滤过泡表现为结膜下滤过泡壁内多发小囊泡。囊状滤过泡表现为结膜下一较大低反射信号囊腔，腔内可有分隔，泡壁厚度较扁平弥散型薄。无功能包裹型滤过泡巩膜外囊腔四周被致密高反射信号组织包围，巩膜瓣及引流通道不可见。无功能扁平型滤过泡腔极小甚至缺如，滤过泡高度较术前无明显改变。

AS-OCT还能用于早期指压眼球前后滤过泡变化的观察。在参数测量上，指压眼球后滤过泡高度、囊腔深度、水平径、垂直径、小囊泡数量均明显增加。在形态学上，指压眼球后扁平弥散型滤过泡OCT表现主要为滤过泡壁内小囊腔数量明显增多，体积略增大（图1-9）。囊状滤过泡在指压眼球后OCT表现则以囊腔扩大为主，同时囊泡高度增加。指压眼球前后滤过泡OCT参数及形态学变化进一步支持了早期指压眼球有利于青光眼术后延续滤过泡功能、降低眼压的理论。

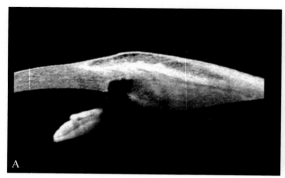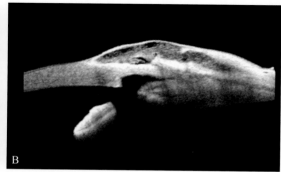

图1-9 小梁切除术后AS-OCT结膜滤过泡观察

A：指压眼球前滤过泡形态；B：指压眼球后滤过泡体积明显增大，滤过泡内小囊腔明显增多，体积增大

2. **翼状胬肉和睑裂斑**·初发、复发翼状胬肉，睑裂斑及假性胬肉AS-OCT的图像特点

及鉴别要点：初发翼状胬肉AS-OCT检查水平截面图像显示一部分胬肉组织覆盖于角膜上皮上，另一部分呈楔形侵入角膜缘后将角膜上皮抬起，将角膜上皮层与下方前弹力层分离，胬肉覆盖处前弹力层凹凸不平，可有中断（图1-10）。胬肉头部顶点以内角膜上皮、前弹力层与基质层多正常，界限明显；垂直截面图像胬肉组织呈特征性的三角形高反射信号，可见胬肉底部侵及角膜前弹力层和基质层。胬肉上下边缘堆积于角膜上皮上，边缘以外未侵犯部位角膜上皮下可见卫星胬肉组织。复发翼状胬肉OCT水平截面图像也表现为楔形侵入角膜，相较初发病变胬肉组织内有更多的突起或囊性改变，更多侵犯蔓延至角膜上皮下。睑裂斑亦呈楔形，与初发性翼状胬肉极为相似，但不侵犯角膜组织。而假性胬肉虽然生长延展至角膜缘以内，但OCT图像仅显示为一层增生的不规则膜状组织，并不侵犯角膜上皮，且与角膜上皮存在明显界限。AS-OCT对翼状胬肉自体结膜移植术后结膜厚度变化的观察可以发现术后1周至1个月移植结膜厚度显著减小，而1个月以后移植结膜厚度则保持长期稳定，结膜水肿消退。

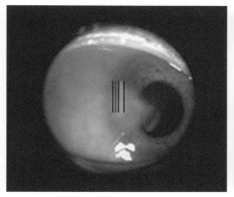
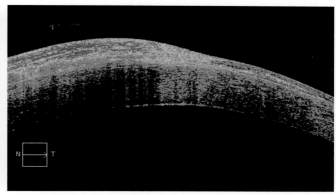

图1-10 AS-OCT检查水平截面图像显示一部分胬肉组织覆盖于角膜上皮上，另一部分呈楔形侵入角膜缘后将角膜上皮抬起，将角膜上皮层与下方前弹力层分离，胬肉覆盖处前弹力层凹凸不平，可有中断

3. 结膜肿瘤·结膜色素痣绝大多数为实质性病变，多弧形增厚隆起于结膜表面。结膜色素痣的所有边界（包括深层的边界）都能在高分辨率的AS-OCT观察到，各边界可见率为：前边界100%，后边界82%，侧边界86%。所有病例的结膜色素痣在AS-OCT得到的图像中均有致密和质均的表现（图1-11），程度不等的痣后方光学遮蔽发生率为86%。在结膜色素痣内在的囊样包涵体的发生率方面，AS-OCT为77%，与组织病理学结果相比，AS-OCT检测内在囊样包涵体的灵敏度为80%，特异度为100%，阳性预测值为100%，阴性预测值为60%。因此利用AS-OCT可以清楚观察到结膜色素痣各个边界，并提供一些内在囊样包涵体的信息。通过观察内在囊样包涵体，可以推测结膜色素痣为良性肿物而非恶性黑色素瘤，这对临床医师的诊治起到重要参考作用。OCT观察结膜色素

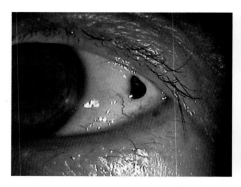
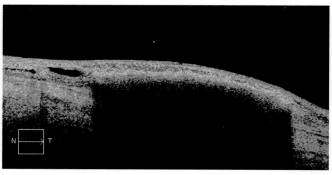

图1-11　结膜色素痣AS-OCT表现为致密、质均的结膜隆起性病变，内可见包涵体，痣后方可有光学遮蔽显像

痣的主要不足之处是结膜痣的色素对其深层组织有光学遮蔽作用。

嗜酸性粒细胞瘤（oncocytoma）是一种由腺上皮细胞转化而来的嗜酸瘤细胞（oncocyte）组成的肿瘤，眼部发病较罕见，可见于泪阜、结膜、眼睑、泪腺等部位。其主要结构特点为肿瘤组织多显示为囊实混合结构，此特点可用于与色素痣（实质性为主）、结膜下出血（囊性液腔）等的AS-OCT影像相鉴别。

4. 球结膜淋巴管扩张·结膜淋巴管扩张是一种以正常淋巴管在球结膜间扩张并突出为特征的罕见眼表病变。典型表现为下睑缘机械压力增加或原位淋巴瘢痕形成，导致淋巴管阻塞继发相应淋巴管扩张。结膜淋巴管扩张可以是单侧或双侧伴有局灶性或弥漫性球结膜水肿。其AS-OCT影像特点为结膜浅层隆起，边界清晰，下方为一较大液性阴影，内有隔膜将其分隔为若干小囊腔（图1-12），病变不侵及后方深层结膜及Tenon囊。利用本病OCT影像特点，可与实质性或单纯囊性的结膜肿瘤相鉴别。

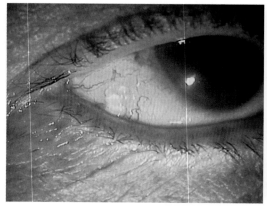
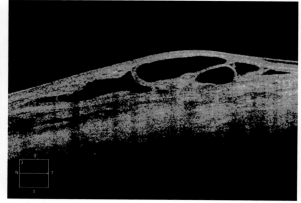

图1-12　结膜淋巴管扩张AS-OCT表现为结膜浅层隆起，边界清晰，下方为一较大液性阴影，内有隔膜将其分隔为若干小囊腔

5. **球结膜下出血·**球结膜下出血后可于疏松的球结膜下组织内聚集形成血肿，AS-OCT观察结膜下血肿，血肿为球形隆起，前方结膜组织及血肿边界显示清晰，后方为液性阴影，但后界显示不清，巩膜组织反射信号影于血肿后方中断，这是由光学遮蔽现象造成的。也有报道利用AS-OCT观察流行性出血性结膜炎结膜各层厚度及上皮下积液变化，客观评估病情转归等的个案报道。

6. **利用OCT观察青光眼患者眼表情况的临床研究·**前房解剖结构的改变与青光眼的发展有密切的关系。眼前段光学相干断层成像技术（anterior segment optical coherence tomography, AS-OCT）具有检查快速、非接触、高分辨率、精确定量化测量等特点，为原发闭角型青光眼房角关闭的发病机制、早期诊断和治疗、青光眼术后评价等方面提供了一种重要的方法。裂隙灯下观察急性闭角型青光眼治疗前后角结膜结构的改变，并利用OCT测量青光眼患者急性发作前后角膜厚度、结膜厚度，并与眼压下降情况进行观察对比，寻找眼压与角结膜厚度的关联（图1-13，图1-14）。

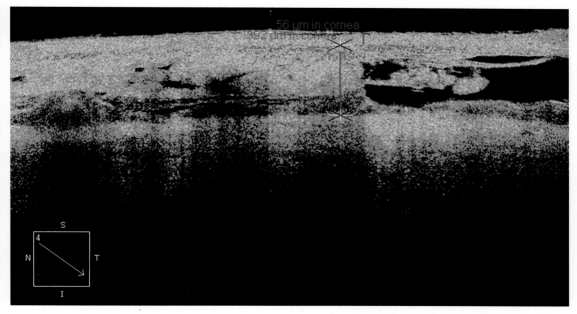

图1-13　青光眼急性发作球结膜全层水肿，AS-OCT表现为基质层液体积聚较多

眼前节OCT所提供的放大清晰图像能够实现非侵入性地观察病变内部结构的变化特点，早期发现与判断病变性质，大大提高诊断准确性。虽然由于结膜细胞对光线的反应远不及视网膜细胞，使OCT并不能很好地反映结膜细胞功能情况，但OCT应用于结膜检查的拓展潜力仍不容忽视，例如观察药物球结膜下注射后结膜结构变化及结膜吸收过程、眼外伤后结膜损伤程度估计、球结膜手术后结膜愈合及瘢痕形成情况的评价等。3D重建

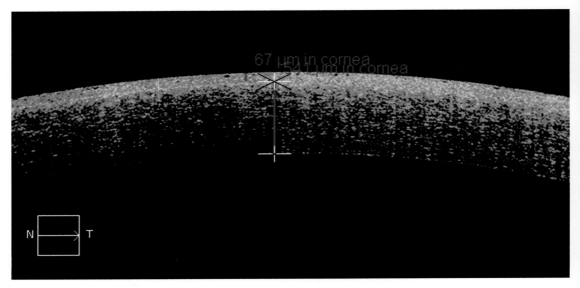

图1-14 青光眼急性发作角膜全层水肿，AS-OCT表现为上皮层轻度增厚，弹力层和基质层整体增厚

技术联合未来更高速与高频的OCT成像术，可能勾勒出不同个体完整的结膜影像，准确快速地完成定位、定性、定量的诊断，具有极其广阔的发展前景。

第四节 结膜松弛症结膜组织病理学研究

结膜松弛症是由于球结膜过度松弛和（或）下睑缘张力高，造成松弛结膜堆积在眼球与下睑缘、内眦部、外眦部之间引起眼表泪液学异常，并伴有眼部不适等症状的疾病。结膜松弛症手术治疗中观察到球结膜基质变薄、筋膜萎缩，球结膜与筋膜及巩膜的粘合力下降。OCT测量球结膜、球筋膜厚度明显变薄，组织疏松，共聚焦显微镜活体观察结膜松弛症球结膜固有层纤维稀疏不规则，组织病理报告结膜上皮细胞鳞状化增生，上皮下组织减少、疏松，筋膜萎缩，结膜及筋膜与巩膜结合疏松，上皮内杯状细胞减少，弹力纤维减少，胶原纤维融解。电镜下见CCh球结膜固有层胶原纤维断裂、扭曲、排列稀疏、松散，部分缺失，成纤维细胞坏死。

早期文献曾报道弹力纤维的退行性变化，但病理学资料不足且有矛盾。通过溶血素染色、伊红染色以及瑞氏弹力纤维染色，没有发现弹力纤维的断裂或其他异常。弹力纤维变性是结膜睑裂斑、翼状胬肉及皮肤衰老的表现。弹力纤维变性被认为是由于光化学损伤引起的。

一、球结膜组织变性

在结膜松弛症手术治疗中观察到球结膜基质变薄、筋膜萎缩,球结膜及筋膜与巩膜的粘合力下降。1998年Meller和Tseng提出了胶原纤维融解可能导致结膜松弛症的病理过程,弹力纤维的变性可能造成结膜松弛症形成的病理生理学假说。张兴儒等报道结膜松弛症的结膜病理表现为结膜弯曲皱褶,鳞状上皮明显增生、厚薄不均、角化不全,松弛结膜固有层中弹力纤维显著减少,胶原纤维变性,(图1-15～图1-18)。Verhoeff弹力纤维染色,结膜松弛症球结膜组织弹力纤维减少,间质中见少量细丝状弹力纤维(图1-19,图1-20)。免疫组化Vimentin染色,结膜松弛症球结膜组织中成纤维细胞明显减少(图1-21,图1-22)。

Francis等研究发现结膜松弛症的发病是多因素共同作用的结果,球结膜组织出现以弹力组织变性、炎性浸润、胶原纤维融解为主要的组织病理学改变。李轶捷用透射电镜观察结膜松弛症球结膜固有层细胞间质中含有较多细胞碎片,胶原纤维排列紊乱,局部点状变性、部分断裂,可出现局灶性融解缺失(图1-23,图1-24),成纤维细胞数量减少。有较多扩张的粗面内质网和游离核糖体,质膜下有较多衣小泡和吞饮泡,核-质比增大,胞质细胞器少。部分细胞核染色质融解、胞膜连续性破坏,周边胶原原纤维断裂、扭曲、排列稀疏、松散,部分缺失(图1-25,图1-26)。电镜下可见球结膜筋膜层胶原原纤维严重缺失,成纤维细胞呈细长梭形,胞突极长(图1-27,图1-28)。

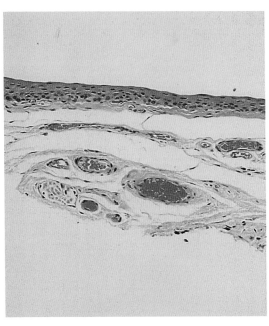

图1-15　结膜松弛症上皮下组织减少、疏松,筋膜萎缩,结膜及筋膜与巩膜结合疏松(HE×100)

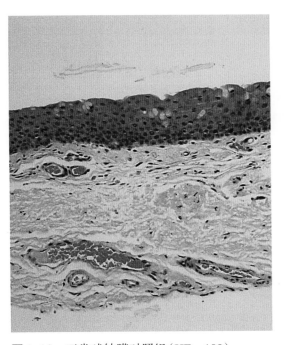

图1-16　正常球结膜对照组(HE×100)

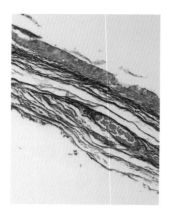

图1-17 结膜松弛症组胶原纤维明显减少（Masson染色）

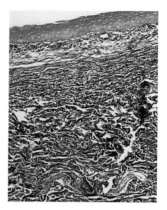

图1-18 正常对照组（Masson染色）

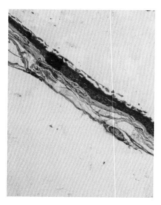

图1-19 CCh组弹力纤维减少,间质中见少量细丝状弹力纤维（Verhoeff弹力纤维染色）

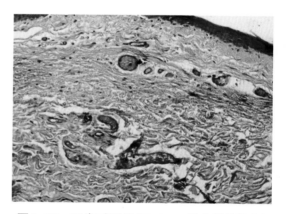

图1-20 正常对照组（Verhoeff弹力纤维染色）

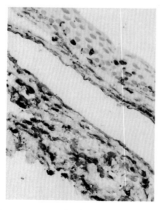

图1-21 CCh组成纤维细胞明显减少（免疫组化Vimentin染色）

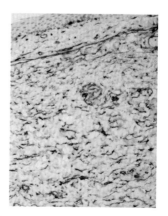

图1-22 正常对照组（免疫组化Vimentin染色）

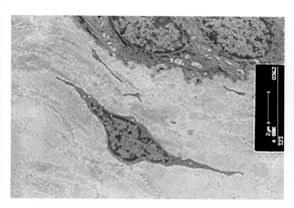

图1-23 对照组球结膜固有层富含胶原原纤维，纤维排列紧密、整齐、无扭曲、变性、坏死

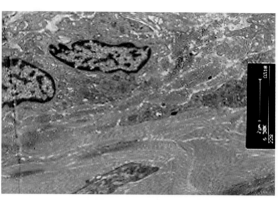

图1-24 结膜松弛症球结膜固有层胶原原纤维紊乱、局部点状变性、部分断裂，并出现局灶性融解缺失

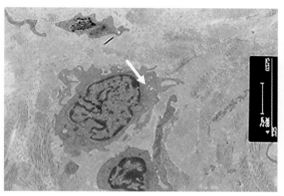

图1-25 对照组成纤维细胞核卵圆形，胞质细胞器丰富，细胞周边有胞突，周围胶原原纤维整齐排列

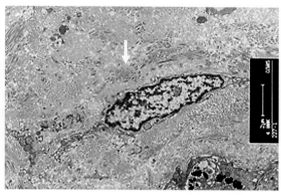

图1-26 结膜松弛症成纤维细胞坏死，周边胶原原纤维断裂、扭曲、排列稀疏、松散，部分缺失

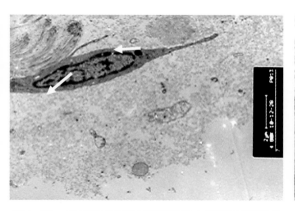

图1-27 对照组筋膜层细胞间质内胶原原纤维丰富，成纤维细胞呈梭形

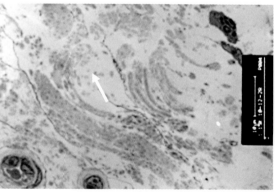

图1-28 结膜松弛症的筋膜层胶原原纤维严重缺失，成纤维细胞小且胞突长，可见少量正常血管

（一）结膜松弛症病理组织学观察

为探讨结膜松弛症的发病机制，张兴儒对17例结膜松弛症进行病理组织学观察。17例结膜松弛症患者病变组中，男8例，女9例，年龄46～80岁，平均67.8岁。依据临床标准分级为：Ⅱ级2例，Ⅲ级10例，Ⅳ级5例。对照组是随机年龄配对单纯性白内障手术患者。

1. 临床Ⅱ级病例·2例均表现为局部上皮轻度增生，少数中层细胞轻度水肿变性，灶性基底细胞色素沉着，固有层淤血；1例间质为嗜碱性变（图1-29）。

2. 临床Ⅲ级的病例·10例病变显示多数结膜表面弯曲皱褶。9例鳞状上皮增生，上皮厚薄不均，一般为6层，最厚处达12层。个别病例上皮向下增生，有宽厚的上皮脚形成（图1-30）。3例表层细胞轻度角化不全，4例少数中层细胞轻度水肿变性，8例基底细胞有疏密不等的色素沉着（图1-31），6例鳞状上皮中夹杂少数杯状细胞。8例固有层血管淤血、扩张，5例间质灶性出血。3例间质中有少数散在或小灶性的淋巴、浆细胞浸润。1例间质嗜碱性变。

3. 临床Ⅳ级的病例·5例均表现为结膜弯曲皱褶，鳞状上皮不规则增生肥厚，上皮厚薄不均，一般为8层，最厚处达16层。表层细胞均角化不全。2例基底细胞局部色素沉着。3例上皮层中杯状细胞消失，仅2例局部残留少数杯状细胞。固有层浅层血管明显淤血、扩张并伴有水肿、血管周围片状出血（图1-32），其中1例新鲜出血中有含铁血黄素沉着。3例间质中散在较多的淋巴、浆细胞浸润，有的淋巴、浆细胞位于血管周围，其中1例血管周围还有中性粒细胞浸润。

17例结膜松弛症患者病变组织行Verhoeff弹力纤维染色，可见固有层弹力纤维明显减少，几乎消失，仅在个别病例中见稀少的弹力纤维（图1-33）。Masson三色染色和Mallory磷钨酸苏木素染色示病变组2例固有层局部胶原纤维变性。

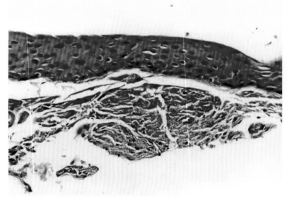
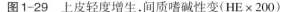
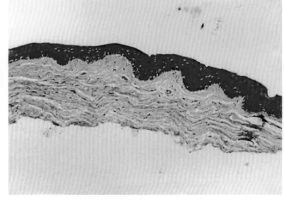

图1-29　上皮轻度增生，间质嗜碱性变（HE×200）　　图1-30　上皮增生，上皮脚形成（HE×100）

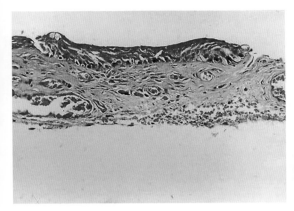

图1-31 上皮基底细胞色素沉着,间质血管
扩张(HE×200)

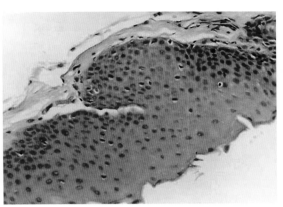

图1-32 上皮增生肥厚,轻度角化不全,少数
中层细胞轻度水肿变性(HE×200)

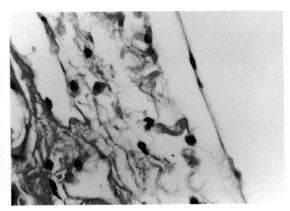

图1-33 Verhoeff弹力纤维染色,示间质中
极少量X形弹力纤维(HE×600)

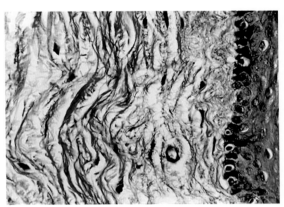

图1-34 Verhoeff弹力纤维染色,示间质中成一簇
状黑色弯曲细丝状的弹力纤维(HE×400)

4. 单纯性白内障患者病理组织学观察·对照组15例单纯性白内障患者的球结膜除个别有轻度皱褶外,一般较平整。表面鳞状上皮在5层以下,少数病例上皮增生至7层。2例有局部少数基底细胞色素沉着,3例少数中层细胞轻度水肿变性,3例鳞状上皮夹杂少数杯状细胞。固有层浅层间质较疏松,9例血管轻度淤血,1例间质中有小灶性淋巴、浆细胞浸润。Verhoeff弹力纤维染色可见固有层纤维组织中有簇状弹力纤维(图1-34)。Masson三色染色和Mallory磷钨酸苏木素染色示胶原纤维未见异常。

5. 两组间上皮层和固有层主要病变对比情况·与对照组比较,病变组上皮层和固有层的鳞状上皮增生、角化不全,基底细胞色素沉着和固有层出血,弹力纤维减少的病变更显著(表1-5)。

表1-5 结膜松弛症的病理组织学观察比较

组别	例数	上皮层（例数）			固有层（例数）			
		鳞状上皮增生	角化不全	基底细胞色素沉着	淤血	出血	炎细胞浸润	弹力纤维减少
病变组	17	15	7	11	13	8	6	16
对照组	15	4	0	2	9	0	1	3
x^2		12.52		8.71				18.14
P值		<0.01	0.0058*	<0.01	0.26*	0.002*	0.060*	<0.01

注：*精确卡方检验。

张兴儒等研究发现结膜松弛症的结膜病理表现为结膜弯曲皱褶，鳞状上皮明显增生，厚薄不均，角化不全，基底细胞轻重不等的色素沉着。固有层间质淤血水肿，淋巴、浆细胞浸润。固有层病变随临床分级的上升而加重，甚至有片状出血。弹力纤维染色示弹力纤维明显减少，几乎消失。对照组为随机年龄配对的单纯白内障手术患者。结膜表现为上皮5层以下，个别病例上皮轻度增生和少数基底细胞色素沉着。固有层变化不明显。与对照组比较，结膜松弛症组上皮增生、基底细胞色素沉着、固有层出血、炎细胞浸润、弹力纤维减少均显著。结膜松弛症的上皮增生，基底细胞色素沉着，固有层血管扩张、出血及炎细胞浸润可能是结膜松弛症的继发性改变。而结膜固有层中弹力纤维明显减少可能是结膜松弛症发生的原因。弹力纤维减少可引起球结膜弹性下降、张力降低、易于松弛，应视为结膜自身改变的主要发病原因之一。

（二）结膜松弛症患者透射电镜观察

为探讨结膜松弛症的发病机制，张兴儒对4例结膜松弛症进行透射电镜观察松弛结膜超微结构改变。4例结膜松弛症，男3例，女1例，66～80岁，平均75.8岁。按分级标准：Ⅲ级2例，Ⅳ级2例。对照组为随机年龄配对单纯白内障手术患者。

上皮层超微结构：球结膜上皮细胞表层呈扁平状，中间为多边形，基底层细胞立方形。上皮细胞含有丰富的细胞器，如线粒体、高尔基体、粗面内质网，色素颗粒和吞噬体亦可见到。细胞间有桥粒连接，相邻胞质内有张力丝存在。结膜松弛症组与对照组上皮细胞超微结构无明显差异（图1-35，图1-36）。

固有层超微结构：成纤维细胞呈梭形或不规则，有多个较长的细胞突起，无基膜。核卵圆形，常有切迹，偶见核仁。核内染色质均匀分布，在核膜下异染色质较密集。可见到线粒体、溶酶体、脂滴及细丝状细胞骨架成分等。结膜松弛症组成纤维细胞的胞质中有较多中等程度扩张的粗面内质网和游离核糖体，胞质外周区有较多衣小泡和吞饮泡（图1-37）。对照组成纤维细胞高尔基体明显但粗面内质网未见扩张，衣小泡和吞饮泡少（图1-38）。两组的毛细血管网超微结构无明显差异。

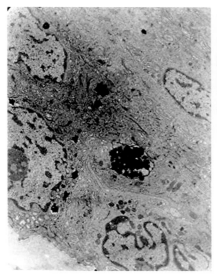 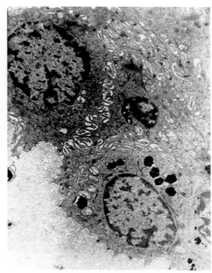

图1-35　结膜松弛症组球结膜上皮
基底细胞超微结构图

图1-36　对照组球结膜上皮基底细
胞超微结构图

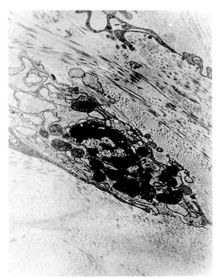 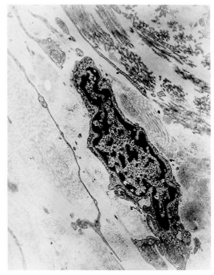

图1-37　结膜松弛症组球结膜成纤
维细胞超微结构图

图1-38　对照组球结膜成纤维细胞
超微结构图

课题组证实结膜松弛症球结膜固有层中弹力纤维明显减少。利用透射电镜对结膜松弛症患者球结膜组织的超微结构进行对比观察,发现主要变化是成纤维细胞的功能状态不一样。结膜松弛症组的成纤维细胞的胞质中有较多中等程度扩张的粗面内质网和游离核糖体,胞质外周区有较多衣小泡和吞饮泡;而正常对照组成纤维细胞的粗面内质网未见扩张,衣小泡和吞饮泡较少,说明结膜松弛症成纤维细胞合成和分泌功能较对照组活跃。

成纤维细胞是结缔组织中最常见的细胞,除了合成和分泌胶原纤维、弹力纤维外,还合成和分泌许多细胞外基质成分。目前认为成纤维细胞具有多种功能特性,同时在合成和调节细胞外基质成分中起着重要作用,如整合素等黏附分子的表达。笔者认为,在体的结膜成纤维细胞同样会受到各种各样因素的作用而影响其功能。结膜成纤维细胞功能状态的变化,必将导致这些细胞外成分的改变,影响了结膜固有层细胞外基质成分的平衡和稳定,而导致结膜松弛症的发生。

临床表现提示胶原纤维融解可能导致了结膜松弛的病理过程,这一推测为眼球表面的炎症现象所支持。可以推测,胶原纤维融解和弹力纤维变性之间存在联系,其他眼表疾病如结膜睑裂斑和翼状胬肉也支持这样的联系。因此,弹力纤维变性和胶原纤维融解的交替出现导致了结膜松弛症的形成。

下球结膜和睑缘首先受损明显支持降解酶的来源是由于下穹窿部和泪阜部泪液的大量聚集。Jordan 和 Pelletier 等用染色消失试验观察结膜松弛症患者荧光素停留时间,发现存在功能性泪液外流阻塞的问题。张兴儒等用 $^{99m}TcO_4^-$ 动态显像证实结膜松弛症患者泪液排出延缓。泪液清除的延迟导致降解酶的大量堆积,这可以解释为什么炎症和泪液清除延缓相关,泪液清除和结膜松弛症的形成相关。因此,泪液清除延缓导致了一个异常病理循环,而结膜松弛症则可能是泪液清除延缓的另一个原因,它进一步导致胶原纤维融解的加强。

在结膜松弛症的结膜成纤维细胞培养时发现在基质金属蛋白酶(matrix metalloproteinase, MMPs)中 MMP-1 及 MMP-3 过度表达,目前通过研究认为结膜松弛症患者成纤维细胞 MMP-1 及 MMP-3 的过度表达与蛋白水平、蛋白分解活性的增高有关。

炎性细胞因子如白细胞介素-1β 和肿瘤坏死因子α 能从眼表和泪液中分离得到,可能引起结膜松弛症患者成纤维细胞培养时 MMPs 表达的增加。眼部炎症可能是结膜松弛症病理改变的一个重要因素。松弛结膜皱褶内血管弯曲、变形,瞬目时眼睑挤压松弛结膜容易引起血管的破裂而出现结膜下出血。上皮增生,基底细胞色素沉着,固有层间质淤血、水肿和淋巴细胞、浆细胞浸润成为结膜松弛症的继发性改变。固有层弹力纤维明显减少可能是结膜松弛症发生的原因。弹力纤维减少引起球结膜弹性下降、张力降低、易于松弛,应视为结膜自身改变的主要发病原因之一。

张兴儒等提出结膜松弛症是部分老年人眼部组织随年龄增大而变化不协调,松弛结膜明显堆积在眼球与下睑缘、内眦部、外眦部之间,形成皱褶,突出于眼表曲面,影响泪液的流动、分布、排泄,在松弛结膜上不能形成正常泪膜,而发生结膜、角膜干燥、充血、水肿、失去光泽,上皮角化,泪河变窄或残缺不全,泪液不能正常流动到泪湖区,泪湖不能聚泪,泪液不能进入泪点,使泪液排泄受到障碍,泪液清除延缓,导致大量降解酶的堆积,使胶原纤维融解,弹力纤维变性,引起眼表泪液异常病理循环。结膜成纤维细胞功能改变必将导致这些细胞外成分的改变,影响结膜固有层细胞外基质(extracellular matrix, ECM)成分的平衡和稳定,可能又影响或(和)加重结膜形态结构的改变。松弛结膜皱褶内血管弯曲、变形,瞬目时眼睑挤压松弛结膜容易引起血管的破裂而出现结膜下出血。上皮增生,基底细胞色素沉着,固有层淤血、出血和炎性细胞浸润很可能为结膜松弛症的继发性改变。而结膜固有层中弹力纤维明显减少可能为结膜松弛症发生的原因。弹力纤维减少可引起结膜弹性下降、张力降低,易于松弛。

二、结膜淋巴管受压迫及自身免疫性疾病

1. 结膜松弛症患者球结膜淋巴管扩张的临床观察·张兴儒等利用前节相干光断层成像术(AS-OCT)结合组织病理学观察对结膜松弛症患眼球结膜淋巴管扩张情况进一步研究,探讨结膜松弛症发生发展与球结膜淋巴管扩张的关系。对眼科门诊60～80岁患者中,按结膜松弛症诊断标准连续入选100例作为研究对象;采用随机数字表法抽取100例作为临床对照组。用裂隙灯显微镜观察球结膜淋巴管扩张情况,采用OCT球结膜和筋膜图像扫描分析,手术切除淋巴管扩张区结膜组织病理学检查,并采用淋巴管特异性标记物D-240对组织进行免疫组化染色,Envision二步法鉴定。

结果发现100例(183只眼)结膜松弛症患者中伴有球结膜淋巴管扩张者29只眼,占15.8%;对照组100例(200只眼)球结膜淋巴管扩张者8只眼,占4.0%,两组差异有统计学意义($x^2 = 15.36$, $P < 0.001$)。按照结膜松弛症分级标准:Ⅰ级中球结膜淋巴管扩张为8.60%,Ⅱ级中球结膜淋巴管扩张为12.96%(图1-39,图1-40),Ⅲ级中球结膜淋巴管扩张为37.03%,Ⅳ级中球结膜淋巴管扩张为44.44%。各级结膜松弛症淋巴管扩张发生百分比差异有统计学意义($x^2 = 18.61$, $P < 0.001$)。结膜松弛症等级与球结膜淋巴管扩张发生有相关性(r = 0.271, $P < 0.001$)(图1-41,图1-43)。OCT扫描淋巴管扩张多为球结膜上皮下,部分位于球结膜固有层,边界清楚,囊腔内充满液体,有单腔或多囊腔,未累及筋膜(图1-42,图1-44)。11例组织病理学显示球结膜固有层轻微的慢性炎症改变伴大量淋巴管扩张,扩张的淋巴管腔内充满粉红色淡染的淋巴液,淋巴管标记物证实扩张的管腔为淋巴管(图1-45,图1-46)。

因此结膜松弛症患眼球结膜淋巴管扩张的发生率随着结膜松弛症分级的增高而增加,并认为结膜松弛症的发生发展可能与下睑缘高张力所致球结膜淋巴管扩张有一定关系。Ⅰ～Ⅱ级无症状的结膜松弛症往往不需要特殊治疗,若存在明显眼表症状则可局部应用人工泪液以缓解症状。Ⅲ～Ⅳ级结膜松弛症需要手术治疗。

球结膜及Tenon囊组织的相对透明性使OCT能够提供球结膜及其下方组织的超微

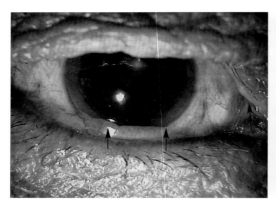

图1-39 眼前节照相见松弛球结膜堆积在眼球
与下睑缘之间

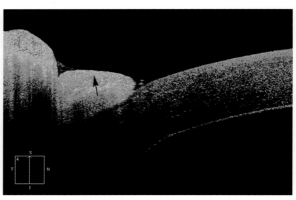

图1-40 OCT可见松弛球结膜堆积在泪河区域,截
面积增加,泪河残缺

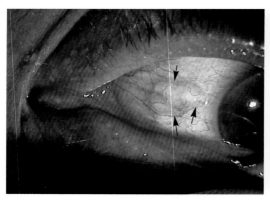

图1-41 眼前节照相见睑裂区颞侧球结膜隆起
一个大的透明囊泡(淋巴管扩张)

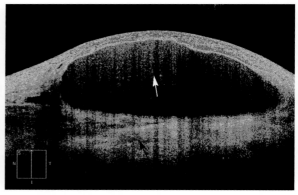

图1-42 OCT表现为球结膜上皮下大的囊腔,内为
液性阴影,未涉及结膜固有层

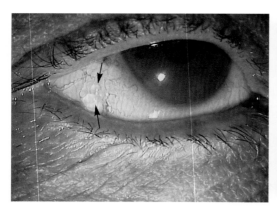

图1-43 外眼像睑裂区颞侧下睑缘处球结膜多
个透明囊泡(淋巴管扩张)

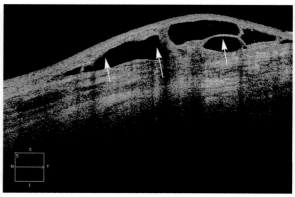

图1-44 OCT表现为球结膜浅层隆起,下方为液性
阴影,可见隔膜将其分隔为若干囊腔

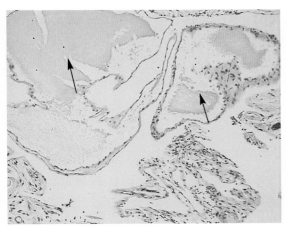

图1-45 眼结膜下轻度慢性炎细胞浸润,可见较多扩张的淋巴管,其腔内充满粉红色淡染的淋巴液,另见少量小血管增生出血(HE×100)

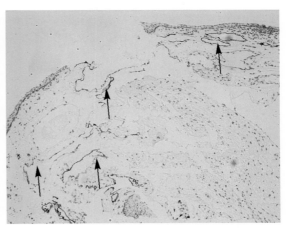

图1-46 采用淋巴管特异性标记物D-240对组织进行免疫组化染色,见结膜下大部分管腔内皮细胞呈阳性反应,证实这些管腔为淋巴管(免疫组化Envision染色×100)

结构,形成一个较好的成像质量,从而可以确认结膜病变的性质及范围。OCT可见球结膜上皮下或结膜固有层单囊或多发囊腔淋巴管扩张,与下方筋膜存在明显界限。结膜淋巴管扩张裂隙灯检查与OCT扫描一致,并通过组织病理学检查而确诊。结膜松弛症的结膜病理表现为球结膜固有层弹力纤维减少,胶原纤维融解与Francis及张兴儒的报道相一致。

2. 结膜松弛症球结膜淋巴管扩张的病理学观察·Watanabe等对44例结膜松弛症患者临床病理分析,发现有结膜淋巴管扩张症者占88.6%。眼睑的压力可能会压迫淋巴管,淋巴流动阻塞与结膜松弛症发生有关。De Almeida等通过印迹细胞实验进行结膜松弛症与自身免疫性甲状腺疾病的细胞学研究。自身免疫性甲状腺疾病中结膜松弛症患病率为88.0%。自身免疫性甲状腺疾病患者结膜松弛症发病率高于对照组,两者有相关性。

Murube对44例结膜松弛症患者进行观察,发现存在球结膜淋巴管扩张的患眼占所有患眼的88.6%。Watanabe等通过对结膜淋巴管扩张组织病理学研究,认为造成球结膜淋巴管扩张的主要原因是下睑缘对球结膜的过度机械压迫造成局部结膜淋巴管阻塞。

结膜松弛症是球结膜变薄、弹性下降,球结膜组织发生弹力纤维减少、胶原纤维融解为主的病理改变后,眼睑与球结膜之间的机械性摩擦作用可逐渐损伤球结膜淋巴液的循环,导致淋巴液引流不畅,造成淋巴管扩张,使球结膜肿胀、充血以及球结膜前凸,影响泪河及泪膜形成,导致泪膜的不稳定,引起泪膜微循环异常,影响泪液动力学,泪液排泄延缓,使大量降解酶及炎性因子堆积,结膜组织中基质金属蛋白酶表达异常,引起胶原纤维融解，弹力纤维变性，出现结膜刺激及泪溢等症状，最终引起结膜松弛症。结膜松弛症的发生发展可能与球结膜淋巴管扩张有一定关系。

三、球结膜杯状细胞的改变

项敏泓等研究发现结膜松弛症患者泪液羊齿状结晶显著减少，这提示结膜松弛症泪液中黏蛋白的异常。结膜杯状细胞主要功能是分泌黏蛋白，黏蛋白是泪膜最内层的主要成分，对维持眼表功能起重要作用。当各种内、外源性因素引起杯状细胞数量或分泌功能改变时，可产生眼干、视物不清等眼部不适。为探讨结膜松弛症球结膜杯状细胞功能，张兴儒等采用PAS、AB和HE染色，对10例结膜松弛症球结膜杯状细胞进行组织病理学及超微结构观察。男4例，女6例，66～79岁，平均72.8岁。按分级标准：Ⅰ级2例，Ⅱ级3例，Ⅲ级4例，Ⅳ级1例。对照组为随机年龄配对单纯白内障手术患者10例，男4例，女6例，年龄65～80岁，平均72.2岁。

1. 球结膜杯状细胞形态结构

（1）结膜松弛症组：球结膜鳞状上皮厚薄不均，为4～15层，一般为4～7层。上皮层中杯状细胞多少不一，大小形态相似，各层均有杯状细胞，在100个上皮细胞内杯状细胞约为2.75％。形态类似脂肪细胞，体积较大，随上皮细胞基底层向表层迁移，细胞形态逐渐变化，底层细胞呈圆形，表层细胞呈椭圆形。细胞核扁平，偏于细胞底部，核染色质细匀，胞质饱满，含有大量黏液，PAS染色杯状细胞呈红色（图1-47），AB染色杯状细胞呈蓝色（图1-48）。另见少数基底细胞色素沉着，固有层结缔组织疏松、很薄，血管扩张淤血，少数淋巴细胞灶性浸润。

（2）正常对照组：球结膜上皮较薄，为4～5层。上皮层中杯状细胞多少不一，形态与结膜松弛症组相似，在100个上皮细胞内杯状细胞约为4.64％（图1-49）。

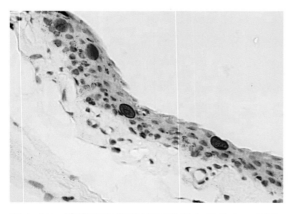

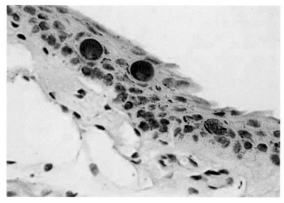

图1-47 结膜松弛症球结膜鳞状上皮为4～7层，上皮细胞内杯状细胞为（2.75±2.68）/100个上皮细胞，PAS染色呈红色（HE×200）

图1-48 结膜松弛症球结膜上皮细胞内杯状细胞AB染色呈蓝色，固有层结缔组织疏松、很薄，血管扩张淤血（HE×200）

2. **球结膜杯状细胞数量比较·**结膜松弛症组和正常对照组各10例鼻下方球结膜上皮中的杯状细胞密度。在200倍视野下计算在100个上皮细胞内杯状细胞的数量,分别3次计算不同视野100个上皮细胞内杯状细胞的数量,其平均密度为:结膜松弛症组为(2.75±2.68)/100个上皮细胞,对照组组为(4.64±3.25)/100个上皮细胞,但是,两组间统计学检验差异无显著性($t=1.42,P=0.172$)。

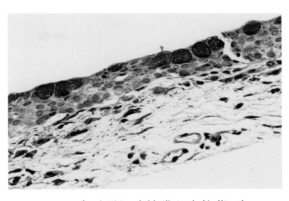

图1-49 正常对照组球结膜上皮较薄,为4~5层。在上皮细胞内杯状细胞为(4.64±3.25)/100个上皮细胞,PAS染色呈红色(HE×200)

将结膜松弛症按临床分级为Ⅰ~Ⅳ级,共4组,分别观察不同程度结膜松弛症上皮细胞中杯状细胞的密度,在100个上皮细胞内杯状细胞的平均密度为:Ⅰ级3.9%,Ⅱ级2.96%,Ⅲ级2.05%,Ⅳ1.33%。发现结膜松弛症程度愈重,杯状细胞密度愈低。

3. **球结膜杯状细胞超微结构电镜观察**

(1)结膜松弛症组:电镜观察结膜松弛症鼻下方球结膜上皮中的杯状细胞,可见杯状细胞顶面胞质内大量浆液性分泌颗粒堆积,颗粒不规则形,内含条纹样物,直径0.6~1.3 μm。细胞基底面富含粗面内质网,有少量线粒体,细胞核因挤压常偏于一侧(图1-50)。

(2)正常对照组:电镜观察正常对照组鼻下方球结膜上皮中的杯状细胞,可见杯状细胞胞质中充满高电子密度、大小不等的黏液小滴;含有丰富的粗面内质网;线粒体较为丰富;靠近细胞核上部有一个大的高尔基体;大量由膜包围的黏液(黏蛋白)小滴,可聚合

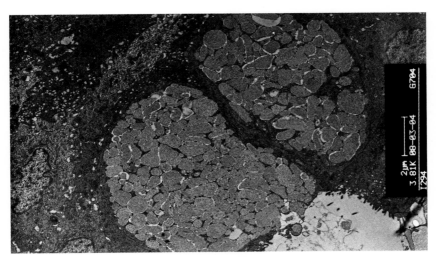

图1-50 电镜下结膜松弛症球结膜杯状细胞质内大量浆液性分泌颗粒堆积,颗粒不规则形,内含条纹样物,细胞基底面富含粗面内质网,有少量线粒体

成为巨大的顶端团块；细胞顶端有微绒毛（图1-49）。

在正常情况下，结膜上皮杯状细胞的数量比较恒定，一般不受外界气候及环境变化的影响。在全部结膜上皮细胞中，杯状细胞的总数约为150万个，所分布面积的密度为3 000 ～ 7 000/mm²结膜面积。在青壮年期，其绝对数量达到最高峰，在35岁左右，数量逐渐减少至稳定水平。老年人则由于杯状细胞随年龄老化而逐渐萎缩，故其数量显著减少。结膜松弛症组（平均年龄72.8岁，共10例，10只眼）100个上皮细胞内杯状细胞的平均密度为（2.75±2.68）/100个上皮细胞，对照组（平均年龄72.2岁，共10例，10只眼）为（4.64±3.25）/100个上皮细胞，虽然结膜松弛症组球结膜杯状细胞密度减少，但是两组间差异无显著性（$t = 1.42$，$P = 0.172$）。将结膜松弛症按严重程度临床分级后分别观察结膜松弛症上皮细胞中杯状细胞的密度，发现结膜松弛症程度愈重，杯状细胞密度愈低。

结膜松弛症球结膜杯状细胞超微结构中可见杯状细胞顶面胞质内大量浆液性分泌颗粒堆积，颗粒不规则形，内含条纹样物，直径0.6 ～ 1.3 μm。细胞基底面富含粗面内质网，有少量线粒体，细胞核因挤压常偏于一侧。而正常对照组球结膜杯状细胞有丰富的粗面内质网，有的扩大成池；大量的线粒体；有一个大的高尔基体；大量由膜包围的黏液（黏蛋白）小滴，可聚合成为巨大的顶端团块；细胞顶端仅有少许微绒毛。两者超微结构方面也有一定差异（图1-50）。

结膜杯状细胞主要功能是分泌黏蛋白，黏蛋白是泪膜最内层的主要成分，有稳定泪膜、抗感染、润滑眼表、维持光滑的屈光界面等生理作用，对维持眼表功能起重要作用。当球结膜杯状细胞数量和（或）功能异常时，均可使眼表受损，导致眼部不适和视力下降等症状。该研究显示结膜松弛症患者球结膜杯状细胞随结膜松弛症加重而减少，并有形态及超微结构异常表现。

王晓春对结膜松弛症患者23例（46眼）及年龄和性别与受试者匹配的健康志愿者15例（30眼）进行研究，发现结膜松弛症患者结膜杯状细胞密度为（580±406）个/mm²，明显低于健康对照的（1102±356）个/mm²（$P < 0.05$）。并表明杯状细胞的变化具有与结膜松弛病情变化平行的特点。

第五节　结膜松弛症的眼表知觉敏感度研究

用Cochet & Bonnet敏感度测试计（luneau ophtalmologie）测量角膜、结膜及松弛结膜知觉敏感度。敏感度通过尼龙细丝的长度来衡量。首先用戊二醛消毒液清洁尼龙细丝，在亮度适中、便于观察尼龙细丝的状态下将尼龙细丝伸到最长（6 cm），用尼龙细丝尖端（接触面积直径0.12 mm）垂直接触角膜、球结膜鼻侧睑裂暴露区及下睑缘上堆积的松弛结膜，对照组为角膜缘外2～3 mm球结膜区。轻轻施压，见尼龙细丝发生微小的弯曲即可（约4%的弯曲度）。调整尼龙细丝的长度，反复测量，使测试者有反应的最大尼龙细丝长度值为测试敏感度值。再用测试敏感度值测量，4次中有50%的阳性反应者才确认为知觉敏感度值。

正常值：角膜知觉敏感度（3.8±0.78）gr/mm²；结膜知觉敏感度（2.8±1.28）gr/mm²。

张兴儒等对12眼结膜松弛症组与对照组用Cochet & Bonnet敏感度测试计测量的角膜、结膜及松弛结膜知觉敏感度进行配对t检验比较，发现结膜松弛症患者角膜知觉敏感度较对照组下降（$t=2.388$，$P<0.05$），差异有显著意义；结膜松弛症患者结膜知觉敏感度较对照组下降（$t=2.209$，$P<0.05$），差异有显著意义；结膜松弛症患者松弛结膜知觉敏感度较对照组明显下降（$t=6.112$，$P<0.01$），差异有非常显著意义（表1-6）。

表1-6　眼表知觉敏感度测量值（gr/mm²）

	眼数	角膜知觉敏感度	结膜知觉敏感度	松弛结膜知觉敏感度
结膜松弛症组	12	3.1±0.65	1.7±1.16	0.4±0.46
对照组	12	3.8±0.78	2.8±1.28	2.9±1.34
t		2.388	2.209	6.112
P		<0.05	<0.05	<0.01

松弛结膜堆积在眼球与下睑缘、内眦部、外眦部之间形成皱褶，突出于眼表曲面，影响泪液的流动和泪河的形成，甚至松弛的结膜直接堵塞了下泪小点开口处，使泪液排泄障碍。这使泪液中的代谢产物——一些致病因子的浓度和成分增加，而影响眼表感觉神经的阈值，引起眼表知觉敏感度的下降。或泪液清除延缓，泪液中的成分和浓度发生改变，影响眼表感觉神经，使眼表知觉敏感度下降。

第六节　结膜松弛症结膜OCT技术创新与临床应用

结膜松弛症是一种常见的年龄相关性眼表疾病，可引起干涩、泪溢、异物感等多种眼表不适症状。利用OCT测量球结膜厚度的方法测量年龄匹配的正常结膜和结膜松弛症老年人球结膜全层厚度，结膜松弛症患者球结膜厚度较正常组变薄（表1-7，图1-51）。同时观察到结膜松弛症患者球结膜固有层（基质层）变薄更为显著（图1-52）。

AS-OCT还可用于对下穹隆松弛结膜堆积情况、泪河形态的观察（图1-53）及截面积的计算。利用AS-OCT对结膜松弛症患者下睑与球结膜间的矢状截面进行观察，发现松

表1-7　正常球结膜与结膜松弛症球结膜全层厚度（μm）

正常	215.78 ± 34.99
结膜松弛症	195.62 ± 25.72
正常，60 ～ 69 岁	222.20 ± 35.5
结膜松弛症，60 ～ 69 岁	203.61 ± 31.90
正常，70 ～ 79 岁	209.47 ± 33.52
结膜松弛症，70 ～ 79 岁	193.89 ± 21.23

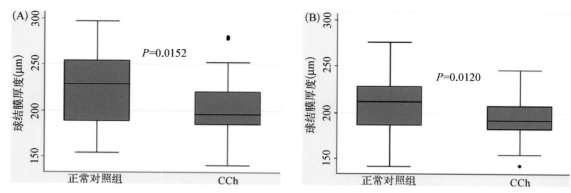

图1-51　正常人组和结膜松弛症患者组球结膜厚度的箱式图

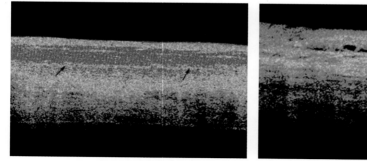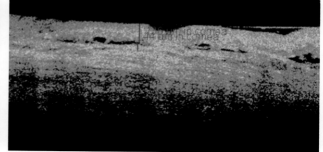

图1-52　结膜松弛症球结膜固有层明显变薄，与下方结合疏松

弛下垂的结膜堆积于结膜囊内，松弛结膜部位（正中、鼻侧或颞侧）泪河截面积减少甚至消失，对应无松弛结膜部位泪河截面积则相应增加。

新月形松弛结膜切除术是目前结膜松弛症最常用的手术方式，OCT对于结膜松弛症新月形松弛结膜切除术前后下穹隆松弛结膜堆积情况及泪河变化的观察具有其独特优势，从图1-54中可以看到，术前松弛结膜大量堆积于下穹隆，泪河残缺；术后2个月下穹隆部松弛结膜消失，泪河恢复完整。电凝治疗结膜松弛症已经被证实较传统新月形切除松弛结膜手术能够更早地解除患者眼表不适症状并缩短手术时间。电凝治疗后，AS-OCT显示原松弛结膜处堆

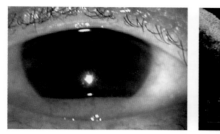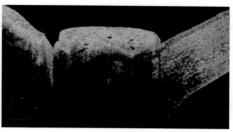

图1-53 AS-OCT对结膜松弛症松弛结膜堆积及泪河的观察

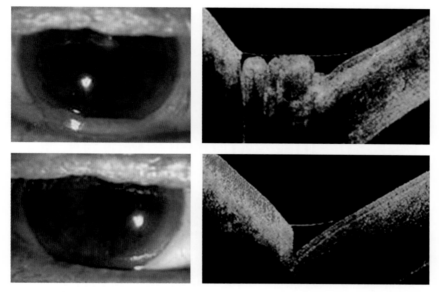

图1-54 结膜松弛症患者术前(上图)与新月形切除术后(下图)2个月OCT观察

积结膜消失,泪河截面积较术前增加并恢复完整,角膜缘至睑结膜的水平距离较术前减小。由于球结膜堆积与泪河残缺是引起眼表干涩泪溢的重要机械性因素,OCT对结膜堆积程度及泪河截面积的观察可用于提供估测手术切除范围的参考依据,并对手术效果进行评估。

　　Koray Gumus评价OCT对结膜松弛症诊断以及监测在经过电凝手术治疗的结膜松弛症患者结膜突出在泪河的面积应用的可行性。通过两类参数,即泪河及结膜松弛横断面面积比较结膜电凝术后的疗效。首次在结膜松弛症诊断及疗效监测方面对AS-OCT的成像能力进行评估。下位泪河及结膜松弛面积可从下眼睑缘的OCT横断面成像中计算得出。结膜电凝术后,所有部位的结膜松弛横断面面积均得到了改观,术后结膜松弛平均横断面面积由(0.247 ± 0.24) mm²降低至(0.054 ± 0.79) mm²。OCT因其高度可重复性,故可用于结膜松弛横断面的面积测量,并可以视作结膜松弛症诊断及检测的客观临床诊断性成像方法。OCT是结膜松弛症临床客观化研究中十分有用的工具。

第二章
泪液疾病的研究进展

第一节　泪液及泪道的组织解剖与生理

泪液学（lacrimology）的内容包括反射泪腺（即眶睑部泪腺）、基础泪腺（即眼表）及泪道。

1574年Leone发现泪囊和泪道。1609年Casserins首次描述睑板腺。1622年Steno发现泪腺管。1662年Steensen发现泪腺。1792年Janin首次指出泪液产生于泪腺，在此之前几乎都认为泪液来源于泪点。1844年Martini发现摘除泪腺后眼球表面仍然湿润。1903年Schirmer将泪液的分泌腺分为基础分泌腺和反射分泌腺，但直到1966年Jones才证实泪腺包括反射泪腺和基础泪腺。

1946年Wolf发现泪膜可分为三层。

1860年Czermak认为泪液分泌主要由第V、VII对脑神经支配。1872年Demtschemko认为基础泪腺分泌由交感神经支配，反射泪腺分泌由脑神经支配。1886年Bechterew首次报道泪腺分泌由副交感神经支配。1893年Goldzieler描述了副交感神经的径路。1942年Crespi Jaume猜测交感神经可能通过调节泪腺内血流来控制基础泪腺分泌。但至今未证实基础泪腺的神经支配及调节机制。

泪液学的研究曾长期停滞不前，1987年才成立国际泪液学学会，1988年成立了欧洲泪液学学会。1988年我国召开了第一届泪液学学术会，同时成立了泪液学协作组。泪液学的研究在近年已引起眼科界的注意，尤其是眼表新概念的提出，将泪膜的结构和功能融入眼表中。由于眼表与泪液的相互依赖关系，凡损害结膜上皮、角膜上皮、泪膜的结构和功能的疾病,统称为眼表疾病(ocular surface disease, OSD),又称眼表泪液疾病。眼表泪液疾病的患者数量巨大,成为眼科最常见的疾病,已引起国际眼科界的高度重视,逐渐成为眼科学的一个重要领域。1999年5月在珠海召开了全国眼表疾病学术会,眼表疾病学组正式成立,这标志着我国对泪液的研究将进入一个新的阶段。

一、泪腺的组成

泪腺由反射泪腺和基础泪腺组成。反射泪腺位于眼眶外上方的眶、睑深处。眶部泪腺位于额骨泪腺窝内,形如杏仁,睑部泪腺较小,约为眶泪腺的1/3,位于外上方穹隆部结膜后。反射泪腺发出10～20支导管,大部分开口于上睑板外上缘上方4～5 mm处,1～2支开口于外眦部结膜,反射泪腺分泌浆液。基础泪腺分布广泛,包括浆液腺、黏液腺及脂质腺。浆液腺主要为

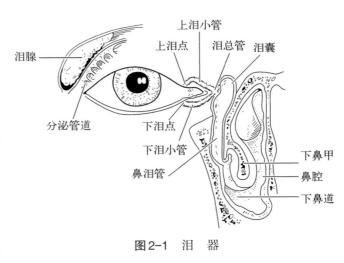

图2-1　泪器

Krause腺和Wolfring腺,分泌浆液;黏液腺主要为结膜杯状细胞、Henle腺、Manz腺,分泌黏液;脂质腺主要为睑板腺、Zeis腺、Moll腺,分泌脂质。

二、泪液的产生

泪液来源于基础分泌和反射分泌。

基础分泌由分泌黏液、水样液、脂质的腺体和组织产生。在睡眠时基础分泌过程依然存在,其分泌量随年龄增加而逐渐减少。基础分泌没有传出神经支配。

反射分泌由泪腺产生。泪腺为外分泌腺,由传出神经及副交感神经支配,其传入神经为第Ⅴ对脑神经。其主干或任何分支受刺激,泪腺即反射性地分泌泪液。

三、泪液的成分

泪液由黏液、浆液和脂质三部分组成。已明确的泪液成分有蛋白质、酶、脂质、代谢产物、电解质、上皮生长因子(EGF)、转化生长因子β(TGF-β)和碱性成纤维细胞生长因子(bFGF)等。黏液在全泪中含量极少,约为0.5%,每日分泌2～3 μl,主要成分为黏液素。浆液为泪液的主要组成部分,约占全泪的95%以上,每日分泌2～3 ml,其中水占98.2%、固体成分占1.8%。脂质约占全泪的1.4%,主要为低极性的胆固醇和蜡质。

四、泪液的功能

泪液在眼表面形成泪膜,主要起下列作用。

1. 清洁作用·眼表的各种异物、炎性产物、代谢产物等需要泪液不断冲洗,以保持眼表清洁。

2. 湿润作用·泪液在眼表形成泪膜,保持角膜、结膜上皮的湿润,并防止上皮损伤,维持角膜透明。

3. 润滑作用·泪液在眼睑和眼球之间起润滑作用,减少相互摩擦,便于眼睑和眼球的运动。

4. 运输作用·角膜损伤时需要白细胞等物质来修复。因角膜无血管,泪液起着运输作用。

5. 营养作用·泪液有营养角膜、结膜上皮的作用,是角膜氧的主要供源,葡萄糖的次要供源。

6. 防御作用·泪液含有丰富的抗微生物物质,可抑制或杀灭病原微生物,保护眼表组织。

7. 光学作用·角膜前的泪膜形成了一个完整而光滑的光学表面,消除了角膜上皮表面细微的不规则性,有利于视觉成像。

五、泪液的排泄

泪液进入结膜囊内,随着瞬目、眼球运动和泪河内泪流的混合,在开睑时上睑上移,因毛细管作用上吸下泪河中的泪液,在黏液层表面形成水层。这时,脂质因突然形成的泪-空气界面的高表面张力而扩布于水层表面,形成脂质层。泪膜水层在不断自泪河吸水的过程中逐渐增厚,开睑 2 s 后泪膜最厚,可达 8 ~ 10 μm。此后,逐渐变窄的泪河渐增负压,反自泪膜水层吸水,加上泪液的蒸发,水层渐薄。开始闭睑时,首先是泪膜的脂质层受到上、下睑的挤压,泪膜-空气界面消失,泪水被驱入到泪河和泪湖中,泪河增宽。加上眼球的运动、Bell 现象和上、下睑的剪动,泪液在泪河中自外侧流向泪湖;并因瞬目时形成的结膜囊内正压,瞬目时睑板前肌移向睑鼻侧,挤压壶腹,泪小管缩短,泪总管暂时性开放,又因毛细管作用进入泪点;因瞬目时眼轮匝肌的隔前肌牵拉泪隔向外,造成泪囊内负压,使泪液经泪小管流入泪囊。瞬目后,眼轮匝肌松弛,使泪总管功能关闭,上部泪囊产生正压,加上泪液的重力及鼻腔内闻嗅、吸气时形成的负压,使泪液经鼻泪管流入下鼻道,与鼻黏膜分泌物混合成鼻涕。正常情况下,人的泪流非常恒定,泪量不多,每眼 24 h 分泌量为 1.5 ~ 2 ml,其中约 10% 被蒸发掉,故人们不易觉察。

目前有关泪液排泄生理机制的研究主要有以下几种观点。

（一）瞬目作用

关于泪液排泄生理机制的研究，以往研究最多的是瞬目在泪液排泄中的作用。"瞬目是泪液排泄的主要动力"在19世纪初已达成共识，在以后的许多研究中也证实了这一观点。最近，Sahlin和Chen提出随瞬目频率增加，泪液排泄量相应增加。

1. 瞬目与泪小管 · Frieberg和Rosengren先后阐明瞬目过程中泪小管的主动泵作用。认为瞬目开始时，泪小管被压缩而排空了其中的泪液；瞬目结束时，泪小管舒张恢复原状，泪液流入其中。Jones的解剖学研究显示眼轮匝肌睑板前肌浅头起于内眦韧带，深头起于泪囊窝，两者在睑板内侧汇合并牢固附着在整个睑板前，故当眼轮匝肌收缩时泪小管收缩并排空泪液，当眼轮匝肌舒张时泪小管回复而产生负压引流泪液。Hill等用硅管电极测量泪小管内压，显示瞬目时从泪总管、泪小管水平部到泪小管壶腹压力逐渐递增，表明泪小管泵的存在。Wilson等的泪小管内压测定、Chavis等的泪道定量化核素造影以及Doane的快速摄影也均证实了泪小管泵机制。

关于上、下泪小管在泪液排泄中的作用说法不一。Jones等对20例正常人的研究发现，大约半数上泪小管排泄速度比下泪小管快或两者相等，提示上、下泪小管无论哪一个功能受损，都不会影响泪液引流。李晓陵等把泪小管的功能分为优势、劣势和均势三类，认为正常人群的优势上泪小管和优势下泪小管的功能之间并无显著差异。上、下泪小管功能相互协调，单独一根泪小管均不能完全引流泪液。另有文献报道，上、下泪小管在泪液排泄中有同样重要的作用，单根健康的泪小管足以完成正常的泪液排泄而不产生泪溢症状。Nagashima和Kido收集了睫毛嵌塞泪小点的病例，在正常生理条件下研究上、下泪小管的相对作用，发现嵌塞在下泪小点的睫毛比嵌塞在上泪小点者更容易从引流系统中排出，因此他们认为在正常泪液排泄中下泪小管起主要作用。

2. 瞬目与泪囊 · 瞬目发生时泪囊究竟扩张还是收缩，有以下几种看法。

（1）瞬目时泪囊扩张：1961年Jones重新研究眼轮匝肌的解剖结构，将其分为睑板前、隔前和眶前三部分。在此基础上提出了泪液排泄的泪泵机制：① 眼睑张开时泪液覆盖泪点。② 虹吸作用使泪液进入泪小管壶腹。③ 眼睑闭合时，睑板前肌收缩，牵引睑板向眼睑内侧挤压，使泪小管缩短并排空其中的泪液，使其进入泪囊。④ 隔前肌同时收缩，将泪囊侧壁牵引向颞侧，泪囊中产生负压，帮助泪液引流泪囊。⑤ 当眼睑重新张开时，泪囊隔膜（lacrimal diaphragm）的弹性使泪囊恢复原状，促使泪液从鼻泪管流入鼻腔。

（2）瞬目时泪囊收缩：1878年Krehiel发现一些人睁眼持续20～30 s时，进入泪道的泪液量可多达20 μl。根据泪小管的解剖，其容量仅为2 μl。因此，泪小管泵或虹吸作用不足以解释这一现象，泪囊在睁眼时处于扩张状态可能是原因之一。反之，可以推测，瞬目时泪囊可能处于收缩状态。Frieberg和Rosengren的研究表明，瞬目时泪囊被压缩，他们认为泪囊不参与主动机制或只在其中起很小的作用。Maurice指出瞬目时泪囊内为正压，提示眼轮匝肌收缩使泪囊缩小。Doane利用快速摄影技术研究了泪液排泄的动力学：① 瞬目开始时泪道中已经存在泪液。② 上、下泪小点自睑缘向上突起，当眼睑闭合只完成1/3 ～ 1/2时两者已紧密对合。③ 随后的眼睑闭合过程中，眼轮匝肌收缩作用于泪小管和泪囊，使泪液通过鼻泪管排入鼻腔，此时上、下泪小点的对合状态可阻止反流的发生。④ 眼睑完全闭合时，整个泪道系统被压缩，泪液大部分被排出。⑤ 眼睑松弛张开时，上、下泪小点仍闭合，泪小管内端和鼻泪管内的瓣膜阻止泪液和空气进入泪道，泪道壁的弹性使其恢复原状，在泪小管和泪囊内产生负压。⑥ 眼睑张开2/3时，上、下泪小点才分开，泪道内的负压使泪液从结膜囊迅速流入泪小管。

泪泵三腔室模型：1992年Becker在鼻内镜研究的基础上提出了泪泵三腔室模型。瞬目时眼轮匝肌收缩，挤压泪小管并牵拉泪囊上半部的侧壁，在上半部泪囊中产生较低的压力，使泪液从泪小管流入泪囊；与此同时，下半部泪囊的侧壁向鼻侧牵引，在下半部泪囊和鼻泪管中产生正压，使泪液排入鼻腔。瞬目结束、眼睑张开时，眼轮匝肌舒张，泪小管恢复原状，上半部泪囊的侧壁牵引向鼻侧。此时泪小管内负压使泪液从泪湖引流入泪小管，泪囊上半部较高的压力关闭Rosenmuller瓣膜并使泪液从泪囊上半部流入泪囊下半部和近端鼻泪管。这时，下半部泪囊的侧壁被牵引向颞侧，在下半部的泪囊和鼻泪管中产生负压。

（二）重力作用

1734年Petit提出重力是泪液排泄的动力之一。Chavis等对50例100眼的正常泪道系统进行泪道定量核素造影，显示坐位时造影剂在12 ～ 18 s到达泪囊，其中大部分在12 min内到达鼻泪管和鼻腔。其中5例10眼处于头低脚高位（6°34′）时，造影剂在12s内到达泪囊，而无一眼在12 min内到达鼻泪管和鼻腔。Hurwitz等的核素造影研究也显示坐位时造影剂在泪道中的$t_{1/2}$短于仰卧位时的$t_{1/2}$。此两项实验研究均表明重力对泪液排泄有显著作用，是泪液从泪囊排入鼻腔的主要动力之一。Sahlin和Chen设计了一个能定量评估泪液排泄功能的方法——滴液试验（drop test），并通过改变试验对象头部位置来研究重力对泪液排泄的作用。结果显示鼻泪管处于45°位置时的泪液排泄量比鼻泪管处于水平位时显著增加，提示重力作用有助于泪液排泄。

（三）瓣膜机制

解剖学上泪小管内有许多黏膜皱褶，泪小管与泪囊连接处存在一"酒窝"状裂隙，又称Rosenmuller瓣膜，鼻泪管远端有Hasner瓣，构成泪道的瓣膜系统。这些瓣膜、皱褶的存在阻止了泪液反流，使泪液始终朝着鼻腔单方向引流。Frieberg认为泪小管的起始部存在瓣膜作用，可能由于泪小点周围环行肌收缩或眼轮匝肌收缩致泪小点紧贴眼球产生此作用。Rohen认为泪小管垂直部存在括约肌，能阻止泪液反流入结膜囊。Doane描述瞬目过程中上、下泪小点的闭合类似瓣膜作用，阻止了反流的发生。Rosengren和Doane认为泪小管进入泪囊处存在功能性瓣膜，阻止泪液从泪囊反流入泪小管。Carlton等的闪烁显像研究显示,泪小管和泪囊结合处有一不显影区域,提示该处存在功能性闭合。Tucker等在解剖学研究中发现泪总管进入泪囊时呈锐角,可产生瓣膜样功能。Bert和Aubaret在实验对象的鼻腔内注入溶液,仅极少数出现泪点反流。由此提示Hasner瓣在阻止反流中起主要作用,而其他黏膜皱褶和瓣膜无显著作用。

（四）泪小管虹吸作用

虹吸作用是指液体与固体之间黏附的特性。在小口径的毛细管中,虹吸作用能使管中液柱上升。泪小点和泪小管的垂直部分具备毛细管的特性,因而认为虹吸作用是泪液从泪湖引流入泪小管系统的机制所在。然而在正常的泪液排泄系统中很难确定虹吸作用的存在:一方面,临床操作时若过度扩张泪小点,即使患者泪小点位置正常,结膜囊仍可有泪液潴留,反证虹吸作用的存在;另一方面,某些泪点狭窄病例行泪点切开术后却可使溢泪缓解,说明虹吸作用可能不存在。因此虹吸作用究竟在泪液排泄中扮演怎样的角色,尚不完全清楚。

（五）鼻腔内空气对流

Jones认为除了主动泵机制之外,鼻腔内气流对泪液排泄有一定作用。有学者认为,呼吸过程中的空气对流有助于泪液从鼻腔排出。也有学者推测,如果Hasner瓣瓣膜完整,则能阻止空气反流,因此认为在正常泪液排泄过程中鼻腔内气流不起作用。Nik等的核素造影研究显示呼吸不影响泪液排泄。Kuribayashi研究发现,瞬目时Hasner瓣关闭,瞬目完毕时鼻泪管和Hasner瓣开放。这一发现提示,当鼻泪管和Hasner瓣开放时气流可能影响泪液排泄。因此可以认为,在一定条件下鼻腔内气流会进入泪道而促进泪液排泄。

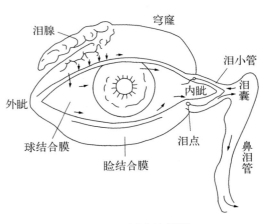

图2-2 泪液的排泄

（六）其他

Maurice认为,当眼未受刺激时泪液分泌量小于1 µl,排入泪道的大部分或全部泪液由泪道黏膜吸收。1988年Thale等利用组织学、免疫组化和电子显微镜扫描技术研究泪液排泄系统,提出一个关于泪液排泄的新理论。他指出泪囊壁由胶原囊、弹力纤维和网状纤维构成并排列成螺旋状。广泛的腔血管丛包埋于螺旋状结构中,与Hasner瓣区域的下鼻甲海绵状血管丛组织相连。瞬目时眼轮匝肌收缩,牵引泪囊底部,由于泪囊内侧壁牢固地附着于骨膜及其螺旋状排列的纤维结构,使泪囊在瞬目时扩张,而此时丰富的血管丛可能对吸收和排泄起重要作用。

六、泪液的功能检查

泪液功能异常在临床十分常见，主要表现为泪液分泌亢进性流泪、排泪障碍性泪溢、泪液分泌障碍性干眼及基础泪液分泌障碍引起的代偿性反射泪液分泌亢进性假泪溢症等。

（一）排泪功能检查

1. **裂隙灯检查**·观察泪点和睑缘位置是否正常，有无睑内翻、睑外翻，以及泪点狭小、闭塞或缺如。

2. **挤压泪囊**·泪点有无溢液。

3. **窥鼻镜检查**·鼻泪管口有无赘生物或鼻黏膜肿胀、阻塞鼻泪管等。

4. **氯霉素尝味试验**·用不加防腐剂的0.5%氯霉素眼液轻柔迅速滴眼，按≤3 min感觉到苦味者为阳性，表明排泪功能正常。

5. **第一荧光染色试验**·将棉签插入下鼻道的鼻泪管开口处，用0.5%～2%荧光滴眼，按≤5 min内观察到棉签染为绿色者为阳性，表明排泪功能正常。

6. **泪道冲洗试验**·冲洗时无阻力，水立即入鼻，表明泪道通畅；如需要一定压力水才入鼻，表示泪道狭窄。本法只能探明泪道是否通畅、判断泪道阻塞部位，但不能了解泪道功能。在临床上可见到泪道通畅而功能障碍的泪溢病例，如泪囊扩张和无力症、泪总管破裂和移位、泪囊眶隔裂、泪道憩室、泪道狭窄、泪点异位等。

7. **泪道核素造影术**·患者在 γ 照相机前，用含有 ^{99m}Tc 10 ～ 20 μci眼液1滴于外上方角结膜上，立即用闪烁扫描仪连续扫描，可显示泪液流向及泪道内的动态影像。也可测量含有 ^{99m}Tc 的眼液在泪阜区的变化情况，扫描成画面后制成曲线图进行比较。若泪液排泄系统正常，则其浓度会随着时间而有规律递减；若泪液排泄系统异常，其浓度-时间曲线图将出现异常。利用曲线图可测得 $t_{1/2}$ 值，即浓度减至原来一半时所需的时间。这是一种在泪道生理状态下的非侵犯性的检查方法，不影响泪道的形态和功能，具有动态性、生理性，操作简便，放射剂量低于其他诊断方法（通常做这种检查的患者其晶状体吸收的放射性剂量为4 ～ 6 mrad，而一般做一次头颅X线摄片，晶状体吸收的放射性剂量为200 ～ 300 mrad），是研究泪道动力学的优良方法。

（二）泌泪功能检查

1. **裂隙灯检查**·观察泪腺的大小、位置等是否正常。

2. **泪河宽度测量**·利用裂隙灯上的微尺或在裂隙灯目镜上嵌置一附有刻度的小尺来测量泪河宽度。正常约为0.3 mm，如＜0.3 mm或残缺不规则，表示泪液减少或泪液脂质异常。

3. **Schirmer 1试验**·用标准泪液测试滤纸，首段5 mm处反折，置于下睑中外1/3交界处或内侧的睑结膜面上。操作必须轻柔,以避免引起周围感觉型泪分泌。眼稍上视,自然瞬目,坐位背光,室内亮度适中,以避免异常的视网膜型泪反射分泌。5 min后取下滤纸,2 min后测量滤纸湿长。正常为10～30 mm,<10 mm表示泪分泌减少,>30 mm为泪液分泌多、正常或假泪溢症。本法需反复检查,结合临床才能慎重下结论。

4. 基础Schirmer试验·1%丁卡因滴眼30 s后,以沾湿5%可卡因的棉签置于将放置滤纸处的睑球之间2 min,再用湿棉签或纤维素海绵吸干余泪,待反应性充血消失(约在局麻后5 min,因局麻引起的反射泪分泌活动持续4～5 min)后置放滤纸(暗室),5 min后取出滤纸,测量湿长。>10 mm表示基础泪分泌正常,原来流泪则为反射性泪分泌亢进;<10 mm表示基础泪分泌减少,原来流泪则为假泪溢症。

如果Schirmer 1试验和基础Schirmer试验均<10 mm,或两者结果相同,表明结膜反射分泌消失,须做Schirmer 2试验。

5. Schirmer 2试验·1%丁卡因滴眼30 s后,以沾湿5%可卡因的棉签置于将放置滤纸处的睑球之间2 min,再用湿棉签或纤维素海绵吸干余泪,待反应性充血消失后置放滤纸,以毛笔或棉签摩擦同侧或对侧中鼻甲黏膜,2 min后取出滤纸,测量湿长。如湿长增加或>10 mm,表示第V对脑神经鼻睫支和上颌支的向心路、泪核、第Ⅶ对脑神经及反射泪腺均正常,而泪核对第V对脑神经存在"疲劳阻滞",即结膜反射泪分泌停止。正常人湿长>15 mm,如果湿长不增加,仍然<10 mm,则表明周围感觉型反射分泌停止,病变可能在第V对脑神经、泪核、第Ⅶ对脑神经或反射泪腺。

6. Schirmer 3试验·强光照眼或情绪激动时,如仍有泌泪反应,可排除泪核、第Ⅶ对脑神经和反射泪腺病变,病变为第V对脑神经向心路损害。

7. 琥红活体染色·1%琥红滴眼,瞬目数分钟后用生理盐水冲洗结膜囊,再在裂隙灯下检查。睑裂部角结膜出现红点为(+),表明泪液不能完全湿润眼表面,发生上皮干燥性损伤。根据Bijsterveld评分方法,将眼表面分为鼻区、中央区和颞区三个区域,各个区域评分为0～3分。每个区域内无染色为0分;有分散、点状染色为1分;成群点状染色为2分;成片染色为3分。三个区域的总分为0～9分,总分>3分为异常。本法不能直接测定泪液分泌量,只能发现低泪分泌所引起的角结膜上皮损伤,间接地诊断干眼病。

(三)泪膜破裂时间测定

2%荧光滴眼,嘱被检者适当延长睁眼时间,在裂隙灯下用较窄钴蓝光往返观察角膜前泪膜。瞬目后,当荧光素染色的泪膜表面出现黑洞(常为斑、线状或不规则状干斑),表示泪膜破裂。瞬目至泪膜破裂的时间为泪膜破裂时间(break up time, BUT)。正常为15～45 s,<10 s为泪膜不稳定。本法为测定泪膜稳定性唯一可靠的方法。

(四)结膜印迹细胞学检查

用醋酸纤维素片压于结膜表面,吸取结膜表面细胞后,置95%乙醇中固定,再用苏木素和过碘酸-席夫（PAS）染色。正常时显微镜下可见到密集而互相粘连的小上皮细胞，核浆比例约为1：（1～2），其间散布较多卵圆、丰满、PAS浓染的杯状细胞，以及细胞外PAS染色阳性的碎屑。

（五）结膜活体检查

局麻下剪一小片鼻下区结膜，平置于纸板上，用4%甲醛（福尔马林）固定，再用PAS染色，在显微镜下检查。首先做杯状细胞计数，正常人内下穹隆部结膜杯状细胞在显微镜（200×）下每视野为10～14个，或每毫米10±3个，或每4 μm切片中约含10个。干眼病时杯状细胞明显减少。在干性角结膜炎时，上皮深层、浅层细胞分离，微皱襞减少、变形，在上皮角化的同时核崩解；杯状细胞随着病情加剧而日益减少，甚至消失。

（六）其他

1. **泪液羊齿状结晶检测**（tear ferning test, TFT）·在半暗室内，室温25±2℃，不做表面麻醉，在裂隙灯角膜显微镜下以自吸式毛细玻璃管自双眼下穹隆中央部采集泪液滴在载玻片上，在室温下干燥，48 h内由专人在显微镜（200×）下观察并记录结晶图像类型。评估参照E. Vaikoussis的分型法，按泪黏液蕨样结晶的完整性、均匀性和分支状态分为4型。

2. **水通道蛋白**（aquaporin, AQPs）·它是存在于动植物及微生物细胞膜上转运水的特异孔道。目前已从哺乳动物的组织中鉴定出8种AQPs。AQP5在泪腺表达显著，参与泪液分泌，维持眼表泪膜的完整和功能，其异常表达也可能与干眼症的发病密切相关。在结膜表达的主要是AQP3，参与泪膜形成，其异常表达也可能与干眼症的发病有关。Rarna等研究表明，AQP5与流泪、角膜干燥有关。

第二节　泪液疾病的研究进展

一、泪液异常性疾病

泪液异常性疾病的主要临床表现为多泪或少泪（干眼）。临床上的多泪包括4种现象：① 泪高分泌：临床上称为流泪症。这种流泪现象并不经常发生，寒风刺激下也不明显，一般仅发生于夜间、强光下或努力调节时。氯霉素尝味试验和第一荧光素染色试验阳性。② 泪溢症：由于排泪功能障碍引起。患者经常流泪，寒风刺激下更为显著。氯霉素尝味试验和第一荧光素染色试验阴性，可与泪高分泌的流泪症相鉴别。③ 继发于原发性眼病的反射性流泪：将随原发性眼病病情而增减或消失。④ 假泪溢症：基础泪液分泌低下（Schirmer试验湿长＜10 mm），由于反射分泌的代偿作用，可引起泪溢。

根据病因,流泪可分为4种类型:① 原发性流泪:如反射泪腺的病变(囊肿、肿瘤和Mikulicz综合征等);使用拟副交感神经药物(氯化醋甲胆碱、新斯的明)。② 中枢性流泪(精神性流泪):情绪激动、癔症、额叶皮质、基底节、视丘病变或损伤,可引起流泪。③ 症状性流泪:甲状腺功能亢进或减退、黏液水肿、帕金森病、早期脑炎、脑垂体肿瘤及脊髓结核的共济失调等,常伴有流泪。④ 神经源性流泪:包括周围感觉性流泪、视觉型流泪、泪分泌神经的刺激性损害、其他(如笑、呕吐、打喷嚏、吃酸辣食物等)。

临床上流泪现象很常见,眼科门诊有1/4 ～ 1/3的患者有流泪症状,泪溢症约为流泪症的2倍。

(一)泪液高分泌

1. 泪液脂质高分泌(脂漏症)· 常见于睑板腺炎,即沿着睑缘尤其是内眦部集聚白色泡沫状分泌物,后期睑板增厚,睑板腺管可挤压出黄色油脂样液或脓液,常继发皮脂漏性鳞屑性睑缘炎和慢性结膜炎。Zeis腺和Moll腺高分泌见于睑缘炎,在油脂性和干性睑缘炎时3种脂质腺常同时受累。泪膜一般无明显异常,但泪膜中脂质或碎屑增多,泪膜增厚,干涉色现象显著,偶见泪膜稳定性减退。

2. 泪液黏液高分泌· 主要发生于结膜炎,尤其是细菌性结膜炎时。结膜细菌感染时杯状细胞增生,黏液及泪膜碎屑增多,但泪膜稳定。

3. 泪液浆液高分泌· 结膜浆液腺,尤其反射泪腺高分泌,是流泪的主要原因。

(二)泪液低分泌

1. 泪液脂质低分泌· 脂质层在防止泪液蒸发和维持泪膜稳定性方面有重要的作用,临床上真正因脂质缺乏而引起的干眼尚缺乏报道。睑板腺是脂质的主要来源,即使睑板腺广泛病变或睑板腺切除,剩余腺体所分泌的脂质也足以满足泪膜的需求。Zeis腺和Moll腺低分泌常见于干性睑缘炎,一般不会影响泪膜的形态和功能,睑缘病变可引起角结膜损害。慢性睑缘炎的致病菌可分泌脂肪酶,水解脂质,释放出游离脂肪酸,使泪液脂质成分异常,导致泪膜不稳定,有时可发生干眼。

2. 泪液黏液低分泌· 黏液缺乏,泪膜极不稳定,往往不能形成。黏液缺乏的典型病例是维生素A缺乏引起的干眼病。维生素A缺乏时容易损伤黏膜上皮,结膜杯状细胞减少或消失,补充维生素A后可迅速恢复。Reiter病常因结膜上皮角化性损害而引起黏液分泌减少。沙眼、眼烧伤、眼辐射伤、眼类天疱疮、Stevens-Johnson综合征、白喉性角结膜炎等以结膜损害为主的眼病,常以损害结膜的黏液腺为主,导致黏液分泌减少。普拉洛尔、碘依可酯常引起黏液缺乏。

3. 泪液浆液低分泌· 反射性泪分泌障碍引起的干眼病以干性角结膜炎和干燥综合征最为常见。此外,先天性无泪症、泪腺发育不全、家族性自主神经功能障碍或Riley-Day综合征、猫叫综合征、神经源性低分泌、泪腺肿瘤、药物中毒、手术破坏泪腺及导管等也可引起。

二、反射性泪腺疾病

反射性流泪在临床十分常见,中枢神经系统核上部分和视觉、第Ⅴ对脑神经向心路病变都可引起反射泪腺分泌功能障碍,但一般非永久性损害。有些疾病既侵害反射泪腺,也累及基础泪腺。

如急性泪腺炎、慢性泪腺炎、泪腺萎缩、泪腺瘘、泪石、泪腺囊肿、泪腺肿瘤、泪腺外伤、先天泪腺异常等。

三、基础泪腺疾病

干性角结膜炎、干燥综合征、睑缘炎、睑板腺炎、结膜炎、沙眼、眼表烧伤、维生素 A 缺乏性眼病、暴露性角膜炎、先天性发育异常等。

四、泪液分泌异常的治疗

(一)泪液高分泌治疗

1. **病因治疗**·常见而又容易忽略的病因有视疲劳、慢性角结膜炎、泪道或鼻感染,故应首先检查外眼、泪道、鼻腔、鼻窦、屈光及眼外肌情况,发现异常即予矫正。

2. **减泪药物治疗**·如原因不明,可试用药物减泪,如β受体阻滞剂(如普拉洛尔、噻吗洛尔)、α受体阻滞剂(如双氢麦角胺)、神经节阻滞剂(如六甲溴铵、酚噻嗪)、精神药[如地西泮(安定)、氯丙咪嗪]、抗交感神经药(如阿托品、莨菪碱)、肾上腺素衍生物、抗组胺药等。

3. **阻断、破坏泪腺或分泌神经**·如果所有疗法无效,泪多,困扰日常生活,可暂时麻痹或永久破坏反射泪腺或蝶腭节。

4. **加速排泪作用**·如果流泪合并泪道阻塞,可行泪道手术。泪道手术有经结膜囊、经皮肤和经鼻腔三种方法。近10年来,经鼻腔用泪道镜做泪道检查和激光手术取得了可喜的进展。

5. **中医治疗**·祖国医学将流泪分为热泪和冷泪。热泪为继发于眼前段炎症的反射性流泪,由于外感风热、肝火炽盛所致,以祛风清热平肝为主,可用桑菊祛风饮加减。冷泪又分为迎风流泪和无时流泪,前者为泪溢症,后者为流泪症。中医认为泪生于肾,藏于胆,出于肺,若肝木不固,不能纳肾经之水,肺气不收不能止泪泉下流,于是流泪。治宜补肝益肾止泪,可用止泪补肝散(当归、熟地、川芎、白芍、木贼、防风、羌活、苍术、百蒺藜、夏枯草、炙甘草加减)。中医认为,泪为人体五液(汗、涎、泪、涕、唾)之一,若久流不止,能使眼昏暗难辨物色,甚至失明。自拟滋阴止泪汤(熟地15 g,女贞子15 g,山药25 g,菊花15 g,枸杞子25 g,知母10 g,五味子10 g,白蒺藜10 g,夏枯草15 g,木通10 g,苍术15 g,薏苡仁20 g,炙甘草3 g),每日1剂,水煎服,10剂为一疗程。长期服用四物汤加减,可祛风补肾止泪。

（二）泪液低分泌治疗

1. 病因治疗·根据不同的病因进行治疗非常重要,如维生素 A 缺乏症时补充维生素 A,眼表结构破坏者要手术恢复正常的眼表结构,睑外翻者手术矫正,其他如结膜移植、羊膜移植、角膜缘干细胞移植、结膜囊成形、睑缘缝合、腮腺管移植等。

2. 水液性泪液功能不足·治疗的主要原则是补充泪液、减少泪液丢失、增加泪液分泌、促进眼表康复。人工泪液自 1908 年 Cantonet 首次报道以来,取得了不少进展。欧美临床使用的人工泪液达 172 种。理想的人工泪液其 pH、渗透压、生长因子和其他成分应与泪液相似。有人比较人工泪液的效果,认为羟丙基甲基纤维素在改善干眼的主观症状方面效果最好。也可用泪小点封闭保存残留的泪液;用泪小管栓子堵塞泪小管使泪液在眼表停留时间延长;或用眼罩减少泪液的蒸发。严重泪液缺乏患者也可用药物如毛果芸香碱、溴己新、新斯的明、环孢素、性激素等刺激泪腺分泌。

3. 脂质性泪液功能不足·清洁眼睑及热敷十分重要,同时要控制睑板腺炎症。脂质分泌不足可采用脂质替代疗法。

泪液低分泌治疗可用泪然和倍然。泪然是最接近生理泪液的人工泪液,由右旋糖苷 70 和羟丙甲纤维素 2910 组成。可减轻眼部干燥引起的灼热、刺激感等不适症状,保护眼球免受刺激,减轻因暴露于风沙或阳光下而造成的眼部不适。根据病情需要滴眼,每次 1 ～ 2 滴。倍然为复方制剂,由右旋糖苷 70 和羟丙甲纤维素 2910 组成,但不含防腐剂。是目前唯一同时含有碳酸氢盐和锌离子的润眼液,对于新生细胞的生长、分化及恢复角膜上皮的屏障功能都具有特别重要的意义。

第三节　泪液蛋白质组学研究进展

泪液是一种复杂的生物复合体,包括电解质、蛋白质、脂类、黏蛋白、某些有机小分子和代谢物。泪膜是覆盖于眼球前表面约 7 μm 厚的一层液体,为眼表结构的重要组成部分。泪膜的功能包括润滑、防御疾病和营养角膜,同时在眼的光学特性中起着关键性作用。通常结膜囊内的泪液储存量约为 7 ～ 10 μl,分泌速度大约 1.2 μl/min,转移率大约 16%/min。泪膜包括 3 层组织:最内层的黏液层,中间的水液层含有电解质、蛋白质和多种代谢物,以及最外层的脂质层。正常泪液的蛋白质总量为 6 ～ 10 mg/ml。

正常流泪及反射性流泪的泪液(源于角膜神经受刺激)由主泪腺分泌,而基础泪液则主要由副泪腺分泌。泪液总量虽少,但却含有丰富的蛋白质、多肽、电解质、脂质及小分子代谢物,这些成分主要来源于主泪腺、副泪腺、眼表上皮细胞、杯状细胞、睑板腺及血液中的渗出液等。泪膜从外向内由脂质层、水样层和黏蛋白层构成,表面的脂质层主要由睑板腺分泌,最近研究发现脂质层可进一步分为外层非极性脂质层及含有嵌入蛋白的内层极性脂质层。泪液表面的脂质层能够阻止水样层泪液蒸发过快,保证泪膜的稳定,同时也是防止微生物滋生的屏障;泪液中间的水样层主要由主泪腺及副泪腺分泌,含有丰富的钠、钾、钙、镁、氯、磷、碳酸氢盐等电解质,以及酶、生长因子、细胞因子等蛋白/多肽和氨基酸、尿素、乳酸盐等小分子代谢物;而泪液内层的黏蛋白层紧贴眼表细胞,主要由眼表上皮细胞和结膜杯状细胞分泌,泪腺也分泌少量黏蛋白成分。目前为止已报道的不同的泪液蛋白质超过500种,并且可能远不止这些。主要的泪液蛋白质包括溶菌酶、乳铁蛋白、分泌型sIgA、白蛋白、lipocalin(以前叫做泪液特异性前白蛋白)和脂蛋白等。

蛋白质组(protome)的概念最早是由澳大利亚学者Wilkins和Williams首先提出,现在的定义是指一个给定的细胞、组织、器官或完整的生物体拥有的全部蛋白,其与基因组的差别为蛋白质组具有多样性和动态变化,与细胞的类型、功能状态有关,易受疾病和外部因素影响。蛋白质组学(protomics)就是研究各细胞、组织、器官和机体总的蛋白质的科学,即在功能水平上研究基因的表达。正因为如此,蛋白质组学研究成为新世纪生命科学研究的前沿。

泪液蛋白质组学是眼科研究中的一个热点。毫无疑问蛋白质组学能够提供一个全面的方法来分类所有的泪液蛋白质,包括阐明疾病的发病机制,可用于临床诊断和评价药物对泪液蛋白质的结构、成分和分泌的影响。近年来,蛋白质组学方法已越来越多地应用于泪液蛋白质的研究,研究发现泪液蛋白质的异常与疾病有密切的联系。泪液蛋白质的改变不仅仅见于眼表疾病如干眼症,还可见于其他全身性疾病如糖尿病、戴接触镜或吸烟的患者。

一、蛋白质组学的研究方法

1. 二维电泳研究 · 二维电泳(two-dimensional electrophoresis, 2-DE)技术于1975年首先由O'Farrell等创立,其原理是在相互垂直的两个方向上,分别基于蛋白质不同的等电点和分子量,运用等电聚焦电泳(isoelectric focusing, IEF)和SDS-聚丙烯酰胺凝胶电泳(SDS-PAGE)把复杂的蛋白质成分分离。该技术主要用于分离细胞或组织蛋白质抽提物,构建特定组织或细胞蛋白质的"二维电泳图谱",分析特定条件下蛋白质的表达状况,进行蛋白质组差异比较。完整的二维电泳技术包括样品制备、等电聚焦、平衡转移、SDS-PAGE、斑点染色、图像捕获和图谱分析等步骤。随着样品制备方案的完善、固相pH梯度(immobilized pH gradient, IPG)二维电泳的应用、染色方法的改进和图像分析软件性能的提高,2-DE技术凭借其高通量、高灵敏度、高分辨率和重复性好,便于计算机进行图像分析处理,可以很好地与质谱分析等鉴定方法匹配的优点,已成为蛋白质组学研究中最常用的蛋白质分离技术。

二维电泳是蛋白质组学研究中的一个里程碑。因为与一维电泳技术相比,它分离蛋白质的容量和效率大大提高。利用这种技术,可分析和定量泪液中的单个蛋白质,并可建立起泪液蛋白质图谱。尽管二维电泳技术是一种非常有效的蛋白质分离工具,但是在处理分子量过大($> 200\ 000$)或过小($< 10\ 000$)、极酸或极碱性、疏水性蛋白质或低丰度蛋白质等方面有一定的局限性,而且操作费时。

2. **液相色谱分离研究** (liquid chromatography, LC)· 凝胶中的蛋白质点需要切割、抽提、脱色,然后才能进行质谱分析,这难以实现高通量的蛋白质分析,在准确性上也不理想。目前无胶(即在溶液状态)的分析技术得到迅速发展,其能获得各种完整蛋白质的样品,可完整保存全蛋白质图谱信息或完整蛋白质本身。LC主要是利用蛋白质等电点、疏水性和分子量的特性来对蛋白质进行分离。

1997年,Opiteck等首次报道了将蛋白质混合物直接通过LC分离,然后进入质谱分析(mass spectrometry, MS)。这是近年来发展起来的新方法,其优点在于操作简单、自动化程度高;提高了进样量而不影响分离效果;改善了低丰度蛋白质、膜蛋白或疏水性强的蛋白质、分子量特别大和特别小的蛋白质等分离及检测能力,重复性好,回收率高,可保持蛋白质的完整性和活性。

3. **质谱分析研究**· 对2-DE等技术分离的蛋白质进行鉴定是蛋白质组学研究的重要内容,MS无须纯化蛋白,可同时鉴定多个蛋白质,具有灵敏度高、准确度高、易自动化的特点,已逐步取代了传统的Edman降解测序与氨基酸组成分析法,是目前蛋白质组鉴定的核心技术。用于蛋白质鉴定的质谱依电离源不同分为两种:电喷雾离子化质谱(electrosprayionization mass spectrometry, ESI-MS/MS)和基质辅助的激光解吸质谱(matrix assisted laser desorption/ionization mass spectrometry, MALDI-TOF-MS)。蛋白质鉴定主要通过蛋白质的分子量、等电点、氨基酸组成、肽质量指纹谱、肽MS-MS数据再经蛋白质数据库检索得到结果。其特点是高敏感性、快速、直接提供样品的分子量和结构信息,并可与色谱联用。其缺点是仪器价格昂贵、检测通量不高、有信息损失及不够简化等。

4. **蛋白质芯片研究**· 为适应大规模的筛查和临床检测,近年来产生了蛋白质芯片,即把探针蛋白高密度排列在固相支持物表面,通过探针特异性地捕获样品中的靶蛋白并进行定性、定量分析,具有高通量、微型化及自动化操作、结果重复性好等优点。

蛋白质芯片表面加强激光解吸电离-飞行时间-质谱(surface enhanced laser desorption/ionization time of flight-mass spectrometry, SELDI-TOF-MS)技术是蛋白质组学研究中一种全新的技术平台,其主要由蛋白质芯片、飞行质谱和分析软件三部分组成。分析过程中不会破坏蛋白质,整合蛋白质样品处理、生化反应及检测分析过程为一体,实现了新型、高效、快速、高通量、高灵敏度的检测。而且可直接对泪液样本进行分析,泪液样本用量少,只需要$2 \sim 3\ \mu L$,检测灵敏度可高达1 fmol(10^{-15} mol),特别适合低丰度、小分子量蛋白的发现。而传统的二维电泳联合质谱的一次分析通常需要 10 μl 或更多的泪液样本。Zhou 等应用 SELDI-TOF 技术对病理情况下的泪液进行检测,在眼表外伤患者泪液中发现了 a-denfensin 1、a-denfensin 2 和 a-denfensin 3(相对分子质量分别为 3 442、3 371 和 3 486),且在翼状胬肉患者泪液中发现了 S100 A8(相对分子质量为 10 800)和 S100 A9(相对分子质量为 12 700)。SELDI/MALDI-TOF 技术是一种快速、简单的泪液蛋白检测方法,但仅能鉴定蛋白/肽类的相对分子质量,后续的鉴定步骤则繁琐而缓慢。

5. **同位素标记相对和绝对定量技术** · 研究的发展需要更加高效的蛋白质组学研究方法对成百上千的蛋白进行定量分析。同位素标记相对和绝对定量(isobaric tags for relative and absolutequantitation, iTRAQ)技术是一种体外同重同位素标记,利用多种同位素试剂标记蛋白多肽 N 末端或赖氨酸侧链基团,经高精度质谱仪串联分析同时比较多达 8 种样品之间的蛋白表达量,是近年来定量蛋白质组学常用的高通量筛选技术。应用 iTRAQ 技术可同时对病理状态下(如干眼、青光眼)的泪液蛋白和正常对照泪液蛋白进行检测,鉴定患者泪液中的蛋白标志物,也可用于治疗前后泪液蛋白表达量的动态分析。

6. **抗体相关蛋白检测方法** · 近年来抗体相关蛋白检测方法也得到发展,如基于质谱多反应监测技术(MRM-MS)和同位素标记标准肽段的蛋白质定量技术。稳定同位素和多肽抗体捕获(stable isotope standards and capture by anti-peptideantibodies, SISCAPA)技术可应用免疫亲合法富集和稀释同位素,并联合 MRM-MS 技术,以达到对候选标志物进行定量的目的。流式微球分析技术(cytometric bead-based assay, CBA)是建立在免疫微球、ELISA 和流式细胞分析等技术基础上的一种新的血清学实验方法,其主要机制是将不同的单克隆抗体结合到微球的不同位点表面,已应用于人类泪液的多重细胞因子检测。抗体蛋白芯片具有微型化、集成化、高通量化的特点,可检测某一特定的生理或病理过程中相关蛋白的表达丰度。这些抗体相关蛋白检测系统具有超敏感和同时检测多种蛋白的特点,但其局限性在于必须通过目标抗体进行目标蛋白的检测。由于已知抗体数量的局限性,因此抗体相关蛋白检测方法无法像 MS 那样非靶标性地检测出样本中大量的蛋白。

7. **生物信息学 (bioinformation) 研究** · 生物信息学是蛋白质组学研究不可缺少的技术支持平台,今后的蛋白质鉴定几乎都必须依靠软件的分析来鉴定蛋白质。生物信息学是以计算机和计算机网络为工具,用数学和信息学的理论和方法对生物信息进行收集、整理、储存和分析的科学,它由数据库、计算机网络和应用软件组成。生物信息学在蛋白质组学研究中有两个重要应用:一是数据库的构建与搜索,二是分析双向电泳图谱。目前应用最普遍的数据库是 NRDB 和 dbEST 数据库。

二、泪液蛋白质组学的研究进展及意义

1. **泪液成分的研究** · Reitz 等收集健康志愿者非刺激泪液,用自制的 pH3 ～ 10 固相

pH梯度胶（immobilized pH gradients, IPG）进行一向等电聚集电泳，继而在SDS聚丙烯凝胶（SDS-PAGE）进行二维电泳，并分别用考马斯亮蓝染色。IPG密度测定曲线显示31个峰，代表胶条上的31条带。二维电泳得到了13个蛋白群。Molloy等取未戴接触镜的健康人泪液15 μl，进行IPG、SDS-PAGE，之后进行银染、氨基酸分析和N-末端测序。在SWISS-PROT查询，确认了6种蛋白质；对一未曾报道过的蛋白点进行了序列分析，发现其与人乳球蛋白（human mammaglobin）及鼠前列腺类固醇结合激素（rPSB）具有高度同源性，在24位上有相同的类固醇结合位点。实验者将此蛋白命名为泪液球蛋白（lacryglobin），并认为该蛋白的高表达可能与癌症有关。

由于临床上所获得的泪液量较少，导致泪液蛋白质组的研究面临挑战，Li等研究发现通过LC-MALDI-MS仅用2 μl的泪液发现了44种蛋白。Zhou认为LC/ESI-MS鉴定和分析泪液中的不同蛋白质组分快速、可重复和简单。重要的是，此技术在色谱上可实现每种组分的定量，特别适用于鉴定泪液中的小分子蛋白（< 80 000）。

根据目前的泪液蛋白质研究结果可将泪液蛋白分为4类：① 来自眼表主泪腺、睑板腺、杯状细胞、副泪腺分泌的蛋白，这类蛋白是泪液蛋白的主要组成部分，包括溶菌酶、乳铁蛋白、sIgA、脂质转载蛋白-1（也称泪液特异性前白蛋白，tear-specific prealbumin, LCN-1）、前列腺蛋白类脂肪酶、lacritin蛋白和富含脯氨酸蛋白质等。② 眼表细胞/组织释放蛋白，这类蛋白参与眼表功能的维护，是眼表细胞正常分泌或细胞死亡后分泌到泪液中的蛋白。③ 异常分泌的蛋白，这类蛋白来自病理状态下组织分泌的蛋白，因此可作为疾病的诊断标志物。④ 外来蛋白，这类蛋白并非眼部自身组织分泌，而是来自于外来生物，如传染性微生物分泌并释放到泪液中的代谢产物。根据泪液中蛋白含量不同，可将泪液蛋白分为3类，高含量的泪液蛋白、来自眼表组织或细胞或细胞代谢信号通路产生的中等含量蛋白或分子，以及低含量的细胞因子及生长因子等。泪液中这些丰富的蛋白质组并不是血浆蛋白质组的简单反映，其成分和质量浓度均存在明显差异，主要体现在泪液中的一些蛋白承担着防御病原微生物的功能。泪液也是眼部免疫系统的重要组成部分，如溶菌酶和乳铁蛋白均具有抗微生物活性。

2. **糖尿病**·研究发现糖尿病患者干眼病患病率增高，其严重程度与糖尿病视网膜病变程度相关。为进一步了解糖尿病患者泪液蛋白与正常人的差异，Herber等收集了Ⅱ型糖尿病患者和健康对照者的基础分泌泪液各10例，依次进行IPG、垂直SDS-PAGE，荧光SYPRO Ruby染色后，用紫外光激发出荧光，照相后进行人工神经网络分析。结果发现，在糖尿病患者泪液的二维电泳图中有（243 ± 31）个蛋白点，对照组仅（166 ± 11）个点，差异具有统计学意义。

3. **干眼症**·Grus等应用SDS-PAGE进行泪液蛋白电泳，然后将电泳结果扫描至电脑进行图像分析，发现干眼症患者和正常人的电泳条带特征明显不同，通过此方法诊断干眼症的正确率高达90％以上。Grus等利用高效液相色谱（HPLC）对糖尿病干眼患者、非糖尿病干眼患者和正常人进行泪液蛋白质的检测，结果发现三组之间差异具有显著性，干眼患者的sIgA峰显著小于正常对照组，HPLC测试和统计分析时间较电泳短，并可作为干眼的诊断性指标。

Kitagawa等运用SELDI蛋白质芯片技术对18例Sjögren综合征患者及24例对照组分析泪液标本，结果发现Sjögren综合征患者的泪液蛋白质有显著的改变。

Wirthlin等利用SELDI蛋白质芯片技术对干眼症患者和正常对照组的泪液采用三种不同的化学表面芯片：阳离子交换型（CM210）、疏水型（H50）及铜离子螯合型（IMAC）进行分析，发现主要的蛋白质峰（如溶菌酶、脂蛋白等）可被鉴别出来。平均每种芯片可探测到超过60种的蛋白质。经判别分析后发现干眼症组与对照组的泪液蛋白质图谱有着显著差别。而且能检测到小达2 000的蛋白质，这用以往的技术如电泳技术是无论如何也达不到的。应用生物标记物可把干眼症和对照组的泪液样本区别开来，并且重复性很高。

Grus等对88例干眼症及71例健康眼的泪液进行检测。每个样本分别采用了三种不同的化学表面芯片（CM10阳离子交换型、Q10阴离子交换型、H50反相交换型）和高低两种激光能量进行检测。重要的生物标记物则进一步被纯化，再用串联质谱进行鉴定。结果发现七个肽的多生物标记物组，结合人工神经网络进行分析判别，可用于干眼症的诊断，其特异性和敏感度均达到90％。对生物标记物的鉴定结果表明，干眼症患者泪液蛋白质的生物标记物中某些炎症因子增高（如钙粒蛋白A、α1抗胰蛋白酶的C端片段），而保护性因子（如PRP3、PRP4）则减少。并指出SELDI蛋白质芯片技术是对泪液蛋白质或肽进行大规模筛查的理想工具。可节省大量的时间，并可提供蛋白质或肽的准确的质量。

蛋白质组学作为一种新兴学科，已经开始蓬勃发展。研究泪液蛋白质组质和量的异常，将对明确眼表疾病病因、寻找新的药物治疗方法提供有效和可靠的途径。然而其中仍有许多问题有待解决，主要是蛋白质的分离、定量和功能的确定，尚待全世界科学家的共同努力，推进蛋白质组学的发展。

第四节　结膜松弛症泪液学研究进展

结膜松弛症（conjunctivochalasis）是指结膜过度松弛堆积在眼球与下睑缘、内眦、外眦部之间引起眼表泪液学异常，并伴有眼部不适等症状的疾病。结膜松弛症是眼科中常见的疾病。

有关结膜松弛症的文献，在不同的历史时期所关注的问题都有所不同，Daniel Meller

等曾经回顾编辑了有关结膜松弛症的文献,根据结膜松弛症的严重程度相关的临床表现为特征将其分为早期、中期、晚期三个阶段:早期的研究(1908～1942)侧重于严重的结膜松弛症导致的眼球暴露的问题。中期(1984～1989)的文献则关注中度结膜松弛症造成泪液清除障碍的问题。晚期(1990～1995)的文献关心的问题则是轻度结膜松弛造成不稳定泪膜,但不能确定结膜松弛症是否与干眼病相关,也不清楚它是否就是病因。近期(1996～2003)的文献主要针对结膜松弛症作一系统的研究,2000年DeQuan Li报告了结膜松弛症与MMPs的过度表达和增生活跃有关。张兴儒课题组于1999年开始对结膜松弛症进行观察,明确了结膜松弛症是造成溢泪的原因之一,手术切除松弛结膜治疗溢泪有效。2001年张兴儒提出了结膜松弛症的新概念以及临床分级标准,并通过放射核素动态显像评估结膜松弛对泪液排泄系统的影响,客观地证实了结膜松弛症中泪液排泄系统功能不全,泪液排泄延缓。

泪膜的稳定性是由脂质层、水液层、黏蛋白层以及泪液动力学等共同维持。结膜松弛症患者松弛结膜堆积在下睑缘影响泪河形成和睑板腺口脂质分泌,不仅使泪液排泄延缓,也使泪膜形成异常。另外,在瞬目时,由于结膜过度松弛,至上睑缘不能正常接触到下睑缘,不能将黏蛋白正常带到眼表,可能影响黏蛋白在眼表的分布,引起泪膜的不稳定。泪液中的有形成分中90%以上为蛋白质,包括酶类和细胞因子,目前已知的泪液蛋白质有60余种。泪液的蛋白质成分在眼表免疫防疫系统中起着重要的作用,包括溶菌酶、各种免疫球蛋白、乳铁蛋白、补体系统等。

一、结膜松弛症泪液学检查方法

1. Schirmer1试验·用Eaglevision的Color Bar™ Schirmer 5 mm×35 mm大小的标准泪液试纸,首段5 mm处反折,置于下睑中外1/3交界处的睑结膜囊内,操作须轻柔以避免引起周围感觉型泪液分泌。

2. 基础Schirmer试验·1%丁卡因滴眼30秒后,以沾湿5%丁卡因棉签置于睑球之间2 min,再用湿棉签吸干余泪,待反应性充血消失(约在局麻后5 min)后置放Color Bar™ Schirmer 5 mm×35 mm大小的标准泪液试纸,暗室,规范检查。

3. 泪河测量·利用裂隙灯上的微尺,直接观察测量泪河高度。泪河高度测定受到泪膜性质、泪河量的影响,是相对于下睑缘的测量。是一种简单非侵犯性的测定方法。通过照明一薄的光学切面,测量泪棱镜高度分级。正常范围0.2～0.4 mm。测量技术要点:第一注视眼位,眼睑缘中间光亮度尽量低,必要时可用荧光素钠检查能突出泪棱镜,但用量尽量少,因为荧光素钠检查是侵犯性的,可能影响结果。凡泪河＜0.2 mm或泪河出现残缺不全、不规则、断裂、干涸者为异常。

4. 泪膜破裂时间(break up time, BUT)测定·2%荧光素滴眼,规范检查,连续测定

BUT三次,取其平均值计算。

5. **荧光素活体染色**·BUT测定后,待泪液中荧光素褪色,规范检查,按Bijsterveld评分方法统计。三个区域的总分为0～9分,总分＞3分为异常。

6. **SPECT检查方法**·患者面对γ闪烁摄影仪前正坐,用每10 μl无菌生理盐水含有放射性核素锝($^{99m}TcO_4^-$)0.37MBq(1 mci＝37 MBq)配制液,用微量注射器轻柔滴于眼球外上方结膜上,尽力凝视前方,不要闭眼。立即用闪烁扫描仪连续扫描,连续15 min,每10 s摄影一画面,共计90幅。利用敏感区(region of interest, ROI)测量含有$^{99m}TcO_4^-$之剂量变化情况,制成曲线图进行观察。若泪液排泄系统正常,则剂量浓度会随着时间而有规律递减,若泪液排泄系统异常,则剂量浓度时间曲线图将出现异常。利用曲线图可测得$t_{1/2}$值(median transit time)即剂量浓度减至原来一半时所需的时间。

SPECT是一种在泪液排泄系统生理状态下的非侵害性检查方法,放射性核素锝($^{99m}TcO_4^-$)半衰期为6.3 h,发射能量为140 Ker的单一γ射线而且不伴随β射线,能量较低,患者所受的辐射量极小。从其发生器洗脱后不需要加工处理,使用方便。不影响泪道的形成和功能,可显示泪液排泄系统何处有延缓淤积现象,能够提供定量分析指标,具有动态性、生理性,操作简单。

二、结膜松弛症泪液学研究历程

1. **结膜松弛症泪液成分的改变**·项敏泓通过泪液羊齿状结晶试验观察结膜松弛症,从组织病理学角度观察泪液中的黏蛋白表达情况,显示结膜松弛症组泪液中羊齿状结晶明显减少,与正常对照组间比较差异有显著意义($P<0.05$),且随着结膜松弛症病程的加重,羊齿状结晶减少明显($P<0.05$)。客观证实结膜松弛症泪液中黏蛋白异常是导致结膜松弛症患者泪膜功能异常的重要因素(图2-3)。

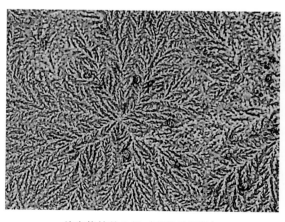

羊齿状结晶Ⅰ级（正常对照组）

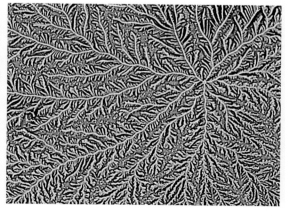

羊齿状结晶Ⅱ级（正常对照组）

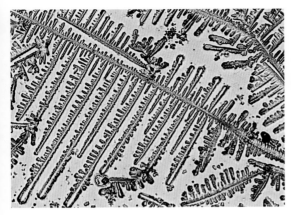
羊齿状结晶Ⅲ级（结膜松弛症组）

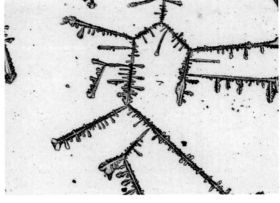
羊齿状结晶Ⅳ级（结膜松弛症组）

图2-3　泪液羊齿状结晶图

刘祖国等利用H4蛋白芯片结合表面加强激光解析离子化-飞行时间-质谱（surface enhanced laser desorption ionization-time of flight-mass spectrometry, SELDI-TOF-MS）技术，对2例结膜松弛症、5例非干燥综合征水液缺乏型干眼、7例正常对照组的泪液进行蛋白质组分析。14份泪液在分子量为3 954、3 697、4 044、5 177、5 333、7 333、82 000、14 000处均出现蛋白峰，高度不等。在3 320处，1例结膜松弛症和4例正常对照者出现蛋白峰值，而所有干眼患者均无此蛋白峰。在3 375、3 450处，2例干眼和所有正常对照者出现蛋白峰，但结膜松弛症者未出现。在3 515处，1例结膜松弛症、2例干眼和4例正常对照者出现蛋白峰。

H4蛋白芯片结合SELDI-TOF-MS技术检测泪液得到的质谱图重复性较好，结膜松弛症和非干燥综合征水液缺乏型干眼患者泪液中可能有某些蛋白质的缺少，并有可能存在某些特异性蛋白质，需要进一步大样本研究。

张兴儒用Shotgun方法检测泪液蛋白质。结膜松弛症组泪液中共有蛋白质356个，正常人泪液中共有蛋白质352个，两组中有119个蛋白质相同。对泪液中蛋白质按GOA分类后发现结膜松弛症组中出现的部分调节凋亡相关蛋白质、凋亡相关蛋白质及炎症反应相关蛋白质在正常对照组中缺失，并且在结膜松弛症泪液中发现了防御素。结膜松弛症患者泪液中的特异性成分提示结膜松弛症可能与细胞凋亡和炎症有关（图2-4～图2-8）。

项敏泓等通过ZipTip联合基质辅助的激光解吸质谱（MALDI-2TOF-2MS）方法研究结膜松弛症患者和正常人的泪液中的质谱差异，2组泪液的质谱检测峰在数量上差异无统计学意义（$P > 0.05$），主成分分析结合偏最小二乘法分析显示结膜松弛症组泪液蛋白质表达与正常对照组比较有差异，结膜松弛症组泪液蛋白质表现为"离群"样本，且离群分

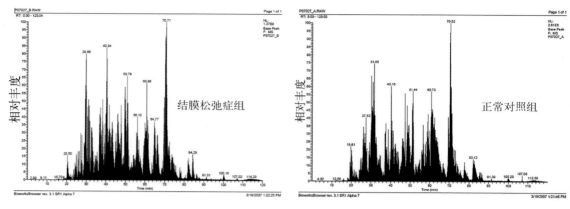

图2-4　结膜松弛症组和正常对照组泪液蛋白质HPLC的基础峰值图

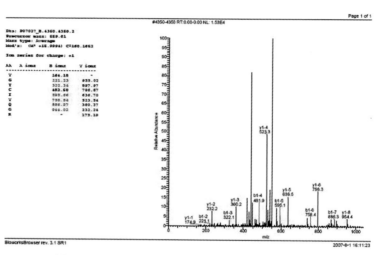

图2-5　结膜松弛症组中低表达的防御素-1（defensin-1）的质谱图

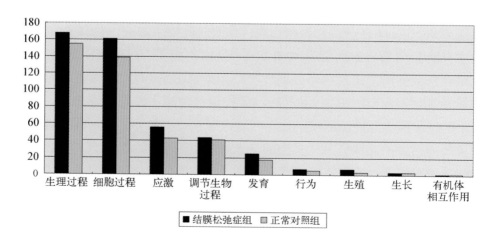

图2-6　按泪液蛋白质生物过程的GOA分类

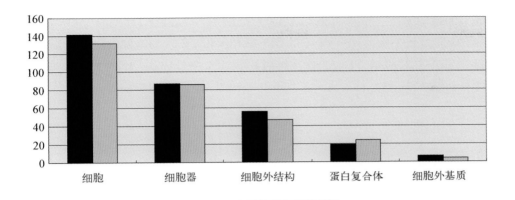

图2-7　按泪液蛋白质细胞定位的GOA分类

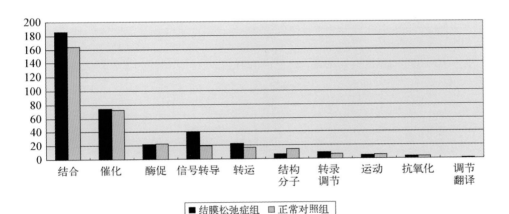

图2-8　按泪液蛋白质分子功能的GOA分类

散度较大的样本为结膜松弛症Ⅳ级的患者。本研究提示结膜松弛症组与正常对照组泪液蛋白质存在差异,尤其在小分子蛋白质方面(图2-9)。

项敏泓等使用液体芯片-飞行时间质谱技术检测结膜松弛症患者和正常人的泪液样本,绘制蛋白质质谱图,比较2组的差异,筛选出结膜松弛症显著异常表达的蛋白。经ClinProt磁珠纯化、基质辅助激光解析电离飞行时间质谱(MALDI-TOF-MS)分析及ClinProTools生物信息学软件

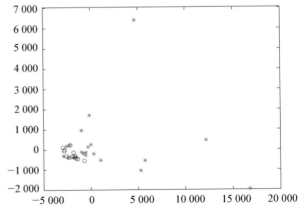

图2-9　两组泪液蛋白质线性质谱数据的PCA分析图

(红色为结膜松弛症组,蓝色为正常对照组)

研究其泪液蛋白表达谱。2组共检测发现了77个蛋白质峰,其中13个蛋白质峰差异有统计学意义($P<0.05$)。其中质荷比(m/z)为1 632.48和3 401.87者为差异蛋白质,能较好地鉴别结膜松弛症组和正常对照组。1 632.48在结膜松弛症组中低表达,3 401.87在结膜松弛症组中异常高表达(图2-10,图2-11)。

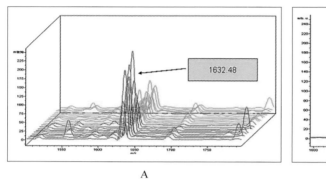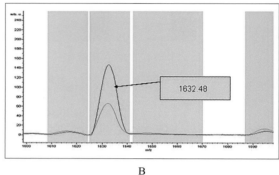

图2-10　差异蛋白质1 632.48。绿色:结膜松弛组样本;红色:正常对照组样本

A:堆叠图;B:平均谱图

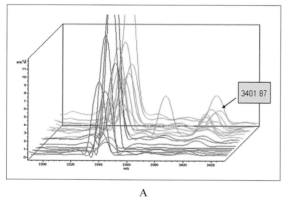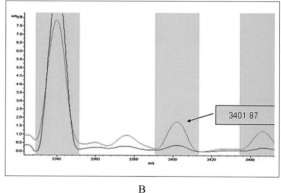

图2-11　差异蛋白质3 401.87。绿色:结膜松弛组样本;红色:正常对照组样本

A:堆叠图;B:平均谱图

2. 结膜松弛症泪液分泌的改变·结膜松弛症造成泪溢的主要原因,一是松弛结膜机械性阻碍了泪液的流向。二是松弛结膜直接堵塞了下泪小点开口处,使泪液排泄障碍。三是松弛结膜早期反射性引起泪液分泌亢进。

1984年Bosniak首次提出结膜松弛症可引起流泪。1986年Don Liu通过对15例结膜松弛症研究后提出,结膜松弛症患者流泪是由于影响泪河形成和(或)堵塞下泪小点开口处而引起。

Wang等观察Ⅲ级鼻侧结膜松弛症11眼与16只正常眼。鼻侧结膜松弛症患者泪液清除延缓，泪液中含有大量炎性细胞因子，包括白细胞介素-1β，肿瘤坏死因子α表达水平升高。结膜杯状细胞密度下降，MUC5AC mRNA表达水平下降。结膜松弛症的发病机制中炎症反应和睑板腺炎起着一定作用。Erdogan-Poyraz等报道结膜松弛症影响泪小点泪液排除可引起溢泪。75例中56例（75%）有溢泪，47例（63%）泪小点被堵塞，54例（72%）荧光素消除试验（FCT）推迟。泪小点堵塞在泪液清除延缓起着重要作用，并导致溢泪。

周蓓等观察Ⅲ级以上单纯CCh患者11例（21眼）和伴有水液缺乏的CCh患者4例（6眼），单纯CCh患者手术前泪溢和视物模糊及分泌物增多发生率分别为52.38%和71.43%，这与多余的结膜明显堆积在眼球与下睑缘、内外眦部之间，全部或部分挤占下泪河，阻碍了泪液流向泪湖，甚至直接堵塞了下泪小点开口，导致泪液排泄障碍，泪液清除延缓有关，松弛的结膜反射性引起泪液分泌亢进也使泪溢加重。另外，泪液清除延迟也伴有的黏性泪液清除率的延迟，黏液聚集；泪液清除率延迟导致炎性细胞因子的产生，眼表长期炎性分泌物增多，加上下泪河上方形成的凸起异位泪河造成视物干扰、视物模糊、分泌物增多也成为CCh的主要症状。并推测松弛结膜堆积在下睑缘影响睑板腺分泌脂质，导致脂质屏障功能障碍，泪膜稳定性下降，泪液蒸发过快。本研究患者大部分伴有点状、线状角膜上皮缺损，在单纯CCh组几乎都出现在下方角膜非暴露区、结膜松弛区、接近睑缘区域，而伴有水液缺乏型干眼（ATD）的CCh组患者角膜上皮缺损除上述区域外在暴露的睑裂区最多。泪河半月板的中断或消失，使松弛结膜上方的泪膜不稳定，加上多余的结膜在瞬目时机械性刺激角膜表面或睑缘，造成微小损伤，角膜结膜荧光素点状、线状染色。王晓春等研究发现结膜松弛症患者泪膜破裂时间明显短于健康对照组，结膜松弛症患者角膜荧光素染色得分明显高于健康对照组，研究证实了结膜松弛症患者眼表和泪液的改变。

为了观察结膜松弛症与溢泪的关系，张兴儒等通过对24例结膜松弛症与溢泪关系的研究，提出结膜松弛症引起溢泪的原因主要是：① 松弛结膜机械性地阻碍了泪液的流向。② 松弛的结膜直接堵塞了下泪小点开口处，使泪液排泄障碍。③ 松弛结膜刺激眼表，早期反射性引起泪液分泌亢进。新月形手术切除松弛结膜后患者溢泪明显改善。

张兴儒对结膜松弛症组与对照组各20例（40眼）的泪液学观察，结膜松弛症组与对照组Schirmer 1试验和基础Schirmer试验比较，差异均无显著意义，在基础Schirmer试验中，结膜松弛组基础泪液分泌（8.70±5.05）mm较对照组（10.45±4.19）mm少。虽然差异无显著意义，但t值1.68，已接近统计学意义。结膜松弛症泪液学改变可能是以基础泪液减少为主，但也存在反射泪液分泌增多的因素，可能是松弛结膜刺激眼表和睑缘引起反射泪液分泌增多。在临床上也观察到部分结膜松弛症患者早期出现流泪，后期不流泪，可能是后期已经耐受了松弛结膜的刺激和（或）角膜、结膜的知觉敏感度下降，使反射性泪液分泌减少和（或）反射性泌泪功能失代偿使反射泪液分泌减少。

结膜松弛症组与对照组泪膜破裂时间比较，差异有显著意义（$P < 0.05$）。可能是松弛结膜堆积在下睑缘影响泪河使泪膜形成异常，松弛结膜堆积在下睑缘也可能影响睑板腺分泌口分泌脂质，引起泪膜中脂质异常，造成泪液成分异常、泪液脂质层功能减退、泪液易蒸发、泪膜破裂时间缩短。在瞬目时，由于结膜过度松弛，上睑缘不能正常接触下睑缘，可能影响黏蛋白在眼表的分布，不能将黏蛋白正常带到眼表，黏液缺乏易影响泪膜的稳定性，引起泪膜的不稳定，BUT下降。松弛结膜堆积在眼球与下睑缘及内、外眦部之间，形成皱褶，突出于眼表曲面，影响泪液的流动和泪河的形成。结膜松弛症组泪河异常者较对照组多，差异有显著意义（$P < 0.01$）。结膜松弛症手术后与对照组比较，差异无显著意义（$P > 0.05$）。手术切除松弛结膜后泪河得到明显改善。

为了观察结膜松弛症与溢泪的关系，张兴儒等选择24例46眼结膜松弛成皱褶夹在眼球与下睑缘之间，阻碍泪河形成和（或）堵塞下泪小点开口处，造成患者溢泪的病例进行系统观察，新月形手术切除松弛结膜后患者溢泪明显改善，术后8周，患者自觉溢泪治愈者达39.1%，改善者39.1%，总有效率78.2%，室内观察溢泪治愈者78.2%，随着时间的延长，疗效提高，提出手术切除松弛结膜治疗溢泪疗效显著的论点。

三、结膜松弛症泪液排泄的改变

为了客观评估结膜松弛症对泪液排泄系统的影响，利用 ^{99m}Tc-SPECT 检查-动态观察结膜松弛症泪液排泄系统。

1. **动物实验** · 不同浓度放射核素 ^{99m}TcO$_4^-$ 滴兔眼 SPECT 显像及对球结膜损伤的安全性研究。

李青松等首先通过动物实验对21只新西兰白兔滴5 μCi/0.01 ml、10 μCi/0.01 ml、50 μCi/0.01 ml、100 μCi/0.01 ml、500 μCi/0.01 ml、1 mCi/0.01 ml 6种不同浓度核素 ^{99m}TcO$_4^-$ 进行泪道显像，并将球结膜进行光镜及电镜观察，寻求并确定了10 μCi/0.01 ml放射核素 ^{99m}TcO$_4^-$无论从显像清晰程度还是从对细胞的损害而言都是所应选择的最低安全有效浓度，可用于临床结膜松弛症泪液排泄系统的研究（图2-12）。

用5 μCi/0.01 ml、10 μCi/0.01 ml、

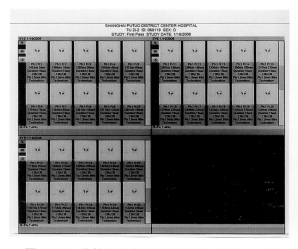

图2-12　放射性核素 ^{99m}TcO$_4^-$（10 μCi/0.01 ml）兔眼泪道显像

50 μCi/0.01 ml、100 μCi/0.01 ml、500 μCi/0.01 ml、1 mCi/0.01 ml 6种不同浓度放射性核素 $^{99m}TcO_4^-$ 滴兔眼，检测 $^{99m}TcO_4^-$ SPECT显像；并通过用泪道栓子阻塞兔眼泪小管来建立结膜松弛症泪小点阻塞的动物模型，对照分析不同浓度 $^{99m}TcO_4^-$ 滴眼兔眼球结膜光镜和电镜的组织病理学变化。

在预定的几种浓度中，用5 μCi/0.01 ml浓度放射性核素 $^{99m}TcO_4^-$ 滴于兔眼颞上方结膜，泪道显像图像模糊；10 μCi/0.01 ml浓度放射性核素 $^{99m}TcO_4^-$ 滴兔眼颞上方结膜，泪道即清晰显像。50 μCi/0.01 ml及更大浓度 $^{99m}TcO_4^-$ 兔眼泪道亦显像清晰，与10 μCi/0.01 ml浓度 $^{99m}TcO_4^-$ 显像无明显差异。

组织病理学观察10 μCi/0.01 ml浓度 $^{99m}TcO_4^-$ 的兔眼球结膜上皮细胞无损伤（图2-13，图2-14），超微电镜观察与正常兔眼球结膜上皮细胞层次结构无明显差异。但50 μCi/0.01 ml、100 μCi/0.01 ml、500 μCi/0.01 ml、1 mCi/0.01 ml浓度 $^{99m}TcO_4^-$ 对兔眼球结膜都有不同程度的损伤（图2-15～图2-18）。

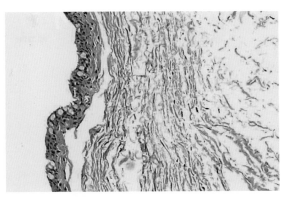

图2-13　$^{99m}TcO_4^-$（10 μCi/0.01 ml）浸润的球结膜显示局部纤维较短细，排列疏松（HE染色，×100）

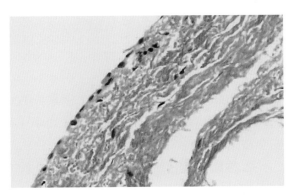

图2-14　$^{99m}TcO_4^-$（100 μCi/0.01 ml）浸润的球结膜显示上皮细胞退变脱落，排列紊乱，纤维细胞明显减少，纤维断裂呈颗粒状（HE染色，×200）

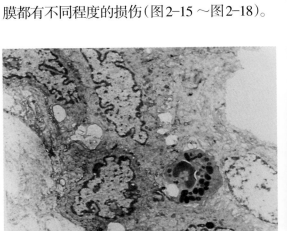

图2-15　$^{99m}TcO_4^-$（10 μCi/0.01 ml）浸润的结膜上皮细胞有4层结构，其表层可见微绒毛数量少（透射电镜，×4 800）

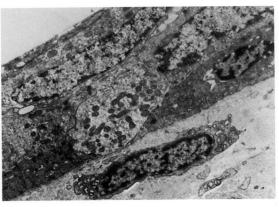

图2-16　$^{99m}TcO_4^-$（100 μCi/0.01 ml）浸润的结膜见3层复层上皮细胞，部分上皮细胞内出现网状板层样结构（透射电镜，×4 800）

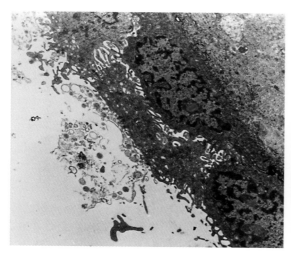

图2-17 $^{99m}TcO_4^-$(1 mCi/0.01 ml)浸润的结膜复层上皮细胞深层脱落,仅残留1~2层复层上皮细胞,细胞间隙增大,表面大量细胞碎片(透射电镜,×4 800)

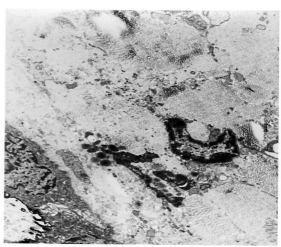

图2-18 $^{99m}TcO_4^-$(1 mCi/0.01 ml)浸润的结膜成纤维细胞大部分坏死融解,胶原原纤维密集排列(透射电镜,×4 800)

10 μCi/0.01 ml浓度放射性核素$^{99m}TcO_4^-$显像清晰,与50 μCi/0.01 ml及更大浓度$^{99m}TcO_4^-$显像清晰度无明显差异,病理学无明显改变,为用于结膜松弛症泪道显像的最低安全浓度。

2. 临床实验·结膜松弛症泪液排泄系统^{99m}Tc-SPECT动态显像临床研究。

用动物实验所得的$^{99m}TcO_4^-$的最低安全有效浓度10 μCi/0.01 ml对24例40眼结膜松弛症患者(分组每级各10眼)进行动态显像,其中16眼手术切除松弛结膜后再次SPECT显像并观察泪溢情况改善。结果显示随着结膜松弛程度的加重即分级的增加,泪液排泄时间延长即$t_{1/2}$值(median transit time)增大,Ⅲ、Ⅳ级与正常对照组$t_{1/2}$值差异有显著性($P = 0.000\ 1$),Ⅲ、Ⅳ级与Ⅰ、Ⅱ级$t_{1/2}$值之间有显著性差异。手术前与手术后$t_{1/2}$值差异有显著性($P = 0.000\ 1$)。客观地评价结膜松弛症对泪液排出的影响。客观地证实了结膜松弛症患者泪液排泄延缓,并且随着病情的严重程度即分级的增加,患者泪液排泄时间延长即$t_{1/2}$值增大,放射性核素$^{99m}TcO_4^-$最低安全浓度10 μCi/0.01 ml眼泪道显像可进行临床辅助诊断。结膜松弛症患者手术后^{99m}Tc-SPECT示泪液排泄恢复正常,可作为Ⅲ、Ⅳ级结膜松弛症患者手术疗效的评估方法(图2-19)。

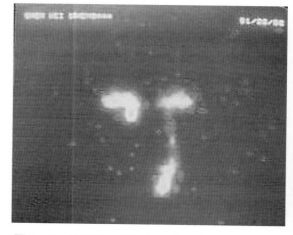

图2-19 结膜松弛症患者检查中睑裂外泪液溢出

  张兴儒等通过 $^{99m}TcO_4^-$ 动态显像观察结膜松弛症对泪液排出的影响,结果显示结膜松弛症组 $t_{1/2}$ 值(292±198)明显大于对照组(110±38),差异有显著性($t=3.58$,$P<0.01$)。结膜松弛症组手术后 $t_{1/2}$ 值(245±115)s较术前明显缩短(356±189)s,差异具有非常显著性。结膜松弛症时泪液排泄系统功能不全,泪液排泄延缓,手术切除松弛结膜后解除了对泪液排泄系统的影响。结膜松弛症患者松弛结膜堵塞下泪小点时下泪小点不显影,但上泪小点、泪囊显影,说明上泪小点仍然有排泄功能,上、下泪小管功能存在协同作用,故我们常见泪液分泌正常的部分下泪小管堵塞的患者平时无泪溢现象(图2-20 ～图2-23)。

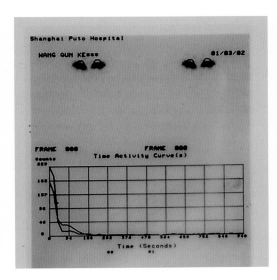

图2-20 正常泪道显像情况

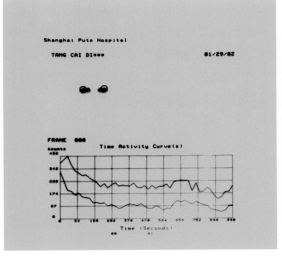

图2-21 左眼Ⅱ右眼Ⅲ结膜松弛症泪道显像情况

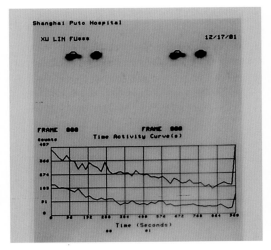

图2-22 左眼Ⅲ级右眼Ⅳ级结膜松弛症泪道显像情况

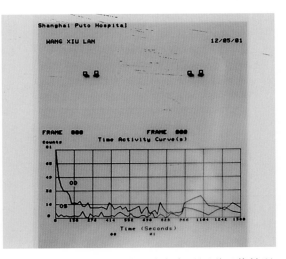

图2-23 右眼Ⅲ级结膜松弛症术后泪道显像情况

相对客观地证实了结膜松弛症中泪液排泄系统功能不全,泪液排泄延缓。手术切除松弛结膜后解除了对泪液排泄系统的影响,患者的泪溢症状显著改善,室内观察溢泪改善,裂隙灯荧光素滴眼摄影动态观察泪河流动也支持上述结果。

从核医学角度客观证实结膜松弛症患者的发病机理主要为松弛结膜阻塞泪小点,造成泪液排泄障碍,影响泪液流动。

胡琳君等用$^{99m}TcO_4^-$动态SPECT显像研究结膜松弛症与对照组各8例(16只眼),结膜松弛症组按新月形切除松弛结膜,比较两组患者$t_{1/2}$值和结膜松弛症组手术前后的$t_{1/2}$值。结膜松弛症组$t_{1/2}$值(290±187)s明显大于对照组$t_{1/2}$值(122±43)s,差异有统计学意义($P<0.01$)。结膜松弛症组手术后$t_{1/2}$值(206±103)s较手术前(290±187)s明显缩短,差异具有统计学意义($P<0.01$)。这是一种在泪液排泄系统生理状态下的非侵害性检查方法,可显示泪液排泄系统何处有延缓淤积现象,能够提供定量分析指标,利用^{99m}Tc-SPECT检查进行临床诊断和手术疗效的评价,相对客观地证实了结膜松弛症中泪液排泄系统功能不全、泪液排泄延缓。

三、眼睑的神经

眼睑的感觉由第V对脑神经支配(三叉神经第一支和第二支),分别司上睑和下睑的感觉。

眼睑由三种神经支配,包括运动神经、感觉神经和交感神经。

1. 运动神经·① 面神经的分支(颞支和颧支)支配眼轮匝肌,司眼睑闭合。② 动眼神经的分支(上支)支配提上睑肌,司上睑的提升。

2. 感觉神经·① 眼神经:由此支发出的泪腺神经,司外眦附近感觉;眶上神经为上睑的主要感觉神经。滑车上、下神经支配内眦部上下睑。② 上颌神经(三叉神经的第二支):由此支发出的眶下神经,是主要的下睑感觉神经。

3. 交感神经·来自颈交感神经的分支,主要支配Müller肌,并分布于血管及皮肤腺体。

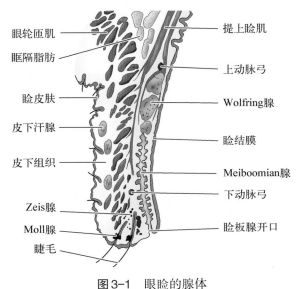

图3-1 眼睑的腺体

四、眼睑的腺体

眼睑内主要含有7种腺体,如图3-1所示。

1. 睑板腺·全身最大的皮脂腺是睑板腺(麦本腺,Meibomian腺,gland of Meibomian),与睑缘垂直排列,各腺都单独开口于眼睑缘。

埋藏于上下睑板之中,开口于睑缘后唇,分泌类脂质,参与构成泪膜成分,脂质成分可防止泪液过度蒸发,即保持眼球湿润的"加油站"之一。

2. 皮脂腺·皮脂腺(蔡司腺,Zeis腺,gland of Zeis)是开口于睫毛的小皮脂腺,罕见的皮脂腺癌(sebaceous carcinoma),常由眼睑麦氏(Meibomian)腺和蔡司(Zeis)腺发生,75%发生于上眼睑。

3. 变态汗腺·变态汗腺(莫尔腺,Moll腺,gland of Moll)是睑缘处腺腔较大的汗腺。

4. 皮肤汗腺·又称皮下汗腺,参与排泄、蒸发体内水分。

5. Wolfring腺·又称吴尔弗林腺(Wolfring腺,gland of Wolfring),是副泪腺之一。

6. Ciaccio腺·又称恰乔腺(gland of Ciaccio),是副泪腺之一,属于外分泌腺。

副泪腺(Wolfring腺和Ciaccio腺)位于睑板上缘,睑板腺末端,开口于穹窿部结膜。

7. Krause腺·又称克劳泽腺（gland of Krause），是副泪腺之一。Krause腺位于上穹窿部及下穹窿部结膜固有层的深部，开口于穹窿部结膜。

8. 睑结膜腺·又称汉勒腺（Henle腺，gland of Henle），是副泪腺之一。Henle腺位于睑结膜内，主要分布于睑结膜上缘，实为结膜皱褶，上覆上皮。睑板腺分泌的物质参与了泪膜组成部分，即表面的脂质层的构成。

9. 杯状细胞·单细胞黏液腺。

五、眼睑的血液回流特点

1. 浅部和深部动脉血管丛·是供应眼睑血液的主力。睑缘动脉弓和睑板上缘处的周围动脉弓（较小）均由颈外动脉的面动脉支与颈内动脉的眼动脉分支两支动脉组成。

2. 眼睑静脉血回流途径·眼睑静脉回流系统是不规则的弓形回流系统。浅部（睑板前）回流到颈内和颈外静脉，深部汇入海绵窦。

3. 睑部静脉没有静脉瓣·所以眼睑局部化脓性炎症容易蔓延至海绵窦，导致严重的后果，如眶蜂窝织炎。

六、眼睑的淋巴管

可分为内（深）、外（浅）两组引流系统。下睑内侧2/3和上睑内侧1/3由内侧淋巴组引流汇入颌下淋巴结；上下睑的共同部分则分深浅两组，分别由外侧淋巴组引流汇入耳前淋巴结和腮腺淋巴结。

七、眼睑的皮肤

全身皮肤最薄的部位。

有5条眼睑皱襞（皮沟、皮皱襞）：眶睑沟、上睑皱襞、下睑皱襞、鼻颧皱襞、颧骨皱襞，如图3-2～图3-5所示。颧骨皱襞随着年龄增大而显著。后4条眼睑皱襞为手术时重要解剖部位的标志。

1. 眶睑沟·又称睑沟、睑眶沟，位于眶上缘下方。不同年龄和人种，其明显度不一致。上眼眶骨缘凸显者明显，如老年人、白种人。

2. 上睑皱襞·又称上睑沟，俗称重睑。上睑皱襞是区别双重睑（双眼皮）与单重睑（单眼皮）的显著标志。若上睑皱襞明显可见，则称为双重睑（双眼皮）；若上睑皱襞不明显可见，则称为单重睑（单眼皮）。该皱襞线最高处位于中央偏内，高度因人而异，国人上睑皱襞高度通常4～5 mm，低者2～3 mm，高者7～8 mm。提上睑肌肌腱纤维附着于皱襞以下的眼睑皮肤，开睑时这部分的皮肤与睑板受到牵拉而向上方提举，皱襞以上有皮肤悬于其前，互成折叠，出现重睑。

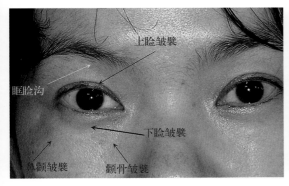

图3-2　36岁女性眼睑皱襞

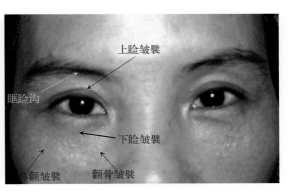

图3-3　53岁女性眼睑皱襞

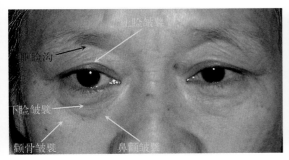

图3-4　73岁女性眼睑皱襞

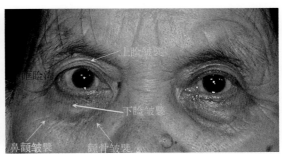

图3-5　83岁女性眼睑皱襞

3. 下睑皱襞·相当于下睑板的下缘，在下睑缘之下3～4 mm，一般不如上睑皱襞明显。

4. 鼻颧皱襞·又称鼻翼沟，相当于眼轮匝肌与上唇四头肌之交界处，为颜面动静脉进入内眦-眦角动静脉行径的标志。

5. 颧骨皱襞·又称颧沟，为眶下缘之部位，年老者较明显，如图3-4～图3-5所示。

八、眼睑的功能

眼睑是眼球暴露部分的保护结构，其功能包括：

1. 保护眼球·① 屏障作用：睡眠时闭眼，减少外界对神经系统的刺激，防止泪液蒸发。② 瞬目反射：保护敏感的眼组织，任何有害于眼的刺激立即引起眼睑闭合。③ 稳定泪膜：分泌脂质体，构成泪膜的表层。④ 闭眼运动：分布泪液，使之形成均匀一致的泪膜，覆盖于角膜和结膜表面。

2. 外貌美容象征·眼睑大小宽窄、重睑与否、睫毛长短弯曲等都是评价美貌指标之一。

3. 病情告示窗·睑水肿、睑下垂、"熊猫眼"、睑内翻、睑外翻、睑肿瘤等。

正常人双眼平视时上睑缘位于角膜上缘下2 mm以内，下睑缘位于角膜下缘。睑结膜与睑皮肤相交接之处（移行带、交界处）呈灰白色线条，称为睑缘灰线（或缘间线）。灰线

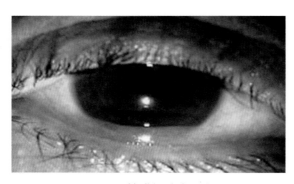

图3-6 结膜松弛症 Ⅲ级

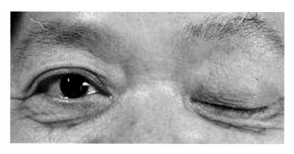

图3-7 糖尿病性上睑下垂

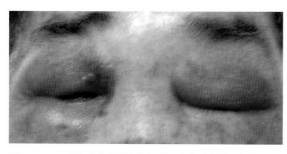

图3-8 双眼无痛性眼睑红肿,(鼻腔)非霍奇金恶性淋巴瘤(T细胞性)

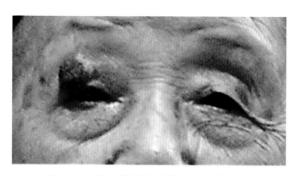

图3-9 睑皮样瘤伴感染,老年性上睑松弛,睑裂狭小

是区分前、后睑缘的手术标志线。

睑缘以灰线为界,分为钝圆的前唇(前缘)与直角的后唇(后缘)。睑缘宽约2 mm,表面光滑,结构致密。睑缘前唇前至眼睑皮肤为界,后至灰线为界;睑缘后唇前到灰线为界,后至睑结膜为界。

睑裂就是上睑缘与下睑缘之间的裂隙宽度,内外眦之间距离为睑裂长度。睑裂宽度随着眼睑闭合而变化,也可由于病变而比正常开大与缩小。如Grave眼病患者睑裂可以增大;眼睑、眼眶炎症患者睑裂可以缩小,睑裂长度除外伤、手术以外,一般无变化。平视时,睑裂宽度为7～10 mm,平均8 mm;长度为26～30 mm,平均28 mm。

九、眼睑的临床意义

1. 眼睑与睑缘位置变异·如图3-6所示,下睑缘肌张力增高,皮肤张力减弱,结膜弹力下降,导致结膜松弛,泪液外溢,也就是河床高起,河水容易外溢。

糖尿病性上睑下垂以及各种原因所致的上睑下垂,均使睑裂缩小或消失。如图3-7所示。

非霍奇金淋巴瘤、睑皮肤松弛造成假性上睑下垂,严重者可影响视力。如图3-8～图3-10所示。

颜面部遭受化学伤后遗症的眼睑外翻、先天性或后天性各种原因所致的眼睑缺损,或Graves眼病等导致睑裂增大、眼睑闭合不全、暴露性角膜炎,严重者可致角膜穿孔。另外,眼睑内翻、倒睫等都会改变面貌。如图3-11所示。

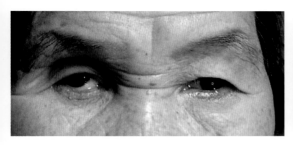

图3-10　义眼所致眼睑塌陷,老年性
上睑松弛,睑裂狭小

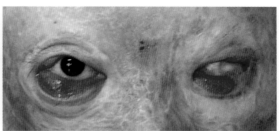

图3-11　化学性眼睑外翻

2. 肌层病变·睑部眼轮匝肌瞬目减少或消失、睑闭合不全、防御反射消失,见于干眼、兔眼。

• 眶部眼轮匝肌→不能紧闭眼睑→兔眼。

• 泪囊部眼轮匝肌(Horner肌)→泪溢。

• Riolan肌→干眼症。

• 提睑上肌→上睑下垂。

• Müller肌→不能瞪眼,表情淡漠。

3. 腺体病变

• 睑板腺(Meibomian腺)→睑板腺囊肿,睑板腺炎(内睑腺炎),干眼症。

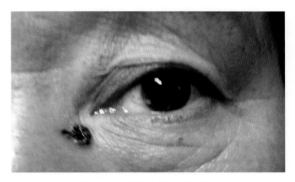

图3-12　眼睑基底细胞癌

• 皮脂腺(Zeis腺)→外睑腺炎。

• 变态汗腺(Moll腺):Moll腺囊肿。

4. 血供病变·眼睑水肿。

5. 淋巴回流问题·如图3-8所示非霍奇金淋巴癌,造成淋巴回流障碍而致眼睑肿胀。

6. 支配神经病变·重症肌无力,上睑下垂等。

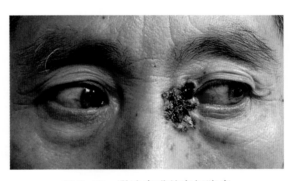

图3-13　眼睑内眦基底细胞癌

7. 皮肤病变·眼睑基底细胞癌,如图3-12、图3-13所示。良性病变常见于睑皮肤疱疹、睑黑色素痣、睑表皮样囊肿、睑板腺囊肿、乳头状瘤、基底细胞乳头状瘤、毛细血管瘤、黄色瘤、毛囊瘤、骨瘤等。恶性病变常见于基底细胞癌、睑板腺癌、鳞状细胞癌、黑色素瘤、恶性淋巴瘤、原位癌、横纹肌肉瘤、乳头状瘤恶变、恶性组织细胞增生症、软骨肉瘤、Wegener肉芽肿等。

第二节　睑缘张力改变及相关疾病的研究进展

物理学上，张力被认为是一种与物体伸展有关的牵拉力。在睑缘部位，由于眼轮匝肌的收缩，睑缘及眼睑皮肤被向两侧牵拉，即产生了睑缘的张力。对睑缘张力和眼表关系的研究最早可以追溯到1896年，Snellen发现下睑缘张力改变所产生的对眼表的压力的改变，可以对角膜形态带来细微改变和引起角膜散光。Collins等观察患者向下注视不同角度时的角膜地形图，发现在特定区域会发生明显的角膜地形图改变。向下注视的角度越大，改变越显著。同样的现象在Shaw等的实验中也得到证实，正常眼向下注视时角膜地形图峰谷值（peak to valley value，P-V）有显著变化，他们认为变化源于向下注视时睑缘对角膜所施加的压力，下睑缘所起的作用显著大于上睑缘。另外，还有文献推测眼睑张力的增加可能使硬性角膜接触镜发生弯曲变形。除了对角膜的影响外，睑缘张力的改变与眼睑肌肉、皮肤及结膜的关系也相当密切。

一、睑缘张力的测量探索

Vihlen和Wilson于1982年首次提出相对可行的估测睑缘张力的方法，他们使用睫毛夹钳夹患者睑缘睫毛并向外水平拉拽睫毛，分别使用力学传感器（force transducer）和位移传感器（displacement transducer）测量拉拽的力量和睑缘拉出的位移，并计算睑缘张力（单位g/mm）。Ehrmann等对该设备做了进一步优化，他们的装置配有水平和垂直两个连接计算机的步进马达，睫毛夹和力学传感器都连接于步进马达上，整个设备配有相应的计算机数据采集、描点绘图系统。在测量方法上他们选择一个固定的拉拽睫毛的距离，采集每次测量的力学数据，最后计算睑缘张力（单位：mN/mm），利用该方法测定了4名高加索人和4名亚洲人的上睑缘张力（表3-1）。从基本原理上来说，这种拉拽睫毛测量拉拽距离和拉拽力量计算睑缘张力的方法是有一定依据的，其优势在于精确可控的步进马达的引入使整个测量过程处在一个稳定可靠的环境中。但在实际操作中，这种方法忽略了每个被测眼睑皮肤紧张度和弹性所存在的差异，可能影响测试结果。同时，由于睑缘张力的绝大部分是由于眼轮匝肌收缩使睑缘被牵拉向两侧，各切向力的合力是朝向眼内的，向外牵拉睑缘可能抵消了一部分合力，可能造成测量结果与实际结果间存在差异。另外，所测数据与拉拽睫毛的位置、粗细等属性有关，同时，机械地拉拽睫毛的过程可能对被测量者带来不适甚至创伤。

表3-1　Ehrmann等对8名受试者双眼上睑张力3次测量平均值结果（单位：mN/mm）

组　别	受试者	性　别	右　眼		左　眼	
			均　值	标 准 差	均　值	标 准 差
高加索人	1	男	19.9	1.3	17.7	1.1
	2	男	35.5	4.9	23.1	6.2
	3	男	15.8	2.9	11.7	2.5
	4	女	21.9	1.9	17.9	1.8
亚 洲 人	5	男	10.7	0.8	14.5	0.9
	6	男	13.9	3.2	23.0	7.5
	7	男	21.9	1.6	15.8	1.3
	8	女	23.5	4.7	22.5	4.9

　　Shaw等首次利用极薄的压阻式压力感应器（piezoresistive pressure sensor）配合硬性角膜接触镜测量了上睑缘对眼表的压强（图3-14）。他们利用一种特制的中央平坦的角

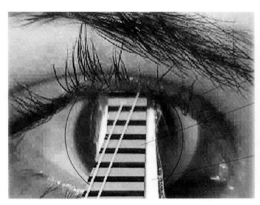
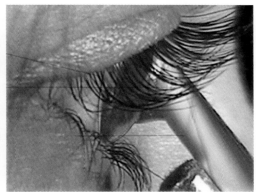

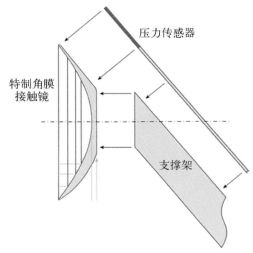

图3-14　Shaw等测量上睑对眼表压强示意图

膜接触镜作为支架和底座将压力感应器紧贴眼睑和接触镜表面,由压力传感器传递至计算机系统,用软件记录测量结果(单位:mmHg)。该研究通过对11名受试者(11眼)眼睑与眼表接触面(接触面平均长度为0.6±0.16 mm)压强测量,认为较为可信的上睑对眼表压力为8.0±3.4 mmHg。这种方法虽然没有直接测量出睑缘的张力,但睑缘对眼表的压力可以认为是由睑缘张力所产生的结果。所以用睑缘压力间接反映睑缘张力是具有一定客观性、科学性的,且整个测量过程同样也是稳定可靠的。

当然该方法仍存在一定欠缺:① 由于压力感应器是坚硬固体材质,所以必须应用硬性角膜接触镜作为支架,角膜接触镜的厚度可能影响测量结果的准确性。② 该方法测量上睑缘压力时,可以在硬性角膜接触镜中央平坦部位安装支撑梁,使测量过程稳定。但因为解剖的原因,下睑缘几乎很少甚至不覆盖角膜,在测量下睑缘压力时则没有理想的支撑装置,所以该方法对测量下睑缘压力存在不确定性。

Fu等设计了一种新型简易的睑缘压力测量仪,该仪器由精密数字压力表、液压引压导管、调节导管、手柄、医用乳胶压强探头、调节针筒和底座组成。压力表、引压管道、手柄和探头组成一个充满液体、完全密闭的测量体,将软质的医用乳胶作为探头,置于被测眼睑与眼表之间,利用液压传导的原理将眼睑对眼表的压力传导至内置压阻式压力感应器的精密数字压力表并显示最终读数(图3-15)。由两名测量者分别应用该设备,对20名年龄20~39周岁睑缘完全正常被测者(20眼)下睑缘压力测量,均值分别为(445.28±121.17)Pa和(458.65±127.15)Pa(表3-2),组内相关系数(ICC)0.965,体现了很好的测量一致性。由于使用软性探头,无须增加任何眼表支撑,该设备可以测量上、下睑缘压力,且设计简单易用,测量重复性好(图3-16)。

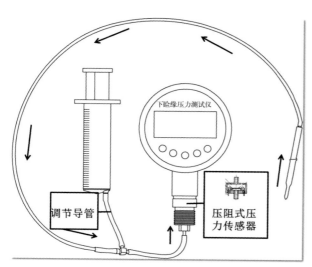
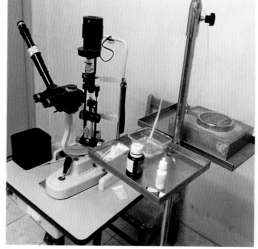

图3-15 睑缘压力测量仪示意图及实物图

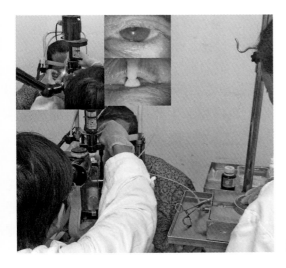

图3-16 Fu等测量下睑对眼表压强示意图

表3-2 两名测量者对20名被测者下睑缘压力测量结果（Pa）

编 号	性 别	测 量 者1	测 量 者2
1	F	261.33	272.00
2	F	324.00	367.67
3	F	366.00	357.67
4	F	455.33	446.67
5	F	392.67	398.67
6	M	350.00	366.33
7	F	439.67	436.67
8	M	246.67	241.67
9	F	512.67	598.67
10	F	244.00	246.33
11	F	520.00	557.00
12	M	572.67	665.00
13	M	551.33	558.67
14	F	506.67	529.00
15	M	453.00	479.67
16	F	473.00	466.67
17	F	711.00	666.33
18	F	526.33	547.33
19	M	558.33	553.33
20	F	441.00	417.67
$\overline{X} \pm SD$		445.28 ± 121.17	458.65 ± 127.15

二、睑缘张力改变的相关疾病

（一）睑缘张力增高相关疾病

1. 眼睑痉挛·眼睑痉挛（blepharospasm）是局部肌张力障碍的一种亚型，是以无意识的痉挛性眼睑闭合为特征的疾病，通常临床诊断的眼睑痉挛主要是良性特发性眼睑痉挛（benign essential blepharospasm, BEB）。本病多发于女性，绝大多数患者在50岁以后发病，双眼多见，病因尚不明确。

Horovitz等通过对14名BEB患者及14名正常人的头颅磁共振弥散成像（DW-MRI）及基于像素的形态测量学（voxel-based morphometry, VBM）结果进行对比后发现，BEB患者初级感觉运动区与前部扣带回的灰质容量明显减少，并推测其与不自主的眼睑闭合和眼睑异常感觉有关。还有研究认为本病与定位于9号染色体的显性致病基因DYT1有关，具有遗传学特征。由于长期肌肉痉挛，睑缘张力增高，眼表泪膜稳定性被破坏，干眼症在本病患者中较为普遍。Martino等通过1项多中心研究对165名眼睑痉挛患者进行问卷调查和眼科检查，发现眼干、畏光等眼表症状与眼睑痉挛有密切的相关性。Van Bijsterveld等则认为眼干及眼表刺激症状通过增加三叉神经的敏感性对BEB的发生起到一定促进作用。

在治疗方面，A型肉毒杆菌毒素（botulinum toxin type A, BoNTA）局部注射是治疗眼睑痉挛的首选治疗方案。2005年，一种新型A型肉毒杆菌毒素Xeomin®（merz pharmaceuticals, germany）开始应用于眼睑痉挛的治疗。该药计量与传统的Botox®（allergen inc, USA）可以1 ： 1换算。初次用药者推荐初始计量2.5 ~ 5 U/注射部位，平均33 U/眼，最大治疗计量为50 U/眼。药物一般注射后4天起效，4 ~ 6周达到高峰，药效可维持3 ~ 4个月。Benecke和Roggenkamper等的研究证实了其与Botox®在疗效上没有显著差异。

而Wabbels等的一项65人（63人完成，其中31人应用Botox®，32人应用Xeomin®）随机双盲平行对照实验表明，两种药物在药效持续时间及安全性方面也无明显差异。而Xeomin®的优势在于其具有更高的纯度，祛除一切多余菌群和蛋白质，也不包含其他类型的神经毒素，减少了诱发全身免疫反应的机会。且Xeomin®制剂是目前唯一能够常温有效保存3年的肉毒杆菌毒素制剂。目前眼睑痉挛的手术治疗已经很少应用，在以下情况可以考虑进行眼周全眼肌切除术或改良切除术：① 与眼睑痉挛相关的开睑失用（apraxia of eyelid opening, ALO）患者；② 与眼睑痉挛相关的眼睑畸形患者；③ 局部注射A型肉毒杆菌毒素无效患者；④ 拒绝或无法应用A型肉毒杆菌毒素患者。

中医学认为眼睑痉挛为气血不足，日久肝风内动，风邪乘虚侵入胞睑所致，称"胞轮振跳"。近年来多项国内研究表明，于攒竹、太阳、足三里、三阴交局部穴位行数疗程针刺治疗，对改善患者胞睑痉挛症状有一定作用，但并没有能够取代西医药物治疗的有效手段的报道。

2. 结膜松弛症·结膜松弛症（conjunctivochalasis）是一种常见的眼表疾病，多发于老年人。其主要是由于球结膜变薄、弹性下降、过度松弛，堆积在眼球与睑缘内外眦部之间，引起眼表泪液学异常并伴有眼干、泪溢及异物感等眼部不适症状。

严雅静等和周欢明等的两项研究通过对已确诊的结膜松弛症患眼下睑缘类型及位置进行观察，发现存在下睑缘向眼球方向卷曲，即下睑缘内翻或内倾（45.1%）以及下睑位于角膜缘上（52.86%）解剖结构的人群在结膜松弛症患者中的构成比更高，此类结膜松弛症患者在下方球结膜往往可观察到明显的推压痕迹。故由此推测下睑缘张力增高是结膜松弛症的重要诱因及发病机制。

与此同时，Murube对44例结膜松弛症患者进行观察，发现存在球结膜淋巴管扩张的患眼占所有患眼的88.6%。Watanabe等通过对结膜淋巴管扩张组织病理学研究，认为造成球结膜淋巴管扩张的主要原因是下睑缘对球结膜的过度机械压迫造成局部结膜淋巴管道阻塞。张兴儒等则进一步利用前节相干光断层成像术（AS-OCT）结合组织病理学观察，对结膜松弛症患眼球结膜淋巴管扩张情况进一步研究，发现结膜松弛症患眼球结膜淋巴管扩张的发生率随着结膜松弛症分级的增高（Zhang等的结膜松弛症诊断分级标准）而增加。并认为结膜松弛症的发生发展可能与下睑缘高张力所致球结膜淋巴管扩张有一定关系。Ⅰ～Ⅱ级无症状的结膜松弛症往往不需要特殊治疗，若存在明显眼表症状则可局部应用人工泪液以缓解症状。Ⅲ～Ⅳ级结膜松弛症需要手术治疗，Zhang等通过对22名结膜松弛症患眼（共32眼）行电凝治疗，并与传统结膜新月形切除术进行对比，发现电凝治疗能够在更短的时间内缓解患者症状，且治疗时间明显短于传统手术。是一种较为理想的结膜松弛症治疗方法。

3. 睑内翻·睑内翻为引起眼睑张力增高最常见的疾病，按病因可分为非随意性（老年性、痉挛性）睑内翻、瘢痕性睑内翻和先天性睑内翻等。睑缘内翻，睫毛倒向眼表，角膜上皮脱落，继发感染可致角膜炎、角膜溃疡。晚期新生血管长入角膜可致失明。本病主要治疗方法为手术牵拉固定眼睑或切除部分眼轮匝肌纤维降低睑缘张力。先天性睑内翻在儿童鼻梁未完全发育前，若无严重角膜刺激无须急于手术。

（二）睑缘张力减低相关疾病

1. 眼睑松弛·眼睑松弛并不是单一疾病，而是一组较为少见的临床综合征。包括眼睑皮肤松弛综合征、老年性眼睑皮肤松弛综合征、松弛眼睑综合征及睑松弛综合征等。

（1）眼睑皮肤松弛综合征（blepharochalasis syndrome）：是一种以间断发作的无痛性眼睑水肿并最终导致眼睑及眶周皮肤萎缩、褶皱松弛为主要特征的临床综合征，临床较为少见，青少年患者居多，上睑发病明显多于下睑，单侧发病较多。其最主要危害在于疾病后期眼睑皮肤由于反复水肿变薄、组织破坏而出现的眼眶脂肪脱垂、泪腺脱垂、眼睑退缩或外翻等并发症。该病目前病因不明，最新研究认为可能与眼睑弹性蛋白分解、IgA沉积及局部炎症反应有关。

（2）老年性眼睑皮肤松弛综合征（dermatochalasis）：本病的主要特征为眼睑皮肤松弛下坠超过睑缘甚至覆盖眼表，影响视力。本病为年龄相关性，多发生于老年，发病原因主要是眼睑组织胶原退变，过量的脂肪组织和肿胀的眼轮匝肌堆积于眼睑及重力作用等。

（3）松弛眼睑综合征（floppy eyelid syndrome, FES）和睑松弛综合征（lax eyelid syndrome, LES）：FES多见于肥胖的中年男性，其主要特点为上眼睑不自主地松弛外翻，多于睡眠时发生，晨起时最重且患者习惯睡眠一侧症状更明显。睑外翻导致眼表长期暴露，故多伴有眼红、眼干、异物感、眼表刺激症状及眼睑肿胀、慢性乳头状结膜炎等。Culbertson等在对60名本病患者观察后，发现71%患有角膜疾病，其中几乎所有患者都能发现浅层点状角膜炎，10%的患者确诊为圆锥角膜。另外，本病患者往往合并有睡眠呼吸暂停综合征（obstructive sleep apnea, OSA），McNab在50名FES患者中，发现48名患者具有睡眠呼吸暂停症状，16名患者确诊为OSA。而经过持续气道正压通气或手术治疗后，患者眼表症状及结膜炎均有不同程度改善。而LES的临床症状与FES较为相近，但几乎可发生于任何年龄、任何体型的人群，男女均可发病，且一般不合并全身及系统性疾病。

目前眼睑松弛的治疗方法并没有统一认识，无论何种临床综合征，对全身或局部药物治疗均不敏感。通过手术恢复并加固睑缘及眼睑张力，同时积极处理并发症仍然是最有效的治疗手段。

2. 睑外翻·睑外翻由于眼睑离开眼表，向外翻转，故多存在睑缘张力减低。本病根据病因可分为瘢痕性、老年性、先天性、麻痹性、机械性等。轻度睑外翻因泪小点离开眼表，失去收集泪液功能而出现泪溢。重度睑外翻因眼睑闭合不全出现角膜干燥、上皮脱落、暴露性角膜炎、角膜溃疡等，严重影响视力。利用电热疗法收缩睑结膜面胶原纤维对矫正轻度睑外翻有一定疗效。V-Y成形或Z字成形术适用于老年性、瘢痕性睑外翻。严重睑外翻需行自体皮瓣移植术。对于不可逆的麻痹性睑外翻，应予睑缘缝合手术复位眼睑。

睑缘张力改变及其相关疾病在眼科日常工作中较为常见，但其诊断、分级分期、治疗及疗效评估往往完全依赖于临床医师的主观判断和患者的主观感受，特别是对手术效果的评价缺乏客观依据。睑缘张力值作为一个客观指标，若能被准确测量，势必将大大提高相关疾病的诊治水平。

第三节　结膜松弛症睑缘相关研究进展

结膜松弛症（conjunctivochalasis）是一种常见的眼表疾病，多发于老年人。其主要是由于球结膜变薄、弹性下降、过度松弛，堆积在眼球与睑缘内外眦部之间，引起眼表泪液学异常并伴有眼干、泪溢及异物感等眼部不适症状。

一、下睑缘张力增高

老年人眼表泪液环境随着年龄增高会出现协调平衡性方面的变化：泪液分泌相对减少，眼睑松弛下垂，眼轮匝肌肌力下降，下睑缘及下泪小点呈外倾或轻度外翻状态，泪湖区泪阜肥大、结膜松弛，泪小管虹吸力下降，泪液排泄减少，不会出现明显的多泪或少泪症状和体征。虽然老年人球结膜变薄、弹性下降、结膜下组织萎缩，结膜与筋膜及巩膜的黏结下降，但是下睑缘对球结膜推压力减少，轻度松弛的球结膜常堆积在下穹隆部，不会造成松弛球结膜过度堆积在眼球与下睑缘之间而引起眼表泪液异常。

而极少部分老年人眼部变化不协调，眼睑皮肤松弛，弹性下降，张力减弱，下睑板下缘失去正常组织的支持，眼轮匝肌的肌肉纤维束向上卷缩，睑缘处肌力增强、张力增大，下睑缘内倾或轻度内翻，对球结膜的推压力增大，在眼球运动、瞬目或闭眼时下睑缘仍然向上推压已经过度变薄、弹性下降、张力减低、与其下方组织结合疏松的球结膜，松弛结膜就会明显堆积在下睑缘和内、外眦部之间，形成皱褶，突出于眼表曲面，引起眼表泪液学异常。

李青松调查离休干部278例（556眼）平均81.05岁，下睑缘内翻型、内倾型结膜松弛症患病率比正常型要高。严雅静等调查241例（479眼）结膜松弛症患者，下睑缘内翻型71眼（14.8%），下睑缘内倾型145眼（30.3%），两者相加共216眼（45.1%）。下睑缘张力高，结膜松弛症发生率高。但下睑缘正常型229眼（47.8%），下睑缘外倾型32眼（6.7%），下睑缘外翻型2眼（0.4%）。说明结膜松弛症发生是多因素的，睑缘张力高可能是结膜松弛症易发因子之一。周欢明等调查的118例（227眼）结膜松弛症中，发现角膜缘上型120眼（52.86%），角膜缘型91眼（40.09%），在角膜缘上型和角膜缘型的结膜松弛症中，鼻侧＋颞侧型的松弛部位分别占61.67%和28.57%。在227眼中下睑缘张力正常型占189眼（83.26%），下睑缘张力内倾型26眼（11.45%），其中鼻侧＋颞侧型松弛部位的结膜松弛症分别占44.97%和53.85%，提示下睑缘张力增高，结膜松弛症的发病率明显增高，而且鼻侧＋颞侧部位同时发生的结膜松弛的发生率也高于其他部位。这与下睑缘张力增高容易引起结膜松弛，而内外眦部的结膜囊浅，松弛结膜更易堆积，症状更早出现且更加明显有关（图3-17）。

傅东红等对无锡市滨湖区50岁及以上人群结膜松弛症进行的流行病学调查发

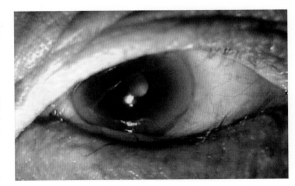

图3-17 下睑缘高张力型结膜松弛症

现，受检者随着年龄增大，CCh患病率逐渐增高。CCh眼下睑缘位置最多见为角膜缘上型，为980眼，占58.79％。对患眼的下睑缘张力进行分类，发现正常型1 378眼，占82.66％，而内翻型和内倾型者占11.64％，高于外倾型和外翻型的5.76％，提示下睑缘张力增高，结膜松弛症的发病率明显增高，而且位于鼻侧＋颞侧部位同时发生的结膜松弛的发生率也高于其他部位。这与下睑缘张力增高容易引起结膜松弛、内外眦部的结膜囊浅、松弛结膜更易堆积、症状更早出现且更加明显有关。

张兴儒等报道下睑缘张力减弱术减弱下睑缘对球结膜推压力，治疗对主要由下睑缘张力过高所引起的结膜松弛症有效。眼轮匝肌移位缩短术切除下睑松弛、多余的皮肤，增强了下眼睑皮肤的组织张力，通过眼轮匝肌移位缩短，加强睑板下缘紧贴眼球的力量，使下睑缘适度外倾，减少下睑缘对球结膜推压力，减压后的松弛结膜不再堆积在下睑缘上，逐渐复原，部分松弛结膜堆积在下穹隆部，不会影响泪河的形成、泪液的流动。患者眼表不适等症状消失，在下睑缘上见不到松弛结膜皱褶，泪河恢复正常，BUT时间较手术前延长。手术后6个月有效率达66.6％。也进一步佐证下睑缘张力高是结膜松弛症发生的因素。

二、眼球运动及睑板腺功能障碍

Braunschweig指出结膜松弛症发生原因与眼球运动有关，眼球转动可能导致结膜的位移和松弛。眼球贝尔现象可能导致下部结膜向上过度位移，造成松弛球结膜堆积在眼球与下睑缘及内、外眦部之间，形成皱褶（图3-18）。睑板腺功能障碍可能与结膜松弛症的发生有关。

张兴儒等观察CCh患者100例（200眼），同时利用非接触红外线睑板腺照相系统进行睑板腺检查（图3-19～图3-23）。CCh患者中伴有睑板腺功能障碍46例，占46％。46例异常睑板腺分泌物涂片检查发现，26眼分泌物涂片除脂质外，还含有上皮

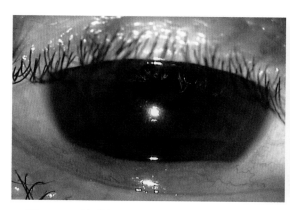

图3-18　结膜松弛堆积在眼球与下睑缘之间

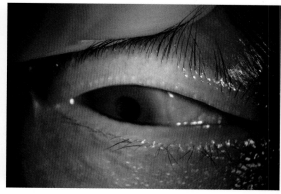

图3-19　裂隙灯正常光下睑板腺开口分泌物阻塞

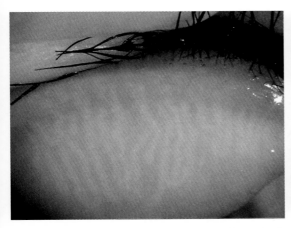

图3-20　裂隙灯红外线下可见正常睑板腺上睑板腺管条形排列,分布均匀,无腺管扩张及缺失

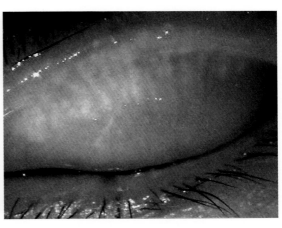

图3-21　裂隙灯红外线下可见MGD上睑板腺管1/2缺失

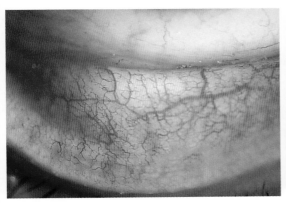

图3-22　裂隙灯红外线下可见睑板腺管排列均匀,睑板腺管与开口相连、通畅

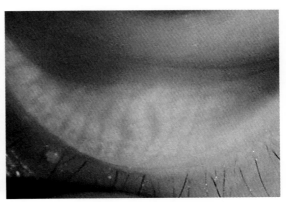

图3-23　裂隙灯红外线下可见MGD下睑板腺管变短、部分缺失

细胞、正在凋亡的细胞和大量的细胞碎屑及少许炎症细胞,7例奶黄样分泌物涂片发现大量中性粒细胞和少量上皮细胞。研究提示了睑板腺功能障碍和CCh两者间存在一定的关系。

　　眼表、泪液、眼睑和它们之间的神经连接由于其密切的解剖和功能联系构成一个团队功能单位,共同发挥维持眼表泪液健康平衡的作用,任何一个环节的损害均可引起眼表泪液学的异常。眼表和睑缘的异常可导致泪膜完整性和功能的破坏;泪膜的持续异常又可损伤眼表,也影响眼表的正常修复或防御机制,三者相互依赖,相互依存,它们之间存在一个自动反馈调节系统,调节维持着眼表的环境稳定。结膜松弛症球结膜、泪液和睑缘三者平衡失调,眼表自动反馈调节系统失灵,引起眼表泪液异常的病理循环,而发生结膜松弛症。

第四节　眼睑皮肤松弛综合征研究进展

眼睑皮肤松弛综合征（blepharochalasis syndrome）是一种较少见的眼睑疾病，表现为以青年时期发病多见的特发性、局限性眼睑皮肤反复、间断性、无痛性血管神经性水肿，反复水肿破坏眼睑组织结构，导致眼睑皮肤松弛变薄萎缩，毛细血管增多、迂曲、扩张，后期可伴有眶脂肪脱垂、泪腺脱垂、睑裂横径缩短、内外眦畸形、眼睑退缩等多种并发症。Benedict将其分为水肿期和并发症期，Custer按后期的临床表现将其分为肥厚型和萎缩型，Collin将其分为两期：急性期（早期）和稳定期（后期）。Wang将其分为反复水肿期、继发性张力减弱期、并发症期。

一、临床表现和鉴别诊断

1. **临床表现** · 本病多于青年时期发病，男女均可，国外文献报道男女比例无明显差异，国内文献报道的病例中以青年女性居多，目前暂无该病的流行病学调查，不能排除国内外卫生水平差异以及男女对外貌的关注程度不同而出现就诊中的性别差异。其临床表现为累及双眼或单眼的反复无痛性间歇性眼睑血管神经性水肿，水肿持续两到数天后可自行缓解，对糖皮质激素及抗组胺药不敏感。此后，发病渐频，水肿持续时间延长，进入青春期后水肿发作频率逐渐减少，最终大多数患者可进入一个相对静止期。反复水肿以及长期的病理过程损伤了眼睑的组织结构，导致眼睑皮肤变薄萎缩，弹性消失，皱纹增多，色素沉着，眼睑下垂遮挡视野，眼睑皮肤毛细血管增多，迂曲扩张，或伴有眶脂肪脱垂、泪腺脱垂、睑裂横径缩短、内外眦畸形、眼睑退缩、角膜溃疡等后期并发症。诊断主要依靠上述症状和体征，病理检查可作为辅助诊断。

2. **鉴别诊断**

（1）本病急性期易被误诊为其他眼睑血管性或淋巴性水肿，鉴别如下。

1）过敏性水肿，抗组胺药及糖皮质激素可有效缓解。

2）系统性水肿，除眼睑水肿外，还伴有其他部位的水肿，如下肢水肿、腹水等。

3）遗传性血管性水肿，常伴有腹痛、C1酯酶升高等。

（2）后期并发症需鉴别的疾病

1）眼睑肿块性疾病，如泪腺肿瘤、眼睑皮肤脂瘤等，主要依靠组织活检。

2）其他表现为眼睑松弛的疾病：① 眼睑松弛综合征（floppy eyelid syndrome）：多发病于中年肥胖男性，多伴有慢性乳头状结膜炎的刺激症状、点状角膜炎、睑板腺功能障碍、睡眠呼吸暂停综合征。② 松弛眼睑综合征（lax eyelid syndrome）：多发病于中青年，男女均可，伴有慢性乳头状结膜炎刺激症状，眼睑内翻或外翻。③ 获得性皮肤松弛综合征（acquired cutis laxa）：可发生于任何年龄，男女均可发病，为炎症后免疫反应。除眼睑皮肤松弛外，还伴有面颈部等全身其他部位的皮肤明显松弛，以及内脏系统如心脏、肺、胃肠消化系统的累及。④ 老年性眼睑皮肤松弛症（dermatochalasis）：为年龄相关性疾病，多起病于老年患者。发病年龄和眼睑皮肤松弛前反复眼睑水肿可为鉴别依据。⑤ Ascher综合征：除上睑下垂外，还伴有上唇黏膜增厚和甲状腺肿大。

3）眼睑慢性炎症如慢性过敏性炎症、自身免疫性疾病，糖皮质激素及免疫抑制剂可有效缓解。

二、病因病理及发病机制

文献报道为常染色体显性遗传性疾病，但并无明显相关的家族史报道，多为散发病例。有报道部分病例每次急性水肿期前可有相关的诱因，包括发热、上呼吸道感染、月经来潮、情感波动、游泳等，据此推测眼睑皮肤松弛综合征可能存在遗传易感性，而这种易感性或可被某些因素诱发，从而引发该病的发生发展。也有学者推测其发病可能与自主神经功能以及内分泌系统有关，病变组织的病理表现为急性水肿期血管周围炎性细胞浸润，主要是淋巴细胞，胶原纤维排列紊乱、降解，弹力纤维减少或缺失，毛细血管数量增多并扩张。

电镜及免疫荧光染色残留的弹性纤维组织周围及血管周围大量IgA沉积。Grassegger提出反复水肿造成机械性扩张或是局部反复慢性炎症刺激导致弹性纤维结构的改变从而暴露抗原位点，引发自身免疫反应。Dózsa、KT用免疫组化染色发现病变组织MMP3、MMP9阳性表达，进一步验证了免疫机制引发的炎症反应可能导致弹性蛋白酶活性亢进、弹性蛋白酶抑制剂功能障碍，从而导致弹性纤维的不断降解的假说。但是炎症消退后IgA持续存在以及弹性纤维仍然不能重新合成的机制暂不清楚。Nagi KS和Huemer GM推测弹性纤维网的降解导致淋巴系统结构和功能障碍，淋巴回流受阻、淋巴管扩张，两者共同参与了眼睑皮肤松弛综合征的发生发展。Kaneoya K认为眼睑皮肤松弛综合征属于皮肤松弛综合征的一种特殊表现形式。

三、治疗及预后

眼睑皮肤松弛综合征的治疗可按病情进展的不同阶段给予相应的治疗措施，分为急性期治疗和稳定期治疗。

（一）急性期治疗

1. **传统治疗**·眼睑皮肤松弛综合征早期易被误诊为单纯的血管神经性水肿，或误将其视为皮肤科疾病治疗。多给予糖皮质激素和抗组胺药治疗，大部分病例对这两种药不敏感。

2. 口服乙酰唑胺·Lazaridou 等报道了一例老年男性,反复双上睑水肿 4 年,给予口服乙酰唑胺缓释剂 250 mg 每日 1 次,4 个月后水肿等眶周不适症状明显缓解,后减量为口服乙酰唑胺 250 mg 隔日一次,9 个月后水肿消退,症状消失,随访三年无复发。乙酰唑胺发挥作用的确切机制不明,猜测可能是其利尿效果发挥的作用。

3. 口服乙酰唑胺联合局部应用糖皮质激素·Drummond SR 等报道了 6 例眼睑皮肤松弛综合征的病例,给予口服乙酰唑胺缓释剂联合局部应用氢化可的松乳膏的治疗,其疗效为促进水肿消退,缩短水肿的持续时间,并减少水肿的发作频率,促进疾病进入并长期维持于静止期不复发。其确切机制不明,推测可能是:① 乙酰唑胺为碳酸酐酶抑制剂或可永久性改变毛细血管的孔径及数量,从而预防了水肿的复发。② 局部应用糖皮质激素或可使局部毛细血管重建,从而增强乙酰唑胺的作用。Drummond SR 等建议将药物控制早期炎症反应并促进疾病进入静止期后,再用手术改善外观作为治疗眼睑皮肤松弛的标准疗法。

4. 多西环素·KT 等报道了两例眼睑皮肤松弛综合征,其免疫组化染色结果为 MMP3、MMP9 阳性,MMP2 阴性,多西环素具有独立于其抗菌活性的体外抗 MMPs 活性的作用,故 KT 等给予多西环素治疗。① 病例一:16 岁男孩,在用多西环素治疗前的 6 个月内反复发作 4 次,给予口服多西环素 50 mg 每日 2 次,2 个星期后水肿消退,2 个月后剂量减为 50 mg 每日 1 次,第三个月 25 mg 每日 1 次,第六个月 25 mg 隔日 1 次,第八个月 25 mg 每周 1 次。整个疗程为 10 个月。随访 18 个月未复发,无多西环素副作用。② 病例二:21 岁男性,多西环素治疗前水肿已经持续了 5 个月,给予 50 mg 每日 2 次,3 个月后症状明显改善,减量到 25 mg 每日 1 次,3 个月,第六个月因其症状再次出现,将剂量改为 25 mg 每日 2 次,两个月,整个疗程为 8 个月。随访 8 个月未再发。Lazaridou、Drummond SR、KT 等的报道为眼睑皮肤松弛综合征除手术治疗外提供了另一种有效的可耐受的内科治疗。但是目前内科药物(乙酰唑胺、乙酰唑胺联合糖皮质激素、多西环素)是否对所有眼睑皮肤松弛综合征的急性水肿期均可有效缓解及其作用机制均不明确,其有效剂量、疗程、并发症、潜在危险性等问题均未有肯定的研究结论;联合局部糖皮质激素眼膏应用的依据以及两种药物之间的相互作用等问题还有待进一步的研究。

关于乙酰唑胺及多西环素的应用有待大样本、多中心的临床试验的进一步验证,探索其长期疗效、可耐受性以及经济价值。

（二）稳定期治疗

手术为目前首选的治疗方式,对手术时机的选择有严格的要求,手术应避开急性水肿期,并待病情停止发作且稳定达 6 ～ 12 个月。手术只能暂时缓解症状、改善外观,但有复发可能。

1. 单纯的眼睑皮肤松弛（萎缩型）·重睑成形术或眉缘下切口重睑成形术。根据患者皮肤松弛下垂的程度切除多余松弛萎缩的眼睑皮肤和一条睑板前眼匝肌。

2. 上睑下垂的处理·提上睑肌腱膜与睑板附着处变薄、裂孔或断裂引起，为腱膜性上睑下垂。手术可做皮肤重睑切口或眉缘下重睑切口，打开眶隔，暴露提上睑肌腱膜，若提上睑肌腱膜断裂，则用3-0丝线将腱膜断裂后缘做褥式缝合，固定于睑板上1/3处，调整上睑位置于角膜缘下0.5 mm，以轻度过矫为宜。若腱膜变薄或裂孔，采用提上睑肌腱膜折叠术或缩短术矫正。

（1）提上睑肌折叠术：打开眶隔完全暴露节制韧带，3-0丝线穿过该韧带及提上睑肌腱膜，褥式缝合固定于睑板上缘。调整上睑位置于角膜缘下0.5 mm处，结扎缝线。以重睑成形方式缝合皮肤。

（2）提上睑肌缩短术：完全分离提上睑肌，剪断其与睑板上缘的联系，在睑板上缘分离Müller肌，打开眶隔并在眶隔下将提上睑肌完全分离暴露。断内、外角及节制韧带，用3-0丝线于睑板上缘处缝合睑板板层，将此缝线缝于拟缩短提上睑肌的位置，形成褥式缝线。调整上睑位置至角膜缘下0.5 mm，于缝线上缘根据提上睑肌肌力及下垂量估计提上睑肌切除量。再用6-0缝线间断缝合重睑切口。术中应注意调整眼睑高度，避免过矫。

3. 泪腺脱垂的处理

（1）眶隔、泪腺支持韧带、筋膜结构松弛导致泪腺从泪腺窝脱出。眼睑颞上区隆起，翻转上眼睑于穹窿结膜下可见脱垂的粉红色泪腺组织。

（2）重睑成形术加泪腺复位术

1）眶部泪腺脱垂用4-0缝线荷包缝合或褥式缝合泪腺前缘及泪腺筋膜，并将缝线固定缝合于颞上眶缘泪腺窝骨膜上。用6-0可吸收线缝合眶隔，加强泪腺前方的张力，防止泪腺再次脱出。

2）睑部泪腺脱垂：于提上睑肌睑板附着处颞侧纵型切开提上睑肌腱膜，分离暴露脱垂泪腺，用5-0编织线平行于泪腺导管U形缝合于颞上眶缘泪腺窝骨膜上，用6-0可吸收线缝合眶隔和提上睑肌腱膜。再用6-0缝线间断缝合重睑切口，注意掌握皮肤的切除量，认真辨别泪腺组织，误切泪腺组织可导致眼表泪液功能障碍。

4. 合并眶脂肪脱垂（肥厚型）·切除脱垂的脂肪，以轻压眼球不再疝出为度，并加固眶隔。注意避免过度切除脂肪，Collin报道该病后期可有脂肪萎缩。

5. 合并下睑退缩·Medpor下睑插片植入矫正下睑退缩。

下睑缘皮下及下穹窿结膜下局部浸润麻醉。下睑袋皮肤切口，皮下分离至下睑板下缘，打开下眶隔，将眶脂肪向下推压至下眶缘。于睑板下缘处将下睑缩肌部分分离并后徙。用6-0可吸收线将Medpor植片固定缝合于下睑板下缘，固定植片上方，根据下睑的退缩量及下睑的轮廓修整植片，缝植片下缘与眶骨前缘骨膜。缝合下眶隔、植片前眼轮匝肌,缝合皮肤切口。

6. **合并睑裂横径缩短外眦圆钝畸形·**主要是由外眦韧带松弛引起。

(1)外眦韧带缩短术:于外眦部切口,皮下分离暴露外眦韧带并缝合固定于外侧眶缘骨膜,缩短加固外眦韧带,使睑裂横径与对侧基本对称。

(2)外眦部眶骨膜瓣转位外眦畸形矫正术:采用外眦部"Y"形切口,"Y"的末端为新外眦点。局部皮下、骨膜浸润麻醉,分离暴露颞侧眶缘骨膜、上下睑外眦部睑板组织,向外牵拉颞侧睑板,测量距离,根据该距离决定骨膜瓣长度,做基底位于眶缘的眶骨膜瓣,将骨膜瓣中央水平切开,上下两叶交错于上、下睑板面,按设计睑裂大小将睑裂向外牵拉睑板颞侧端,将骨膜上下叶缝合于睑板颞侧端适当部位,与睑板面重叠2 mm。皮肤修剪后"V"形缝合。利用外侧眶骨膜瓣代替变形的外眦韧带可减少复发。

7. **下睑内翻·**睑缘下2 mm平行于下睑缘的皮肤切口,去除多余皮肤及部分眼轮匝肌,连续缝合皮肤。

目前对该病的急性期暂无确切有效的预防和治疗措施,不能对其进行早期干预,争取逆转病情;至稳定期采取相应的手术治疗,手术只能缓解症状,且有复发可能。对该病发病机制的深入研究,或可发现有效的早期干预措施,阻断病情的发展,尽可能避免手术治疗,并取得满意的结果。

第四章
结膜松弛症的流行病学

第一节　结膜松弛症国外流行病学调查研究

　　大规模流行病学调查是了解结膜松弛症好发人群特征的最佳研究方法。尽管不同的流行病学调查研究对象不同,采用的分级方法不同,但研究的结论都明确指出:结膜松弛症在儿童和年轻人中低发,在60岁以上老年人高发,且随年龄增长而加重,是老年人群中常见的眼病。

　　2009年,日本学者Mimura等发表了关于到医院就诊的1 416例1～94岁患者的调查报告。他们发现,结膜松弛症在这批人群中的患病率为85.24%,其中,1～10岁6.8%;11～20岁36.2%;21～30岁61.5%;31～40岁71.4%;41～50岁90.2%;51～60岁94.2%;61～70岁98.0%;71～80岁99.0%;81～90岁98.5%;91～100岁100.0%。无论是向下注视或者指压时松弛结膜的改变,还是表面点状角膜炎样病变,都随着年龄的增长而明显增加。该研究采用的是Meller和Tseng的标准。根据该标准分级,在女性患者中,结膜松弛症明显较男性患者严重,结膜松弛病变明显多见于颞侧部位。随着结膜松弛症分级的加重,表面点状角膜炎改变也随之加重。

　　2012年,美国Cullen眼科研究所的Gumus等采用眼前节光学相干断层扫描技术(OCT)评价了年龄与松弛结膜的关系。他们对30名24～75岁的健康志愿者的60眼进行了观察。结果发现,结膜松弛明显随着年龄增长而严重。同样随年龄增长而改变的是下方泪河高度。他们也发现,颞侧结膜松弛程度明显重于鼻侧。

　　除了年龄因素外,Mimura等团队开展了系列研究,发现佩戴角膜接触镜、屈光不正、翼状胬肉等因素也与结膜松弛症发病相关。

2009年，Mimura等比较了600例日常佩戴角膜接触镜者（包括94例佩戴硬性接触镜者和506例佩戴软性接触镜者）和579例未配镜者的结膜松弛症患病情况。他们发现在戴镜人群中，结膜松弛症病情分级明显重于未配镜者，在佩戴硬性接触镜者中明显重于佩戴软性接触镜者。无论是向下注视时，还是指压时松弛结膜的改变，都随着年龄增长，或者佩戴结膜接触镜的时间而加重。他们认为，必须重视佩戴角膜接触镜对结膜松弛症发病的影响。

Mimura等也曾观察了1 110名3～94岁的门诊患者。他们发现，如果以每10岁一个年龄段划分，无论是哪个年龄段，在远视（≥0.0D）人群中结膜松弛症的严重程度都重于近视（<-2.0D）人群。向下注视时，或是指压时松弛结膜的改变在远视者和近视者中差异不明显，但结膜松弛症分级的严重程度与远视度数明显相关，从而提示远视可能是结膜松弛症发生的危险因素。

Mimura等还曾观察过1 061名1～94岁的门诊患者。他们发现，鼻侧或颞侧结膜松弛症的严重程度，明显与该侧翼状胬肉的发生有关。排除年龄因素后，翼状胬肉和结膜松弛症之间的相关性仍然非常明显。

第二节　结膜松弛症国内流行病学调查研究

2010年，我国李青松等采用以社区为基础的横断面调查方法，采用整群随机抽样方法对上海市曹杨新村街道≥60岁人群2 225名老年人进行流行病学调查。实际调查的2 110人（4 220只眼）中有930例（1 762只眼）患有结膜松弛症，患病率占44.08%，其中，60～65岁35.29 %；66～70岁40.45 %；71～75岁45.83 %；76～80岁43.39 %；81～85岁44.31%；86～90岁38.5%；91～95岁48.57%；96岁及以上57.14%。很明显，随着年龄的增长，结膜松弛症患者也明显增加。而且罹患结膜松弛症者的平均年龄是72.58岁，明显高于其他非结膜松弛症患者（平均年龄71.61岁）。该研究采用的是张兴儒等提出的结膜松弛症分级法，将943眼（53.52%）定为Ⅰ级，647眼（36.72%）定为Ⅱ级，162眼（9.19%）定为Ⅲ级，10眼（0.57%）定为Ⅳ级。结膜堆积常出现在鼻侧和颞侧结膜囊。在该研究中，未发现罹患结膜松弛症者与非结膜松弛症者在视力上存在差异。

韩竹梅等应用社区作基础的横断面调查方法，采用随机抽样方法在上海市曹杨新村街道抽取桂杨园居委会为调查点，对其中≥60岁的老年人进行调查，询问病史，采用裂隙灯显微镜进行眼部检查，分别根据Mimura T和Zhang的两种不同诊断和分级标准进行诊断并确立结膜松弛症的等级。调查共580人，实际调查546人，受检率为94.13%。平均年龄（71.86±6.81）岁，平均生活视力为0.56±0.33，平均眼压为（15.36±3.4）mmHg。采用Mimura T的标准诊断为结膜松弛症416例（816只眼），患病率76.19%，其中，60～65岁66.79%，66～70岁70.56%，71～75岁76.08%，76～80岁80.24%，81～85岁85.27%。采用Zhang的标准诊断为结膜松弛症213例（410只眼），患病率39.01%（有临床意义的结膜松弛症患病率为17.88%），其中，60～65岁30.03%，66～70岁34.63%，71～75岁40.43%，76～80岁41.93%，81～85岁44.18%。两组患病率均随着年龄增大而增高。采用Mimura T标准的患病率明显高于Zhang的患病率调查，差异有统计学意义（$x^2=78.91$，$P<0.05$）。采用Mimura T的结膜松弛症诊断分级标准，Ⅰ级41.15%、Ⅱ级32.96%、Ⅲ级24.87%。采用Zhang诊断分级标准，Ⅰ级52.96%、Ⅱ级33.65%、Ⅲ级9.02%、Ⅳ级4.39%。证实Mimura T采用的结膜松弛症诊断与分级标准过于宽泛。本次调查支持了Zhang的结膜松弛症诊断与分级标准的合理性。

李小燕等报道在602名（1 204只眼）60岁以上老年人中，481只眼患结膜松弛症（39.95%）。曹永梅调查内蒙古通辽科尔沁区55岁及以上2 032人中患结膜松弛症772例，结膜松弛症患病率38.0%。结膜松弛症是老年人常见的年龄相关性眼病。

傅东红等对无锡市滨湖区50岁及以上人群结膜松弛症进行了流行病学调查，采用横断面研究设计，自2010年6～12月从无锡市滨湖区≥50岁人群进行现场问卷调查，并测量受试者的身高和体质量指数，眼科检查包括视力、屈光度、检眼镜检查等，并用裂隙灯显微镜检查眼睑、结膜、角膜、结膜松弛部位、下睑缘位置、睑缘张力、泪河、前房、瞳孔、晶状体等，采用李青松等的标准对CCh进行分级和分型。实际调查6 150人，其中确诊为CCh的患者856例1 667眼，患病率为13.92%。受检者随着年龄增大，CCh患病率逐渐增高。在确诊为CCh的1 667眼中，病变程度为Ⅰ级者987眼，占59.21%；Ⅱ级者468眼，占28.07%；Ⅲ级者202眼，占12.12%；Ⅳ级者10眼，占0.60%。CCh主要症状为干涩、泪溢和视物模糊，其发生率分别为22.63%、20.75%和15.64%。松弛的结膜主要堆积于下眼睑的颞侧＋鼻侧、鼻侧和鼻侧＋中央＋颞侧。CCh眼下睑缘位置最多见为角膜缘上型，为980眼，占58.79%。对患眼的下睑缘张力进行分类，发现正常型1 378眼，占82.66%，而内翻型和内倾型者占11.64%，高于外倾型和外翻型的5.76%。CCh眼泪河异常的比例为87.69%，Ⅲ级和Ⅳ级病变者其CCh泪河均异常。CCh患者与非CCh者之间性别、文化程度、高血压史、糖尿病史和体质量指数的差异均有统计学意义（$P<0.05$）（表4-1）。

表4-1　根据不同作者对不同人群调查的情况进行统计分析

作　者	年　份	发　表　杂　志	调 查 人 群	样本数（例）	患病率（%）
李小燕	2004	临床眼科杂志	浙江医院人群≥60岁人群	602	39.95
李青松	2009	中华眼科杂志	上海社区人群≥60岁人群	2 110	44.08
Mimura T	2009	Am Jophthalmol	日本医院人群1～94岁人群	1 416	85.24
曹永梅	2009	中外健康文摘	内蒙古社区人群≥55岁人群	2 032	38.00
傅东红	2014	中华实验眼科杂志	无锡市滨湖区≥50周岁人群	6 150	13.92
Zhang XR	2013	Chin Med J	上海社区人群≥60岁人群	580	39.01

第五章
结膜松弛症发病机制

第一节　结膜松弛症的发病机制研究

　　结膜松弛症（conjunctivochalasis, CCh）的确切发病机制目前还不是十分清楚。有学者认为，CCh是一种老年性变性疾病，这种变性疾病的特征性病理改变——弹性纤维变性、胶原纤维融解已经被有关CCh的病理和OCT对CCh结膜厚度测量的结果所直接或间接证实。Watanabe A和张兴儒等的研究发现，结膜松弛症结膜的弹力纤维断裂、胶原纤维融解呈稀疏排列；张兴儒等对结膜松弛症结膜厚度的测量发现，结膜松弛症的结膜厚度明显比非结膜松弛症的正常同龄人薄：60～79岁年龄组正常人群结膜厚度为（222.20±35.50）μm，而结膜松弛症患者的结膜厚度为（203.61±31.90）μm；70～79岁年龄组正常人群结膜厚度为（209.47±33.52）μm，而结膜松弛症患者的结膜厚度为（193.89±21.23）μm。结膜厚度变薄说明结膜松弛症结膜中存在着纤维融解等病理改变。

　　弹力纤维变性、胶原纤维融解亦见于睑裂斑、翼状胬肉以及老年性皮肤松弛等与光化学性损伤（actinic damage）有关的疾病。结膜松弛症体外培养的结膜成纤维细胞上调表达金属基质蛋白酶（matrix metalloproteinases, MMPs）：MMP-1、MMP-3、MMP-9，这种蛋白酶含量的变化与紫外线引起的皮肤光化学损伤类似。以上证据表明，CCh可能是一种老年性退行性疾病。

　　然而，CCh患者结膜所表现的松弛及皱褶提示，胶原纤维融解活动的增强似应参与了CCh的发生和发展，而胶原融解的增强与调控细胞外基质的降解酶活性增加有关。

金属基质蛋白酶是一组调控和降解细胞外基质的蛋白酶,这些蛋白酶由包括结膜成纤维细胞在内的多种细胞合成和分泌,同时这些细胞也合成和分泌MMPs的抑制因子(inhibitor of MMPs, TIMPs)。组织中MMPs和TIMPs水平的平衡调控了细胞外基质中包括胶原纤维和弹力纤维的蛋白降解活动。MMP有两种形式:MMP前体蛋白(pro MMP)和活化型MMP(act MMP)。Ward等检测到松弛结膜组织上皮细胞及基质成纤维细胞中MMP-1、MMP-3等阳性细胞数均较正常结膜组织中的含量高;Li等的研究发现,结膜松弛症成纤维细胞裂解液及培养上清液中MMP-1、MMP-3的表达量和酶活性均显著高于正常结膜组织;Guo等在结膜松弛症成纤维细胞的裂解液及培养上清液中均检测到act MMP-1和act MMP-3,而正常组织中仅在细胞裂解中检测到pro MMP-1;Acera等检测到结膜松弛症泪液中pro MMP-9含量明显高于正常组,且act MMP-9仅在结膜松弛症泪液中表达。Li等的研究在发现结膜松弛症结膜成纤维细胞上调表达MMP-1和MMP-3的同时,TIMP-2和TIMP-4等的表达并未发生显著变化,由此导致的MMPs/TIMPs的比例失衡使结膜细胞外基质的胶原纤维和弹力纤维融解活动相对增强。

　　进一步的研究证实,CCh患者的眼表包括泪液中,促炎反应因子(proinflammatory cytokines)表达增加。这些因子包括:白介素(IL-1、IL-6、IL-8及IL-10等)和肿瘤坏死因子(tumor necrosis factor, TNF)等。Erdongan-Poyraz等发现,IL-6和IL-8在泪液中的含量与结膜松弛症的结膜松弛程度呈平行关系;张兴儒等研究结膜松弛症的泪液蛋白组学后发现,炎性因子A1AG和S100-A9表达上调。A1AG是炎症和组织损伤的急性反应物,通过促进组织因子表达和单核细胞分泌TNF-α参与细胞炎性反应;Acera等发现泪液中炎症及氧化应激的标志蛋白S100-A4、S100-A8及S100-A9的表达增加,此3个细胞因子均可诱导白细胞迁移和炎性细胞因子释放,S100-A4还能上调MMP-9的合成和分泌。结膜松弛症结膜炎性活动增加还可以通过某些相关抗炎因子的活性增加加以佐证:肿瘤坏死因子刺激基因(tumor necrosis factor-stimulated gene, TSG)是一种炎性反应保护基因,当机体受到损伤或发生炎症反应,主要由树突状细胞、巨噬细胞、成纤维细胞、激活的内皮细胞、肾脏系膜细胞等骨髓源细胞产生,还能以预存的方式储存于中性粒细胞的特殊颗粒中;TSG-14作为一种可溶性模式识别受体,可以与多种可溶性受体配体结合,参与免疫防御、调节炎症反应、细胞凋亡、参与细胞外基质的重建。有关TSG的研究发现,TSG在结膜松弛症的结膜基质及Tenon囊中的表达明显高于正常结膜,而用TSG SiRNA干扰结膜成纤维细胞,发现其表达的MMP-1和MMP-9均显著降低,鉴于肿瘤坏死因子和白细胞介素可以促使结膜成纤维细胞上调表达TSG,反过来说明,结膜松弛症患者的TNF和IL等炎性因子活性增强。这些炎性细胞因子可以使结膜成纤维细胞的MMPs活性增加,松弛结膜切除后,ProMMP-9较术前明显减少,因此更说明MMPs增加是结膜松弛症发病的中心环节,而眼表、泪液以及泪腺的炎性反应是MMPs表达增加的重要原因。但是,通过对CCh患者的松弛结膜标本的病理研究发现,结膜组织中并非一定有明确的炎性细胞浸润,因此,这种眼表的炎性反应不完全等同于临床常见的特异性或非特异性炎性反应。这种源于血管内皮的非活动性或者称为沉默的炎性反应(silent inflammation)系因活性氧(reactive oxygen species)和氧化应激累积增强启动了核转录因子(nuclear transcription factor)-kB通道介导的炎性反应而无须炎性细胞的趋化和浸润。

通过对脂质过氧化反应(lipid peroxidation)的标志物-乙酰基赖氨酸(hexanoyl-lysine, HEL)和氧化DNA损伤的标志物8-羟基脱氧鸟苷(8-hydroxy-2-deoxyguanosine, 8-OHdG)的免疫组织化学研究发现,CCh结膜组织中这两个蛋白的表达明显高于其在用于对照的老年性白内障患者结膜中的表达,而且这两种标志物在CCh患者的泪液中以及结膜血管内皮细胞中的表达也明显高于非结膜松弛症的对照组。这些证据表明,应激反应可能通过损伤结膜、角膜上皮和(或)损伤结膜血管内皮导致炎性因子的释放而参与了结膜松弛症的发生和发展,这种参与的最终环节可能还是炎性反应。

当然,眼表上皮和结膜血管的损伤也可能源于多种原因导致的眼睑的非正常机械摩擦,如眼睑畸形、眼睑张力增强等。不能忽视的是,在结膜松弛发生以后,眼睑因瞬目而与结膜的摩擦增强,因此,即使在眼睑不存在异常的情况下,机械摩擦亦是结膜松弛进展的一个重要因素。除了导致以上的结膜机械摩擦外,眼睑异常同时会导致泪液清除率下降,其结果是泪液中促炎因子浓度、泪液渗透压增高。促炎因子在结膜松弛症发生和发展中的作用已如前述。

研究发现,中度结膜松弛症的泪液渗透压(297.7±6.8)mOsm/L与正常对照(290.3±8.2)mOsm/L组没有明显差异,但严重的结膜松弛症泪液渗透压明显高于对照组(316.8±16.5)mOsm/L。高泪液渗透压会导致眼表细胞损伤,其结果是炎性细胞因子释放增加,由此可见,高泪液渗透压仍然透过炎症而影响结膜。然而,高泪液渗透压是结膜松弛症发病的一个原因还是结果目前还难以界定,但是两者在结膜松弛症发病中因互为因果而形成恶性循环是可以明确的。类似的关系还有干眼症和结膜松弛症。干眼症会导致眼表细胞损伤,眼表炎症以及泪液渗透压增高,这些因素均与结膜松弛症有密切的关系,而且互为因果。

总之,结膜松弛症的发病原因还不十分明确,老年性退行性变化、干眼症、眼表炎症、眼睑张力和外形异常以及泪液渗透压的改变都可能是结膜松弛症发病的重要因素(表5-1),这些因素可能互相影响而促进结膜松弛症的发生和发展。

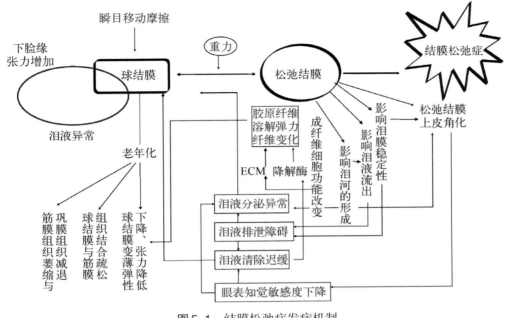

图5-1 结膜松弛症发病机制

第二节 结膜松弛症与基质金属蛋白酶的研究

CCh是一种年龄相关性常见眼病,其发生与多种因素有关,发病机制并不十分明确。结膜松弛症患者球结膜组织弹力纤维减少,胶原纤维溶解,泪液中出现蛋白质及酶的异常表达,出现凋亡相关蛋白、炎性反应相关蛋白及防御素异常表达。有研究发现,CCh球结膜固有层成纤维细胞数量减少、外形呈长梭形、胞突细长、核-质比增大。

MMPs是水解ECM的蛋白裂解酶。包括基质中以及整合于质膜中的各种胶原酶和弹性蛋白酶等,是以ECM成分为水解底物的蛋白酶家系,主要在ECM的降解和重建中起作用。其活性依赖于锌离子和钙离子,其组织抑制剂TIMPs组成MMPs/TIMPs系统,降解和重塑细胞外基质。在生理条件下,MMPs和TIMPs之间保持动态平衡,以确保正常生理功能的进行,但在某些病理条件下,这种生理平衡状态被打破,从而对组织表现出极大的破坏力而致病。MMPs和TIMPs表达水平失衡与眼科疾病的发生发展密切相关。已发现这一酶系参与眼科多种疾病,如翼状胬肉、眼外伤、角膜病变、青光眼、糖尿病视网膜病变、增殖性玻璃体视网膜病变等。

基质金属蛋白酶(MMPs)有22种,在人眼分布最广泛的有MMP-1、MMP-2、MMP-3、MMP-9;MMPs可降解细胞外基质的几乎所有成分,在许多生理病理过程中发挥作用。MMPs有两种形式：MMPs前体蛋白（pro MMPs）和活化型MMPs（act MMPs）。MMPs可由多种类型细胞合成，包括成纤维细胞，并与抑制其活化的基质金属蛋白酶组织抑制剂（TIMPs）共同表达，MMPs与TIMPs的合成、分泌、活化之间微妙的平衡关系决定了ECM包括胶原纤维和弹性纤维的形成与降解；其中与结膜松弛症的研究联系较多的是MMP-1、MMP-3和MMP-9。MMP-1又名间质胶原酶，主要水解纤维类胶原（Ⅰ、Ⅱ、Ⅲ胶原）；MMP-3又称基质融解酶-1，可广泛融解酪蛋白、蛋白多糖、纤连蛋白、弹性蛋白等多种类型胶原蛋白；MMP-9具有明胶酶活性，主要的水解底物为变性胶原及Ⅳ、Ⅴ型胶原蛋白。

相关的基础研究证实结膜松弛症结膜基质及Tenon囊的融解、变薄可能与MMPs，尤其是MMP-1、MMP-3、MMP-9在结膜组织和泪液中的表达量增多、酶活性增强有关。

一、结膜松弛症球结膜组织基质金属蛋白酶表达的研究

李青松等采集结膜松弛症患者球结膜组织标本，对照组随机选择年龄匹配的单纯白内障超声乳化手术的病例，进行病例对照研究。对结膜松弛症球结膜组织中的MMP1、MMP-3、TIMP-1、TIMP-2、TIMP-3的表达进行检测。实验显示结膜松弛症球结膜组织中MMP-1表达量为（489.099 ± 164.494）ng/ml，较正常对照组（304.167 ± 218.750）ng/ml表达量高，差异有统计学意义。结膜松弛症球结膜组织MMP-3含量为（1 236.963 ± 1 419.531）ng/ml，较正常对照组含量（213.788 ± 7.449）ng/ml高，差异有统计学意义。结膜松弛症球结膜组织TIMP-1含量为（1 529.923 ± 2 147.487）ng/ml，较正常对照组含量（93.505 ± 51.199）ng/ml高，差异有统计学意义。结膜松弛症球结膜组织TIMP-2含量（2 113.764 ± 1 798.477）ng/ml，正常对照组含量为（289.855 ± 121.969）ng/ml，差异无统计学意义。结膜松弛症球结膜组织组TIMP-3含量为（604.591 ± 107.769）ng/ml，正常对照组含量为（548.000 ± 154.091）ng/ml，$P = 0.298$，差异无统计学意义。

Ward等检测到松弛结膜组织上皮细胞及基质成纤维细胞MMP-3、MMP-9阳性细胞数均较正常组明显升高。Guo等在结膜松弛症成纤维细胞的裂解液及培养上清液中均检测到act MMP-1、act MMP-3，而正常组仅在细胞裂解液中检测到Pro MMP-1。

二、基质金属蛋白酶及其组织抑制剂在结膜松弛症成纤维细胞中的表达

韩竹梅等对CCh球结膜成纤维细胞进行体外培养。由于CCh发病过程中球结膜成纤维细胞数量减少，其生长和适应能力均较差，原代培养过程中出现空泡现象，培养观察周期长，获得研究所需的人CCh球结膜成纤维细胞有一定难度。目前有关CCh球结膜成纤维细胞培养及鉴定的报道较少。韩竹梅等采用组织块贴壁原代培养方法，因为组织块培养法操作简单易培养成功。细胞成功培养首要条件是获得新鲜的、无菌的组织块。培

养成功的关键是组织紧贴培养瓶或培养板的底部，细胞从组织周围溢出。在本实验中将组织块放于六孔板内放置培养箱内干燥，有利于组织块贴壁。细胞原代培养选择合适的培养基至关重要。上皮细胞和成纤维细胞是构成球结膜的两种主体细胞。通过两种细胞对胰酶的耐受性不同，采用差速贴壁法对细胞进行纯化。由于成纤维细胞对消化液比上皮细胞更敏感，实验中通过控制消化时间使成纤维细胞先脱壁，上皮细胞仍保存贴壁，经过两次传代后，培养出的细胞为成纤维样细胞。

目前国内外常用的三种细胞鉴定方法如下。

1. **细胞形态学观察**·细胞形态一致，大小均一，呈放射状排列，为纤维样细胞。长梭形或两头尖的长条状，胞质中有一个或两个卵圆形的细胞核，这是成纤维细胞的形态学特征。

2. **免疫细胞化学染色法**·采用细胞中间纤维免疫化学染色法，波形蛋白在组织病理学中作为最常用的间叶组织的标记，成纤维细胞中间丝的结构蛋白为波形蛋白，不同于上皮细胞的角蛋白，成为不同种类细胞分类鉴定的相对特异性标志，细胞免疫荧光显示波形蛋白表达阳性，角蛋白表达阴性。

3. **流式细胞术**·波形蛋白表达阳性，角蛋白表达阳性极低，几乎不表达。因此采用组织块原代培养的CCh球结膜细胞通过胰酶的消化、差速贴壁法纯化，反复传代后采用以上方法的鉴定，获得成纤维细胞纯度较高，排除了上皮细胞的可能。为进一步实验提供了良好的细胞系。

李轶捷等利用CCh球结膜成纤维细胞培养的方法，采用的是含10%胎牛血清、0.1%FGS、100 μg/ml链霉素、100 U/ml青霉素的DMEM培养液。细胞原代生长较慢，经过传代后生长加快。

Meller等对CCh与正常结膜的成纤维细胞研究发现，CCh组结膜成纤维细胞MMP-1和MMP-3过度表达。Li等对正常结膜和CCh来源的结膜成纤维细胞进行培养研究，发现CCh患者成纤维细胞MMP-1和MMP-3蛋白表达在CCh中明显增加，分别为正常组的3.5～7.6倍及2.3～13倍。在CCh中，MMP-3的酶蛋白融解活性和MMP-1的胶原酶融解活性增强。这些研究结果提示MMPs与TIMPs的失衡导致了球结膜基质和Tenon囊的过度降解，继而发生CCh。

韩竹梅等采用ELISA法检测细胞培养上清液中基质金属蛋白酶的表达情况，采用CCh成纤维细胞的培养方法，选取3～6代呈对数生长的成纤维细胞，排除了原代培养中可能存在的上皮细胞。简单纯化了体外实验的研究环境，排除了细胞混杂因素的干扰，直接检测CCh成纤维细胞培养上清液中MMP-1、MMP-3、TIMP-1、TIMP-3的表达。研究显示CCh组成纤维细胞MMP-1、MMP-3呈高表达，TIMP-1的表达与两个对照组比较没有统计学意义，但TIMP-3的表达明显低于正常对照组。这些研究结果提示在CCh中MMP-1的表达水平明显升高，而TIMP-1并没有随之相应升高，同时，MMP-3的表达水平明显升高，而

TIMP-3的表达却降低,上述球结膜成纤维细胞MMPs及TIMPs的病理表达可能参与了CCh的发生。

三、基质金属蛋白酶及其组织抑制剂在结膜松弛症泪液中的表达

Acera等检测到结膜松弛症泪液中pro MMP-9含量明显高于正常组,且act MMP-9仅在结膜松弛症泪液中表达,提示结膜松弛症者MMPs表达上调,MMPs/TIMPs失衡,MMPs酶活性增强。

四、杞精明目汤对结膜松弛症基质金属蛋白酶表达的影响

结膜松弛症的发病机制是MMP-1、MMP-3的过度表达导致MMPs与TIMPs的平衡失调,引起胶原纤维融解,弹力纤维的变性,导致球结膜基质和Tenon过度降解,球结膜变薄,筋膜萎缩,松弛的结膜堆积在下睑缘、内眦部和外眦部之间,形成皱褶,引起眼表泪液学的异常病理改变。

结膜松弛症在中医学上属于"白涩症"的范畴,肝肾阴虚与结膜松弛症的发生发展、预后及转归明显相关,其临床表现符合肝肾阴虚的辨证。临床研究已经证实,杞精明目汤在治疗肝肾阴虚型结膜松弛症方面有较好的疗效。

项敏泓等研究证实杞精明目汤药物血清可下调结膜松弛症球结膜成纤维细胞MMP-1、MMP-3、TIMP-1的表达,不同质量浓度药物血清组和EGF西药组较对照组结膜成纤维细胞中MMP-1、MMP-3和TIMP-1的表达均下调,含20%杞精明目汤药物血清的培养基可下调体外培养的人眼结膜松弛症球结膜成纤维细胞中MMP-1、MMP-3、TIMP-1的表达,显著上调TIMP-3的表达。

第三节　结膜松弛症与炎性因子的研究

结膜松弛症可能是多种因素共同参与的结果,包括年龄、炎性反应、下睑缘张力增高、氧化应激、自身免疫等;炎症参与结膜松弛症的发生发展已被逐步证实。

一、松弛结膜细胞外基质及Tenon囊降解的发现

松弛结膜切除术中发现结膜基质及结膜下Tenon囊菲薄甚至融解消失,球结膜与筋膜、巩膜黏合力明显下降,这可能是结膜松弛症发病的重要原因。张兴儒等用OCT检测发现松弛结膜上皮及固有层变薄,与筋膜层结合疏松,结膜厚度明显低于同龄的正常对照组

（图5-2～图5-5）。

组织病理主要表现为：结膜上皮下组织减少、疏松，筋膜萎缩；固有层间质淋巴细胞、浆细胞浸润，弹性纤维明显减少，胶原纤维变性（图5-8，图5-9）；共聚焦显微镜表现为上皮层内较多朗格汉斯细胞球，固有层纤维稀疏不规则（图5-6，图5-7）；透射电镜发现松弛结膜胶原纤维稀疏、松散，出现灶性融解、缺失；成纤维细胞数量减少，核-质比增大，胞质内有较多扩张的粗面内质网和游离核糖体，胞质外周区较多衣小泡和吞饮泡等超微结构的改变，提示成纤维细胞合成分泌功能异常（图5-10～图5-13）。成纤维细胞可合成分泌胶原纤维、弹力纤维等细胞外基质成分，在合成和调节细胞外基质成分中起重要作用，结膜成纤维细胞功能状态改变可影响结膜细胞外基质成分的平衡和稳定，或与结膜松弛症的发病机制密切相关。

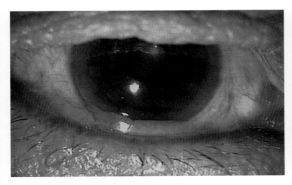

图5-2 右眼松弛球结膜堆积在眼球与下睑缘之间，皱褶明显，超过泪河高度

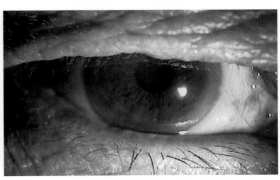

图5-3 右眼结膜松弛症新月形切除手术后8周，症状消失，松弛结膜消除，泪河恢复

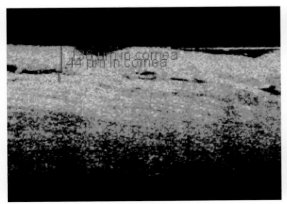

图5-4 结膜松弛症手术前OCT 4000下可见球结膜上皮层高低不平，上皮细胞层与结膜固有层结合疏松，固有层和筋膜变薄，球结膜厚度136 μm

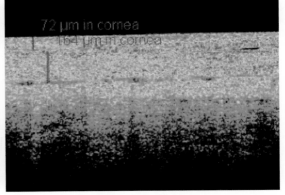

图5-5 对照组：上皮细胞层细胞排列均匀，与基质边界清楚，上皮细胞层厚度48 μm；球结膜固有层组织均匀，与筋膜结合紧密，边界清楚，球结膜厚度为236 μm

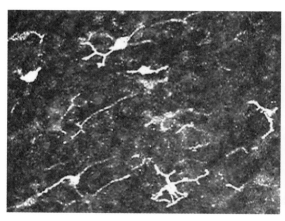

图5-6 共聚焦显微镜下结膜松弛症上皮细胞层内有较多的朗格汉斯细胞球（×800，HRT系列）

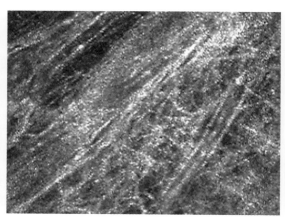

图5-7 共聚焦显微镜下结膜松弛症球结膜固有层纤维稀疏不规则（×800，HRT系列）

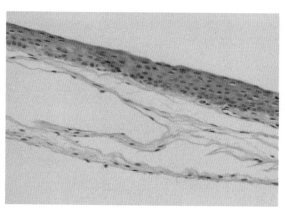

图5-8 结膜上皮细胞鳞状化增生，上皮下组织减少、疏松，筋膜萎缩，结膜与筋膜、巩膜结合疏松（HE×100）

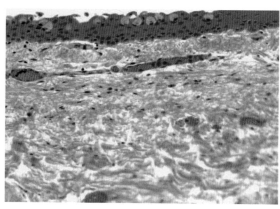

图5-9 对照组结膜上皮层有较多的杯状细胞，固有层与上皮层结合紧密，固有层组织均匀（HE×100）

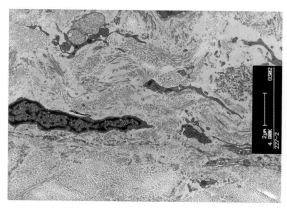

图5-10 结膜松弛症病例，胶原原纤维稀疏、松散，局部点状变性

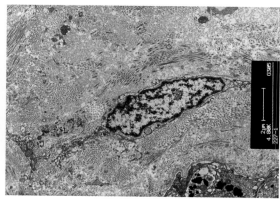

图5-11 结膜松弛症病例，成纤维细胞坏死，周边胶原原纤维断裂、扭曲、排列稀疏、松散、部分缺失

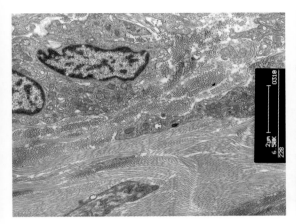 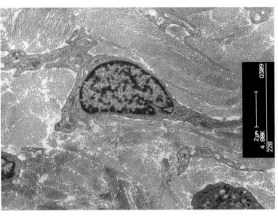

图5-12 对照组胶原原纤维排列整齐、紧密，无扭曲、变性、坏死，成纤维细胞核卵圆，胞质细胞器丰富

图5-13 对照组成纤维细胞核卵圆，胞质细胞器丰富，线粒体数量不多，细胞周边有长胞突，周围胶原原纤维整齐排列

二、结膜松弛症泪液中炎性因子表达异常

松弛结膜堆积在睑缘，内、外眦部之间，形成皱褶，影响泪液流动、分布、排泄，泪河中断，干扰泪液流向，泪湖无法聚泪或松弛结膜堆积在内眦部阻塞泪小点，泪液清除延迟。泪液中炎性反应相关蛋白含量增加，包括IL-1β、TNF-α、IL-6、IL-8、IL-10；Erdogan等发现IL-6和IL-8在泪液中的含量与结膜松弛症的严重程度呈平行关系，且伴泪液清除延迟的结膜松弛症IL-6和IL-8升高水平更显著，并与泪液清除延缓程度呈高度一致性。张兴儒等研究结膜松弛症泪液蛋白组学发现结膜松弛症泪液中特有的炎性反应蛋白A1AG和S100-A9，A1AG是炎症和组织损伤的急性反应物，通过促进组织因子表达和单核细胞分泌TNF-α参与细胞炎症反应，A1AG和S100-A9共同参与细胞炎性反应；Acera等也发现泪液中炎症及氧化应激的标志蛋白包括S100-A4、S100-A8、S100-A9的表达量增加，三者均可诱导白细胞的迁移和炎性细胞因子合成释放，S100-A4还能上调MMP-9的合成与表达，提示结膜松弛症与炎性因子相关。Acera等检测到结膜松弛症泪液中pro MMP-9含量较正常组明显升高，松弛结膜切除术后1个月结膜松弛症泪液中的pro MMP-9较术前明显减少，结膜松弛症泪液中降解酶增加。张兴儒等检测到结膜松弛症泪液中调节凋亡相关蛋白和凋亡相关蛋白较正常组增加，并且在结膜松弛症泪液中发现了防御素和乳铁蛋白；刘晔翔等发现结膜松弛症结膜组织表达热休克蛋白增加。结膜松弛症泪液的特异性改变提示结膜松弛症发病机制可能与炎性反应相关。

Eszter等发现重度结膜松弛症泪液渗透压较正常对照组、轻中度结膜松弛症组均明显增加。张兴儒课题组对结膜松弛症患者和干眼、单纯白内障患者泪液渗透压的比较分析发现：结膜松弛症组泪液渗透压较单纯白内障对照组明显升高；与干眼组泪液渗透压无显著差异；并对结膜松弛症泪液渗透压与其临床特征之间的相关性分析结果显示：结膜松弛症泪液渗透压与性别（$r=-0.056$，$P=0.769$）、年龄（$r=0.164$，$P=0.387$）、角膜荧光素染色（$r=0.295$，$P=0.114$）、Schirmer Ⅰ test（$r=-0.179$，$P=0.344$）无明显相关；结膜松弛症泪液渗透压与分级（$r=0.45$，$P=0.013$）呈正相关；结膜松弛症泪液渗透压与OSDI（$r=0.601$，$P<0.001$）呈正相关；结膜松弛症泪液渗透压与BUT（$r=-0.603$，$P=0.001$）呈负相关。结膜松弛症泪液排泄延迟，泪液在下穹隆结膜蓄积，泪液中的促炎蛋白等泪液成分浓缩，泪液渗透压升高，形成毒性泪液。高泪液渗透压可损伤角膜、结膜上皮细胞；引起泪液高渗透压性应激性免疫反应，从而导致结膜上皮过度表达HLA-DR和MMPs，引起眼表炎症反应，加重结膜松弛症细胞外基质及Tenon囊的降解，并加重原有眼表炎症，形成恶性循环。

三、结膜松弛症TSG-6、PTX3、MMPs表达上调及炎性因子的影响

张兴儒课题组及Ping等在研究抗炎因子TSG-6、PTX3对结膜松弛症成纤维细胞表达MMP-1和MMP-3的调控作用中发现：① 组织免疫荧光染色显示TSG-6在结膜松弛症结膜基质层和Tenon囊中的表达明显高于正常组；PTX3在正常结膜基质、Tenon囊均不表达，但在结膜松弛症结膜基质及Tenon囊明显表达。② 体外培养结膜成纤维细胞，检测结膜松弛症成纤维细胞表达TSG-6明显高于正常组；PTX3仅在结膜松弛症成纤维细胞中表达。③ 炎性因子TNF-α、IL-1β明显上调：结膜松弛症和正常结膜成纤维细胞表达TSG-6、PTX3。结膜松弛症泪液中炎性因子水平升高或可解释结膜松弛症结膜组织及成纤维细胞TSG-6和PTX3的高表达，TSG-6和PTX3可能在结膜松弛症眼表发挥抗炎作用；体外培养的结膜松弛症成纤维细胞胞质内、外均可检测到act MMP-1，而正常结膜成纤维细胞仅在胞质内表达pro MMP-1，在加入炎性因子TNF-α或IL-1β刺激后，两组的成纤维细胞表达act MMP-1、act MMP-3均明显上调。因此Ping推测结膜松弛症成纤维细胞的act MMP-1呈内在性上调表达，而正常组则需要外源性加入促炎因子（TNF-α或IL-1β）刺激后才能表达。④ 分别用TSG-6 SiRNA、PTX3 SiRNA干扰结膜松弛症组、正常组结膜成纤维细胞，发现TSG-6 SiRNA、PTX3 SiRNA均可使结膜松弛症和正常结膜成纤维细胞表达MMP-1、MMP-3明显上调；因此Ping认为TSG-6、PTX3在结膜松弛症中可干扰MMP-1和MMP-3的表达，并抑制MMP-1和MMP-3的活化而发挥抗炎作用，进一步提示TSG-6和PTX3或在结膜松弛症眼表发挥抗炎作用。

不论在结膜松弛症还是正常成纤维细胞中，炎性因子均可使TSG-6、PTX3、MMP-1和MMP-3表达上调，而结膜松弛症泪液存在高浓度的炎性因子，提示炎性反应或通过调控TSG-6、PTX-3、MMP-1和MMP-3四个基因的表达，引起其在转录、翻译水平表达失

衡,降解酶合成增加,酶活性增强,引起细胞外基质降解,参与结膜松弛症的发病过程。MMPs在结膜松弛症中发挥着重要作用,尤其是活化型,但是目前对结膜松弛症中MMPs的活化机制知之甚少,炎性因子是如何参与MMPs的活化过程,MMPs的活化是通过哪条途径,又是哪些因素促发这一途径等问题均有待进一步研究。

四、炎性因子与结膜松弛症发病不相关的研究

Norihiko研究松弛结膜组织、正常结膜组织及炎症反应阳性标本:蚕食性角膜溃疡、眼类天疱疮、碱烧伤的结膜组织,免疫荧光检测CD3、CD4、CD8、CD68、HLA-DR、中性粒细胞弹性蛋白酶,结果结膜松弛症组炎性细胞标记物检出率与正常组相似,明显低于阳性对照组,故Norihiko认为炎症在结膜松弛症发病机制中的作用或可忽略;Watanabe等对松弛结膜组织进行病理学观察,发现中性粒细胞、淋巴细胞的数量可忽略不计;Francis的病例中仅13.8%的松弛结膜组织病理存在炎症表现。

但是Erdogan认为上述学者的研究标本都不是来源于结膜松弛症的早期,而是以弹性纤维降解为主要病理表现的晚期,炎性反应则可能在相对早期阶段通过促发MMPs的活化而发挥作用,并引起结膜细胞外基质降解导致结膜松弛症。Ward认为结膜松弛症组织中虽未检测到明显的炎性细胞浸润,但结膜松弛症泪液中炎性因子明显较正常组高,泪液中高水平的炎性细胞因子或可促发NF-κB途径调节的寂静型炎症反应,其表现为组织内炎性因子含量增多,而炎性细胞缺如。

松弛球结膜堆积在睑缘、内、外眦部之间,中断泪河,泪液清除延迟,泪液中炎性因子等积聚,泪液渗透压升高,结膜组织的机械摩擦等因素进一步加重原有的眼表炎症,而眼表炎症的加重或使结膜松弛症进一步恶化。国内外诸多研究表明,结膜松弛症眼表伴有不同程度的角膜炎、睑板腺炎、干眼症以及相关的诸多眼表炎症,炎症或伴随结膜松弛症的发生发展。

第四节 结膜松弛症其他相关研究

目前国际上对结膜松弛症的发病机制暂无定论,除了炎性反应外,其他对结膜松弛症发病因素的研究还包括以下方面。

一、年龄

大部分的文献研究报道认为结膜松弛症是一种年龄相关的老年性退行性病变,年龄

是结膜松弛症发病最重要的影响因素。

二、下睑缘张力升高

Watanabe等发现88.6%的结膜松弛症患者伴有结膜下淋巴管扩张,认为下睑缘与球结膜之间出现年龄相关的不协调性机械张力改变,眼表淋巴管长期受压,阻碍淋巴液回流,导致淋巴管扩张,是结膜松弛症发病的重要因素。张兴儒等用免疫组织化学方法检测到结膜松弛症分级越高,球结膜淋巴管扩张数越多,推测结膜松弛症的发病或与下睑缘张力升高相关。

三、光化学损伤

结膜松弛症的病理具有与翼状胬肉、睑裂斑及皮肤光老化相似的典型光化学损伤引起的特征性弹性纤维降解、胶原纤维变性的病理表现;同时结膜松弛症体外培养的结膜成纤维细胞MMP-1、MMP-3、MMP-9的表达量增加,而MMP-2的表达量与正常对照组相似,这与UVB引起皮肤光化学损伤的表现相似。

四、氧化应激

有研究发现,结膜松弛症泪液中氧化应激相关的蛋白明显升高。Ward等检测到结膜松弛症结膜上皮细胞和基质成纤维细胞中HEL和抗8-羟基脱氧鸟苷(8-OHdG,DNA氧化应激损伤的标记物)呈阳性的细胞数较正常结膜组织明显增多;泪液中脂质过氧化标记物己酰赖氨酸(HEL)的含量明显较正常组增加。另外Acera等检测结膜松弛症患者泪液中蛋白质组学的改变,发现过氧化物氧化还原酶-5(Peroxiredoxin-5)含量显著增加,过氧化物氧化还原酶-5主要在氧化应激反应中发挥抗炎作用。

五、免疫反应

De Almeida等研究了临床上已确诊患有自身免疫性甲状腺疾病的32位患者中结膜松弛症的患病率,结果显示88%的自身免疫性甲状腺疾病患者伴有结膜松弛症,明显高于正常对照组(25位无甲状腺及其他眼表疾病者)的52%。还有学者报道结膜松弛症的发病可能与性别(女多于男)、结膜及Tenon囊的弹性、眼轴长度等眼球尺寸相关的参数、长期佩戴角膜接触镜等因素相关。

六、胶原蛋白

胶原蛋白(也称为胶原)呈纤维状,是哺乳动物体内含量最丰富的蛋白质,主要存在于结缔组织中,能与各种细胞结合构成功能不同的组织,例如皮肤、软骨、肌腱和骨骼。

在眼科方面,也有许多与胶原变化有关的疾病,如圆锥角膜、结膜松弛症、近视等。这些疾病或与胶原的种类,或与其结构变化分不开,已经有一些相关的基础和临床研究证实。作为生物体内的一种纤维蛋白,胶原占人体或其他动物体内总蛋白含量的25%～33%,其种类很多,大约20余种,分布广泛。由于其特殊的生物学特性,眼科与其相关的疾病也很复杂。

胶原的结构复杂,单体是原胶原,每个原胶原分子由三条α肽链组成,α肽链自身为α螺旋结构,三条α肽链则以平行、右手螺旋形式缠绕成"草绳状"三股螺旋结构,电镜下测得直径为15A,长约280A,呈棒状结构,分子量近3 000 000。各种胶原蛋白分子是由三条同样或异型复合体α链组成,且每种胶原蛋白的三股螺旋分子重量有很大的不同。胶原蛋白一般为白色、透明、无分支的原纤维,具有四级结构。胶原种类较多,目前发现的有20余种。常见的有Ⅰ型、Ⅱ型、Ⅲ型、Ⅳ型、Ⅴ型等,是机体内蛋白质体系的一个大家族。收缩温度、盐析与盐溶、酸和碱水解、酶解等理化性质是胶原特殊用途的基础。

低免疫原性的生物材料在医学领域中有重要的临床价值。既往曾认为胶原不具有抗原性,但研究发现胶原具有低免疫原性,不含端肽时免疫原性尤其低。胶原有三种类型的抗原分子,第一类是胶原肽链非螺旋的端肽,第二类是胶原的三股螺旋的构象,第三类是α链螺旋区的氨基酸顺序。其中,第二类抗原分子仅存在于天然胶原蛋白分子中,第三类只出现在变性胶原中,而第一类则在天然与变性的胶原中都存在。

细胞外基质(extracellular matrix, ECM)是基质结构中的组成成分,起一定的结构作用;同时作为一种完整的蛋白质分子在细胞中合成后再分泌到细胞外。根据这个标准,ECM大体可分为胶原蛋白、蛋白多糖、糖蛋白3大类。胶原蛋白是ECM中最丰富的结构成分,赋予ECM抗牵拉张力。它特有的三螺旋结构及其交联形成的纤维或网络对细胞起到锚定或支持作用,使其不论是作为新组织的骨架被吸收还是被宿主同化,都表现出良好的生物相容性。

作为一种蛋白质,胶原蛋白是可以被蛋白酶水解的,但只有在胶原酶的水解作用下才可以让肽链断开。可降解性提高了其利用率。在止血过程中,血小板聚集黏附的过程与胶原蛋白有密切关系。胶原蛋白与凝血因子相互作用,激活血小板止血功能,增强血小板聚集,止血作用显著。胶原蛋白既是ECM的主要结构成分,也是细胞生长的依附和支架物,能诱导上皮细胞等增殖、分化和移行。

1. **胶原蛋白与角膜病的研究**·角膜是位于眼球前部中央、呈向前凸的透明组织结构,约占纤维膜的1/6,具有无血管、胶原纤维排列规则、神经末梢无髓鞘结构等特点。角膜的透明性会影响物体在视网膜上的成像,而角膜透明性主要取决于基质层中胶原纤维的排列及其多糖共轭物的有序排列,它的维持依赖于有规律的ECM转换。胶原纤维是角膜基质中最丰富的结构大分子,占角膜干重的71%。纤维蛋白与基质中特异性糖蛋白相互作用产生正常透明的基质,合成胶原纤维类型的改变及翻译后水平的差错均可导致角膜疾患。

2. **胶原蛋白与圆锥角膜**·圆锥角膜(keratoconus, KC)是以角膜扩张、中央变薄向前突出呈圆锥形为特征的一种眼病。常造成高度不规则近视散光,晚期会出现急性角膜水肿,形成瘢痕,视力显著下降。多于青春期发病,发展缓慢。角膜扩张前频繁变薄。除此之外,也有报道KC总层数改变以及胶原纤维分布的不均匀主要发生在KC中央。尽管该病的发病机制一直未阐明,但它与胶原蛋白的异常有密切的关系。不同结构特点的胶原蛋白分布在角膜各层,行使着不同的功能,正常角膜基质的胶原蛋白成分也存在于KC的正常部位。KC的主要病理改变为角膜基质变薄、角膜前凸,这可能与胶原蛋白数量减少、结构变化造成的异常分布排列有关。胶原蛋白数量的减少或异常排列导致角膜的机械抵抗力降低,因而角膜前凸变薄。角膜基质的稳定性可能部分取决于不同类型胶原蛋白表达的比例。COL Ⅰ对于建立和维持角膜支架有重要作用,它的减少会导致角膜的稳定性降低。有学者检测到在KC基质瘢痕区可见COL Ⅱ、COL Ⅲ呈斑块状不规则形的强阳性表达,分析它们在瘢痕区的增多可能与它们增加调节结缔组织中胶原蛋白束的组成作用有关。COL Ⅳ分布在角膜的前弹力层及后弹力层,主要由上皮来源的细胞合成表达或某些间质细胞合成,构成基膜的网状支架,调节着细胞的增殖与分化,而在细胞周围的COL Ⅳ可以保持细胞形态学稳定性。对角膜的透明性起重要作用的COL Ⅵ对于建立和维持合适的胶原蛋白原纤维间隙有重要作用,COL Ⅵ的减少会导致纤维间隙的稳定性降低。不同类型胶原蛋白在组织中的特异性分布及不同胶原蛋白类型的比例可能影响胶原蛋白的聚集,而这些主要胶原蛋白成分的改变可能会使角膜基质变得不稳定。

眼科专家们一直在探索对KC治疗,McKay等实验研究发现用槲皮素可以改变KC组COL Ⅲ的表达,在低浓度槲皮素时增加COL Ⅲ的表达,而高浓度时则相反。Shetty等发现在KC中胶原蛋白基因的表达下降与疾病的严重程度相关。另外,他们的研究数据还显示,在KC的进展中随着赖氨酰氧化酶(LOX)转录水平的下降,胶原蛋白表达也衰减。

3. **胶原蛋白与角膜交联术**·角膜交联术(corneal collagen cross-linking, CXL)是21世纪初应用于临床的最新的角膜成形术,由Wollensak等报道了人角膜核黄素/紫外线系统的临床疗效和生物相容性,开辟了临床试验之路。CXL以核黄素作为光敏剂,应用370 nm紫外线对角膜进行局部照射,刺激胶原蛋白交联,增加角膜硬度。应用该技术,对于进展性圆锥角膜、难治性角膜溃疡、术后角膜扩张病等角膜病有了新突破。

CXL不仅是可以增加角膜厚度的创伤小的方法,而且是可以增加角膜组织生物力学稳定性和防止角膜水肿进展的手段。另外,也有相关证明其在阻止圆锥角膜进展中的有效性。就目前角膜交联术来说,角膜厚度低于400 μm是发生并发症的最危险因素。从安全角度考虑,为了阻止紫外线进入基质深层、角膜内皮层和晶状体内,在角膜上皮细胞移植后要求角膜基质厚度不得低于400 μm,但大多数圆锥角膜和准分子激光术后角膜基质厚度低于400 μm,所以Hafezi等使用一种低渗性核黄素的方法来增加角膜基质。但是,在一个薄的进展性圆锥角膜病例中使用这种方法却失败了。Gu等为了进一步评价这种方法,观察了用低渗性核黄素治疗的薄角膜患者的角膜早期变化,他们在CXL术前增加角膜基质厚度后,在术后3个月却发现角膜内皮细胞密度有显著下降,可能原因是紫外线光聚焦不正确引起的,其他无不良内皮细胞反应和内皮细胞相关炎症。但在一个角膜上皮移除后的角膜厚度为371 μm的患者使用该种方法3个月后,角膜厚度增加到412 μm,他们猜测可能的原因是胶原蛋白直径的增加。由他们的结论得出,低渗性核黄素的CXL是一种有前途的治疗方法。

临床亦有CXL治疗失败的例子,Ucakhan等用CXL治疗两个Fuchs角膜内皮营养不良的患者却效果欠佳,与其他人用后的疗效有差别,他们认为可能与患者和手术的差异性有关。使用CXL需要考虑几个问题,有文献报道治疗持续的时间不应太长、角膜的透明度应保持不变、交联的作用范围仅限于角膜。针对这些问题,治疗参数的选择如单线态氧、核黄素、紫外线光源等都需要慎重。已有核黄素/紫外线的治疗对圆锥角膜和角膜内皮细胞毒性的报道,故要设定核黄素/紫外线的细胞毒性阈值。CXL的并发症包括术后感染或溃疡、角膜混浊、内皮损伤等。

4. 胶原蛋白与高度近视·人类巩膜的主要成分是胶原蛋白,大部分是 I 型胶原蛋白,胶原蛋白数量及空间结构的改变会引起巩膜生物力学的变化,且巩膜胶原蛋白的各向异性导致不同位置的巩膜材料性能及生物力学特性都不同,而巩膜生物力学在近视的发生发展中又起着重要的作用。很多研究认为近视的发生是巩膜ECM重建的结果,以眼轴过长、巩膜变薄、胶原蛋白紊乱为特征。ECM在结缔组织重建和生化改变中发挥重要作用,而胶原和与胶原结合的整合素受体家族是ECM最重要的组成部分。有学者发现胶原蛋白会随着基质金属蛋白酶(matrix metalloproteinase, MMP)活性的增高而被降解。此外,巩膜较大直径的胶原蛋白和较小直径的胶原蛋白的数量比例变化也导致近视眼巩膜生物力学的改变。可见,胶原蛋白的结构变化与近视的发生关系密切。

Wollensak等认为,由于各自的生物力学的改变,圆锥角膜和近视的角膜、巩膜可能有相同的特征,可以用相似的治疗方法即使用核黄素/紫外线照射后增加它们的硬度。Zhao等也认为可以通过UVA核黄素交联增加巩膜硬度阻止近视的进展,还研究了对光的扩散过程和饱和的判断,并介绍了在交联治疗中核黄素的影响、直接紫外损伤、光化学损伤及预防副作用的影响。

5. 胶原蛋白与晶状体疾病·国外Danysh等发现COL Ⅳ和层粘连蛋白是晶状体囊的主要成分。Cammas等实验发现,整合素(integrin-linked kinase, ILK)在ECM组成、纤维迁移和细胞存活中的作用。另外,ILK缺失后COL Ⅳ和层粘连蛋白表达但不连续和扩散,这表示是一个杂乱无章的基底膜。研究结果还显示,ILK是粘连蛋白基质的沉积和纤维形成所必需的。这说明胶原蛋白的改变与 ILK 的关系密切,晶状体混浊与胶原蛋白变化有关。

6. **胶原蛋白与玻璃体疾病**·玻璃体是眼球内最大的结构,占其 80% 的容积。玻璃体主要分子成分是胶原蛋白和透明质酸,其胶原蛋白中 80% 是 COL Ⅱ,COL Ⅳ 交联于胶原蛋白纤维的表面,COL Ⅴ/Ⅺ 组成玻璃体胶原蛋白的核心部分。COL Ⅱ 是一种可溶性前体,在细胞内合成,一端是氨基酸肽,另一端是羧基前肽。在特殊蛋白酶的作用下,前体胶原蛋白两端的肽端分裂合成为胶原蛋白多肽。由于在人类体中,COL Ⅱ 主要存在于玻璃体和关节内,故在 Sticker 综合征会出现眼部和关节的 Ⅱ 型胶原蛋白分子的转变。通过测量 COL Ⅱ C-肽和透明质酸水平在黄斑裂孔玻璃体切除术后的玻璃体和玻璃体液评估玻璃体代谢,得出患有黄斑裂孔的患者在玻璃体切除术前后 COL Ⅱ 可持续分泌到玻璃体腔。Itakura 等首次证明玻璃体切除前后 COL Ⅱ C-肽以相似的水平分泌到玻璃体腔,他们推测玻璃体 COL Ⅱ C-肽水平可能反映眼 Ⅱ 型前胶原蛋白新的合成。

7. **胶原蛋白与结膜松弛症**·1998 年 Meller D 等提出 CCh 的病理过程可能是由胶原纤维的融解、弹力纤维的减少导致的假说。张兴儒等通过对 CCh 的组织病理学观察发现在 CCh 固有层中弹力纤维染色显示弹力纤维明显减少,几乎消失。李轶捷等在实验中发现 CCh 球结膜固有层胶原蛋白原纤维稀疏、紊乱、松散,可见局部点状变性、部分断裂,并出现局灶性融解消失,在 CCh 筋膜层胶原原纤维严重缺失。张兴儒等报道 CCh 患者的结膜组织在透射电镜下亦见固有层胶原原纤维稀疏、松散,局部点状变性,成纤维细胞坏死,周边胶原原纤维断裂、扭曲,排列稀疏、松散,部分缺失。张兴儒等收集了 17 例 CCh 松弛结膜组织,通过 HE 染色和 Verhoeff 弹力纤维染色发现松弛结膜组织固有层中弹力纤维明显减少,又通过 Masson 三色染色和 Mallory 磷钨酸苏木素染色显示部分患者出现固有层胶原蛋白变性。所以,CCh 的形成与弹力纤维变性和胶原蛋白的融解交替出现有关。Watanabe 等从 44 例结膜松弛症患者的一部分眼睛结膜中发现了有微观淋巴和弹性纤维;Elastica van Gieson(EVG)染色显示了稀疏的胶原蛋白组合。另有 3 张 100 μm 高倍镜显示的 EVG 染色标本,一张是代表性的表达冗余的结膜松弛,显示弹性纤维分散和稀疏组合的胶原蛋白;一张是一位 32 岁女性的正常结膜,显示有少量弹性纤维分散和大量胶原蛋白;一张是一位 13 岁男孩的正常结膜,显示没有弹性纤维分散,有大量排列规则的胶原蛋白。可见,胶原蛋白、弹性纤维的数量和质量的改变与年龄相关的结膜松弛症的发生有一定的关系。

七、热休克蛋白

结膜松弛症患者松弛结膜组织病理学研究显示结膜松弛症结膜组织发生弹力纤维变性。弹性组织变性是睑裂斑、翼状胬肉等的组织病理学特征,是以紫外线为主的光线引起的光化学损害的标志。研究还表明,结膜松弛症还和眼表面的炎症有关。无论是紫外线等光线还是炎症,或两者共同作用或联合其他因素,都可能会作为应激原诱导结膜细胞产生应激反应。热休克蛋白（heat shock proteins, HSPs）是应激原刺激细胞发生热休克反应（heat-shock response, HSR）后一组特殊基因被激活表达所产生的一组蛋白质。热休克蛋白的产生是细胞的一种自身保护防御机制。热休克蛋白主要是帮助新生蛋白质折叠、移位、维持和受损蛋白质的修复、移除和降解，并可能参与应激后的免疫反应。

刘晔翔等收集结膜松弛症、翼状胬肉、正常人球结膜组织，通过RT-PCR的方法分别观察HSP27、HSP40、HSP70表达情况。结果发现HSP27的平均CT值结膜松弛症组为 8.294 ± 0.386，翼状胬肉组为 6.538 ± 0.456，正常对照组为 4.745 ± 0.562。和对照组相比，结膜松弛症组和翼状胬肉组的表达上调，差别均有统计学意义（$P < 0.05$），而HSP40和HSP70的表达，结膜松弛症组及翼状胬肉组和正常对照组相比均无明显增加（$P > 0.05$）（表5-1，图5-14 ～图5-16）。

研究表明，结膜松弛症患者的结膜发生弹力纤维变性，弹性纤维减少。由于类似的弹力纤维变性可以发生在睑裂斑及翼状胬肉中，而睑裂斑常和结膜松弛症相伴出现。弹力纤维变性是光化学损伤的标志。由此人们认为，结膜松弛症和光损伤尤其是和紫外线损伤有关。然而光损伤不应是结膜松弛症发生的唯一机制。Erdogan等的研究发现，结膜松弛症患者的泪液中白细胞介素-6（IL-6）和白细胞介素-8（IL-8）的表达增加；Meller D等的研究发现白细胞介素-1β（IL-1β）和 肿瘤坏死因子α（TNF-α）与结膜松弛症的发生有关。这些研究提示，结膜的炎症可能和结膜松弛症的发生有关。结膜松弛症患者所表现的松弛的结膜组织过多的临床特征提示细胞外基质的降解酶可能参与结膜松弛症的致病。随着分子生物学和细胞生物学等学科的发展，使人们进一步认识到，基质金属蛋白酶（matrix metalloproteinases, MMPs）家族是调控细胞外基质的重要蛋白酶，这些酶可以由包括成纤维细胞在内的多种细胞合成和分泌。Li D等通过对培养的结膜松弛症成纤维细胞的研究发现，结膜松弛症成纤维细胞的MMP-1和MMP-3表达增加。MMP-1是一种胶原酶，可以降解Ⅰ、Ⅱ、Ⅲ型等胶原，而MMP-3是一种基质融解酶，其可以降解Ⅲ、Ⅳ、Ⅴ型等胶原。MMP-1和MMP-3的共同作用放大其蛋白降解作用，使胶原纤维和弹力纤维发生降解。结膜成纤维细胞MMP$_s$表达发生的改变可能参与了结膜松弛症的发生和发展。结膜松弛症的可能致病因素如光化学损伤和结膜的炎症是如何激活结膜成纤维细胞的细胞信号通路，使其增加表达相关的金属基质蛋白酶，使结膜弹力纤维变性，从而形成结膜松弛，目前还没有相关的研究报道。无论是光化学损伤还是结膜炎症，对于结膜细胞来说，都是一个应激反应的诱发因素。Berra A等的研究发现，角膜结膜炎时，炎性介质的释放，结膜细胞表达HSP27、HSP70和HSP90增加。热休克蛋白激活ERK和JNK信号通路一方面使MMP-1和MMP-3的表达增加，同时通过炎性因子的释放而使炎性因子释放增多，从而加强细胞的炎症。刘平等的研究发现，培养的成纤维细胞热休克后MMP-1表达增加。因应激反应产生的热休克蛋白通过抑制细胞凋亡而对细胞起到保护作用，同时可能会影响细胞原有的功能。对于结膜松弛症而言，在结膜细胞因光化学损伤、感染等诱发因素而发生应激反应后，因金属基质蛋白酶的表达增加而使其纤维化过程增强。瘢痕性类天疱疮（ocular cicatricial pemphigoid, OCP）患者结膜HSP27表达增加，表明此类患者热休克蛋白表达增加的同时，其结膜呈现纤维化改变。无论是正常结膜组和翼状胬肉组及结膜松弛症组，还是翼状胬肉组和结膜松弛症组，HSP的表达均有统计学差异（表5-1，图5-14～图5-16），亦说明可能是结膜细胞在光化学损伤、感染等诱导下发生应激反应，HSP27表达增加，一方面是对结膜细胞的一种保护机制，同时使结膜发生了纤维性改变。虽然目前还不能明确这种纤维化改变的具体机制是什么，是否如HSP在OCP中所扮演的角色一样，因其参与免疫应答的抗原递呈、免疫识别而诱导细胞免疫，但是至少可以肯定，HSP27在翼状胬肉和结膜松弛症的发生和发展中起到了一定的作用。人们已经知道，HSP70具有重要的生物学功能，其表现为在应激条件下维持细胞必需的蛋白质空间构象，保护细胞生命活动，以确保细胞生存，而且在未折叠新生多肽链、多蛋白复合物的组装和跨膜运输、转位、蛋白质降解，细胞内蛋白质合成后的加工过程，细胞骨架和核骨架稳定等基本功能方面发挥重要作用。HSP40家族蛋白都含有一个氨基酸序列高度保守的J结构域，J结构域是HSP40和HSP70相互作用的位点，HSP40调节HSP70的ATP酶活性，使得HSP70完成蛋白折叠功能，因此HSP40主要是辅助HSP70的作用。作者没有观察到翼状胬肉及结膜松弛症和正常结膜组织在表达HS740和HSP70上存在显著性差异，提示HSP40和HSP70在结膜细胞处于应激状态时的表达主要是防止细胞的应激性损伤，而非主要通过加强其免疫应答等反应而使结膜纤维化程度增高。仅就结膜细胞应激对翼状胬肉和结膜松弛症的作用而言，抑或可认为，是HSP27和HSP70间的失平衡所致。当然，翼状胬肉和结膜松弛症的发生和发展，其致病因素和作用机制十分复杂，远非仅仅细胞应激及HSP27和HSP70的失衡能够完全解释。而且这种失衡是如何导致疾病的产生和发展，还需要进一步的研究，如在应激过程中，结膜呈纤维化改变是否和结膜的免疫反应有关，免疫反应是否加强，如果增强，是以体液免疫为主还是以细胞免疫为主以及免疫反应是如何导致结膜纤维化的发生等，都是以后进一步研究的方向。

表5-1　RT-PCR HSP基因的相对表达量

分　　组		△CT值 ±S		
	n	HSP27	HSP40	HSP70
正常对照	17	4.745 ± 0.562	6.981 ± 0.369	9.492 ± 0.656
翼状胬肉组	15	6.538 ± 0.456[a]	7.79 ± 0.412[c]	8.887 ± 0.564[e]
结膜松弛症组	16	8.294 ± 0.386[b]	7.01 ± 0.478[d]	9.297 ± 0.602[f]

[a]$P = 0.0066$, Control *vs* Pterygium; [b]$P = 0.0022$, Control *vs* Conjunctivalasis; [c]$P = 0.26$, Control *vs* Pterygium; [d]$P = 0.42$, Control *vs* Conjunctivalasis; [e]$P = 0.39$, Control *vs* Pterygium; [f]$P = 0.58$, Control *vs* Conjunctivalasis.

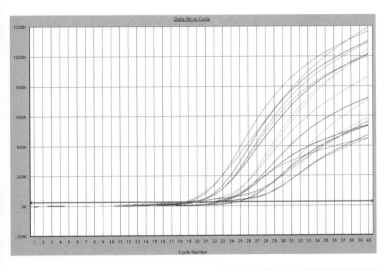

图5-14 正常结膜组织RT-PCR
荧光强度曲线图

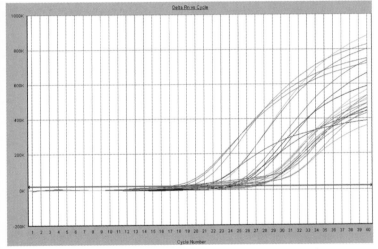

图5-15 翼状胬肉结膜组织RT-
PCR荧光强度曲线图

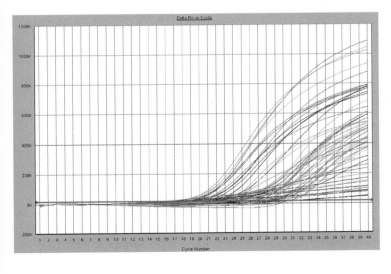

图5-16 结膜松弛症结膜组织RT-
PCR荧光强度曲线图

第六章
结膜松弛症的临床表现

结膜松弛症多发生于老年人,但也有年轻人发病的报道,如有文献报道15岁青年患有结膜松弛症。病变常累及双眼,无性别差异。松弛结膜最常发生于眼球下方中央部,其次是内侧、外侧。松弛的球结膜因过多而不能紧贴着眼球移动,形成皱褶,多夹在眼球与下睑缘之间,严重者松弛结膜甚至突出而跨在下睑缘上(图6-1)。患者常主诉眼部干涩、异物感、泪溢。眼球上转时松弛球结膜明显减轻或消失,眼球下转时松弛球结膜明显。严重病例常有刺痛感、灼痛感,突出在下睑缘上的松弛结膜下有出血或小溃疡,眼表知觉敏感度下降。长期泪液浸渍还可引起慢性刺激性结膜炎、下睑和面颊部湿疹性皮炎。患者不断擦拭眼泪会损伤眼表,加重泪溢症状(图6-2)。

结膜松弛症的临床表现依病情的严重程度而有差异。有些患者虽有明显的松弛结膜堆积在眼球与下睑缘之间,但并无明显不适;有些患者仅在下泪小点区域有松弛结膜堆积,

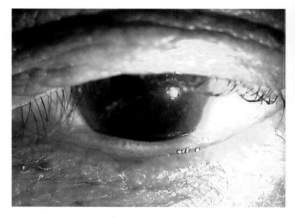

图6-1 结膜松弛症

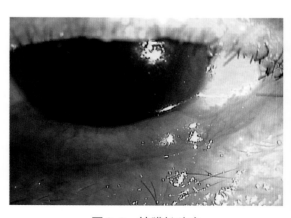

图6-2 结膜松弛症

就会出现明显的泪溢、眼刺激症状（图6-3）。

轻度患者有结膜松弛引起的干涩或异物感或泪溢等相关症状。裂隙灯检查见球结膜松弛成皱褶夹在眼球与下睑缘之间，在原位眼时明显，当眼球下转时加重，上转时减轻（图6-4）。松弛的结膜引起泪河异常、泪膜不稳定，检查可见BUT缩短。眼表暴露区琥红染色、荧光素染色呈阳性（图6-5），泪液溶菌酶含量降低，印迹细胞学检查示眼表上皮细胞鳞状化生改变。

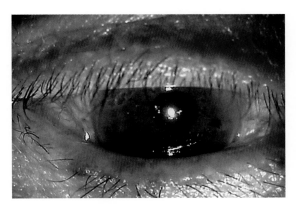

图6-3 内眦部及外眦部结膜松弛症

中度患者常有结膜松弛引起的干涩、异物感、泪溢等相关症状。裂隙灯检查见松弛结膜成多层皱褶夹在眼球与下睑缘之间，在原位眼时部分松弛结膜骑跨在下睑缘上，松弛结膜充血、水肿。松弛结膜常堵塞下泪小点开口处，泪河残缺不全，泪液排泄迟缓，泪膜不稳定（图6-2）。泪液动力学检查示泪液清除延迟，泪液功能指数下降。眼表暴露区琥红染色呈阳性，眼表印迹细胞学检查示眼表上皮细胞鳞状化生改变明显。

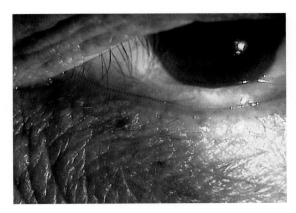

图6-4 结膜松弛症荧光素染色

重度患者除结膜松弛引起的干涩、异物感、泪溢等常见症状外，还伴有灼痛感、刺痛、畏光等相关症状。疼痛为突然出现的短暂刺痛，可间歇性反复出现，向下注视时加重（图6-6）。引起疼痛的原因可能是眼睑闭合对松弛结膜的挤压摩擦所致。裂隙灯检查见松弛

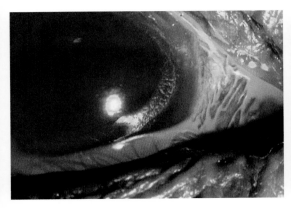

图6-5 结膜松弛症Ⅱ级荧光素染色（钴蓝光下）

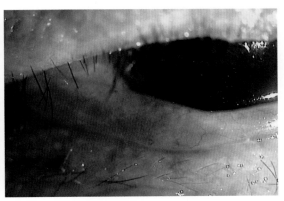

图6-6 外眦部及下方结膜松弛症

结膜堆积并暴露于下睑缘外，突出在下睑缘上的松弛结膜充血、水肿，甚至有结膜下出血或小溃疡形成，部分病例出现下方角膜干凹斑、溃疡。看不到泪河，泪膜稳定性和泪液排出明显异常。

　　结膜松弛可能是结膜松弛症的早期病变。松弛结膜未引起眼表泪液动力学异常，患者常无眼部不适、流泪等主诉。结膜松弛并不一定会发展为结膜松弛症。

第七章
结膜松弛症诊断及分级标准研究

第一节　结膜松弛症的诊断

一、结膜松弛症诊断

结膜松弛症的临床诊断主要依据：① 患者眼部出现干涩、异物感，合并泪溢等症状；② 裂隙灯显微镜检查可见松弛的球结膜堆积在眼球与下睑缘、内眦部、外眦部之间（图7-1）；③ 出现泪液动力学异常，如泪膜不稳定、泪河残缺、泪液清除延缓等。

对于严重病例，因松弛结膜堆积和暴露，患者常主诉突然出现短暂刺痛，间歇性反复出现，检查可发现下方结膜下出血，下方角膜溃疡。

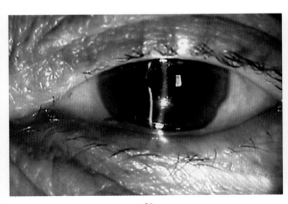

Ⅰ级

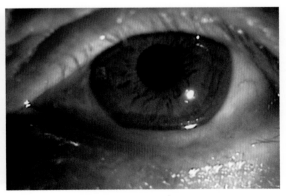

Ⅱ级

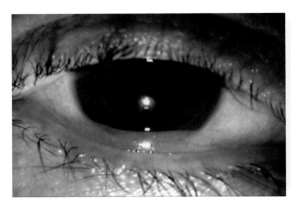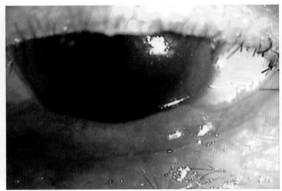

Ⅲ级　　　　　　　　　　　　　　　　　　Ⅳ级

图7-1　不同级别的结膜松弛症

由于结膜松弛症的程度不同,患者的症状和体征各有差异,可有无症状性结膜松弛症和有症状性结膜松弛症之分。诊断结膜松弛症的关键是裂隙灯检查见松弛的球结膜堆积在眼球与下睑缘、内眦部、外眦部之间,并结合引起眼表泪液动力学异常的检查及实验室检查也容易诊断此病。Koray gumus通过OCT测量泪河及结膜松弛横断面面积来诊断结膜松弛症,并比较其手术疗效,被视作结膜松弛症诊断及检测的客观临床诊断性成像方法。

二、结膜松弛症的鉴别诊断

结膜松弛症与干眼、过敏性结膜炎、慢性结膜炎、沙眼等其他眼表病变患者症状十分相似。主要为眼部不适症状,包括干涩感、异物感、灼热感、痒感、畏光、眼红、视物模糊、视力波动、视疲劳等,在临床上易混淆而引起误诊、漏诊。临床医师要重视症状的询问,仔细进行临床检查,认真鉴别诊断,充分利用临床检测和实验室检查仪器,并把裂隙灯眼表检查作为常规,针对每个病例谨慎确定诊断依据。

（一）生理性结膜改变

在一些生理状态下,特别是高龄老人,眼部可以出现无任何症状,且无任何并发症的单层、细小的结膜皱褶。因此,人们常将结膜松弛症初期病变误认为是衰老过程并发的生理表现,因而忽视其重要性。但是,到了有临床意义的结膜松弛症期,将出现明显的干涩、异物感、泪溢症状,且可能进行性加重,足以鉴别。

（二）干眼

干眼是目前最为常见的眼表疾病,医学上的定义是:由于泪液的量或质的异常引起的泪膜不稳定和眼表面的损害,从而导致眼不适症状的一类疾病。在文献中关于干眼的名词有两个:角结膜干燥症及干眼。为了统一,1995年美国国立眼科研究所干眼研究组讨论后将干眼与角结膜干燥症作为同一概念,均称为干眼。在我国关于干眼的名词有干眼症、干眼病、结膜干燥症等。干眼是一连续的病理过程，病情由轻到重连续发展，且轻、中重度之间无明显的分界线。一般来说，任何有症状或合并体征均应诊断为病理状态，如美国的一些地区对干眼的诊断标准为只要患者出现干眼相关的症状（不管有无体征）均可诊断（图7-2）。

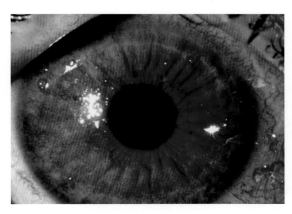

图7-2　干　眼

我国目前可采用的名词及相应的标准为：① 干眼症：指患者具有干眼的症状但无干眼的各种体征的情况，尤其是无眼表的损害，无引起干眼的局部及全身性原因。这些症状可能为一过性，如偶尔看书或用电脑引起的眼部不适，但只要经过休息或短暂应用人工泪液则恢复正常。② 干眼病：是指患者不仅具有干眼的症状及体征，且有引起干眼的局部或全身性原因。③ 角结膜干燥症：指由于Sjögren综合征引起的眼表改变，为干眼病中的一种，此类诊断应放在干眼病中。所谓干眼，是干眼症及干眼病的总称。

干眼的常见症状包括干涩感、异物感、烧灼感、痒感、畏光、眼红、视物模糊、视力波动等。其中不少也是结膜松弛症的常见症状，而且有些患者又同时罹患干眼和结膜松弛症。因此，对这两种疾病的鉴别诊断必须谨慎。主要的鉴别点是体征和辅助检查，除了泪膜破裂时间缩短外，干眼的诊断还需要有泪液分泌实验、眼表染色、活检及印迹细胞学检查、泪液渗透压等。

刘祖国将干眼分为蒸发过强型、水液缺乏型、黏蛋白缺乏型、泪液动力学异常型及混合型5种类型。结膜松弛症由于松弛结膜引起眼表的泪液动力学异常而发生干眼，是一种特殊类型的干眼，应该与其他干眼相鉴别。诊断时在裂隙灯下注意观察球结膜是否松弛堆积在下眼睑、内眦部、外眦部而影响泪河及眼液的排出就容易鉴别。

（三）结膜水肿

在炎症、外伤、过敏等病变下，球结膜可以出现异常的水肿，从而产生结膜高于下睑缘水平的状态。此时，应仔细询问病史和进行体格检查。结膜松弛症患者一般无病原接触史和外伤史，仅少数曾有下睑手术史。在裂隙灯生物显微镜下，结膜松弛症者的球结膜无水肿样异常反光，一般不伴有大量脓样或黏液样分泌物。早期至中期结膜松弛症患者症状以干涩、异物感、泪溢为主，很少出现视力骤降、剧烈眼痛、结膜下出血、角膜病变等。只有到了后期，发生眼闭合不全时，才会出现特征性的眼痛、边缘性角膜溃疡和结膜下出血。眼痛是突然、尖锐且短暂的，伴随眼睛向下注视的动作而加重。一般认为眼痛产生的主要原因是在眨眼过程中，眼睑对多余松弛水肿结膜的压迫（图7-3）。边缘性角膜溃疡可能与表层巩膜炎相关。结膜下出血可能产生于眼睑运动过程中与脆弱的、炎症状态下的结膜组织摩擦（图7-4）。

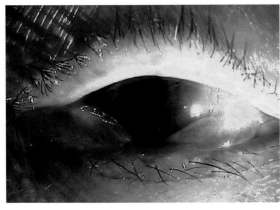

图7-3 球结膜水肿明显

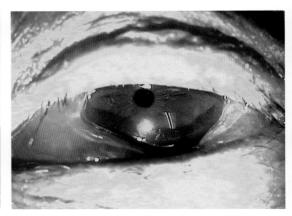

图7-4 球结膜水肿伴少量结膜下出血

（四）下睑及泪器病变

由于下睑病变、外伤和手术，患眼可出现下睑退缩、痉挛等表现，暴露出球结膜，形成"结膜多余"的假象。结合病史及仔细检查眼睑和结膜征象，鉴别并不困难（图7-5）。对于出现流泪及眼刺激症状的结膜松弛症患者，需排除引起流泪的其他疾病，如倒睫、睑内翻、睑外翻、泪小点狭窄、闭锁及泪道阻塞等（图7-6）。

泪器病变可以导致泪河残缺或缺如、泪小点闭塞等。中度的结膜松弛症患者也可以具有类似体征，但一般都伴有短暂的、不持续的泪溢，在眼睛向鼻侧注视时加重。可资鉴别。

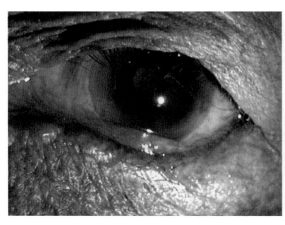

图7-5 睑内翻合并结膜松弛症滤色片

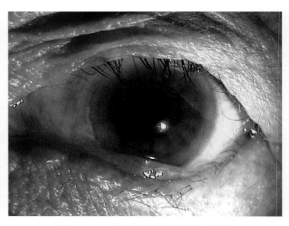

图7-6 睑内翻合并结膜松弛症

（五）结膜炎

结膜炎（conjunctivitis）是最常见的眼病，自觉症状常有眼部异物感、发痒和流泪等；当角膜受累时，可出现疼痛和畏光。检查见结膜充血、水肿，当球结膜水肿严重时可突出于睑裂外，酷似结膜松弛，在临床上要注意鉴别。

1. **超急性细菌性结膜炎**·淋球菌性结膜炎多见。常见于新生儿，发病时有畏光、流泪等症状，结膜显著充血、水肿，球结膜水肿呈堤状围绕于角膜，重者突出于睑裂外（图7-7）。

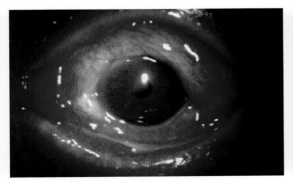

图7-7　超急性细菌性结膜炎

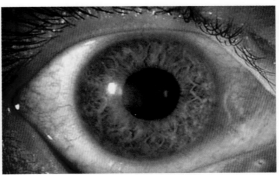

图7-8　过敏性结膜炎

2. **过敏性结膜炎**·有药物或其他过敏原接触史，眼部瘙痒、眼睑水肿和肿胀、结膜充血和水肿；脱离过敏原后，症状和体征迅速消退。局部短期滴用糖皮质激素滴眼液疗效明显，结合病史可鉴别（图7-8）。

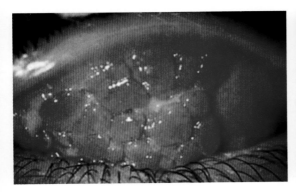

图7-9　春季角结膜炎

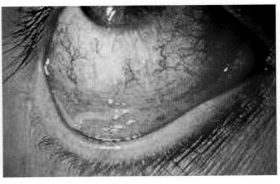

图7-10　流行性角结膜炎

3. **春季角结膜炎**·男性青年好发，季节性反复发作，奇痒；睑结膜乳头铺路石样增生、角膜盾形溃疡或角膜缘部Horner-Trantas结节；结膜刮片中发现嗜酸性粒细胞和嗜酸性颗粒可明确诊断（图7-9）。

4. 流行性角结膜炎·腺病毒引起,主要症状有眼红、疼痛畏光,伴有水样分泌物。眼睑水肿,结膜充血水肿,可出现滤泡和结膜下出血,伪膜,角膜弥散性斑点状上皮浸润。常伴耳前淋巴结肿大和压痛。结膜刮片见大量单核细胞可明确诊断(图7-10)。

5. 慢性结膜炎·自觉痒、异物感、眼疲劳等,晨起内眦部有分泌物,白天眦部可见泡沫状分泌物,结膜充血,睑结膜出现少量乳头增生和滤泡形成,炎症持续日久者结膜可肥厚,症状和体征可明确诊断(图7-11)。

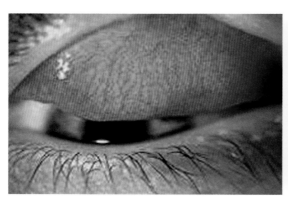
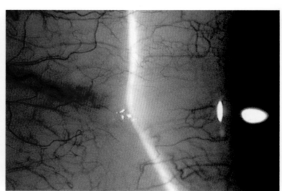

图7-11 慢性结膜炎   图7-12 睑裂斑

(六)睑裂斑

睑裂斑(pinjuccula)是一种黄白色、无定型样沉积的结膜变性损害,出现在睑裂区近角膜缘的球结膜上皮下。在睑裂部位接近角膜缘处的球结膜出现三角形略隆起的斑块,三角形基底朝向角膜,宽度为2～3 mm。病变多位于鼻侧,开始时呈灰色,以后逐渐变为黄白色(图7-12)。

第二节 结膜松弛症的分级标准研究

一、结膜松弛症的临床分级研究历程

结膜松弛症各种临床问题会随着结膜松弛症的严重程度而产生。结膜松弛症会因患者眼部的刺激症状而使诊断变得复杂,临床的情况不尽相同,可以是轻度阶段的不稳定泪膜,或是中度阶段的泪液流出受阻,或重度阶段的眼球暴露。不同程度的结膜松弛症,其治疗方案是不尽相同的,正确的分级有利于优化诊治方案。因此,建立一套客观的、可信

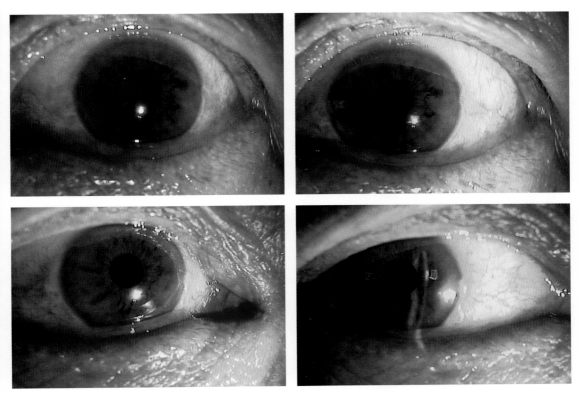

图7-13　不同结膜松弛症表现

的结膜松弛症分级系统是十分必要的(图7-13)。

1. 早期临床分级标准·1995年德国眼科医生Höh研究发现平行于睑缘的松弛结膜皱褶与结膜松弛症的严重程度呈正相关。根据松弛结膜的皱褶数量与泪河高度的关系提出了LIPCOF(lid-parallel conjunctival folds)分类。LIPCOF分类是以松弛的结膜皱褶数和皱褶高度为基础的。0级为无明显皱褶；Ⅰ级为单层的小皱褶；Ⅱ级为超过2个皱褶，但高度未超过泪河高度；Ⅲ级为多个皱褶并且高度超过泪河高度。然而,松弛结膜的位置常常发生变化,且皱褶的大小也会因眼球运动而变化。轻度结膜松弛症患者,多余的皱褶会因眼球的外展而得到改善；进展期结膜松弛症患者,皱褶可能覆盖下方角膜缘,见表7-1。

表7-1　Höh的LIPCOF结膜松弛症诊断与分级标准

分　　级	皱褶数量以及与泪河高度的关系
0	未见连续性皱褶
Ⅰ	单层的小皱褶
Ⅱ	超过2个皱褶但高度未超过泪河高度
Ⅲ	多个皱褶并且高度超过泪河高度

2. 中期临床分级标准·1999年Eifrig认为结膜松弛症可以通过患者平视前方时结膜在角膜下方的突出程度、眨眼时结膜血管的移动速度来粗略确定。患者平视前方时，松弛的结膜突出，堆积在下眼睑的边缘时为Ⅰ级；松弛的结膜突出、堆积到角膜下缘为Ⅳ级，Ⅱ、Ⅲ级突出程度介于两者之间。眨眼时结膜血管迅速移动回到原位为Ⅰ级，眨眼时结膜血管回到原位的速度非常缓慢为Ⅳ级，Ⅱ、Ⅲ级介于两者之间，见表7-2、图7-14和图7-15。

表7-2 Eifrig结膜松弛症分级

分 级	结膜在角膜下方的突出程度	眨眼时结膜血管的移动速度
Ⅰ级	松弛的结膜突出，堆积在下眼睑的边缘	眨眼时结膜血管迅速移动回到原位
Ⅱ级、Ⅲ级	Ⅱ、Ⅲ级突出程度介于Ⅰ、Ⅳ级之间	Ⅱ、Ⅲ级介于Ⅰ、Ⅳ级之间
Ⅳ级	松弛的结膜突出、堆积到角膜下缘	眨眼时结膜血管回到原位的速度非常缓慢

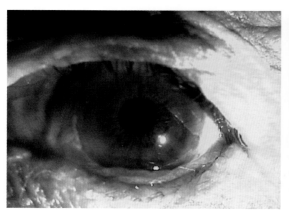

图7-14 结膜松弛症Ⅱ级

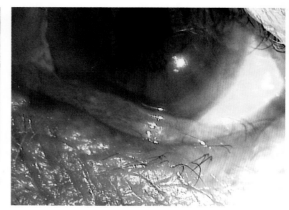

图7-15 结膜松弛症Ⅲ级

1998年Meller和Tseng等提出了一套结膜松弛症分级标准，单纯依靠医师检查发现的眼部体征，根据松弛结膜的位置、皱褶高度、泪小点是否闭塞、眼球向下注视时皱褶变化、手指向眼球加压时松弛结膜皱褶高度和范围的改变等指标进行分级，如表7-3。在具体应用该分级标准时，首先确定多余的结膜对应下眼睑的位置，是单个部位、2个部位、还是全下睑部位都存在松弛结膜，对应角膜缘鼻侧、颞侧垂直于下睑缘的直线交于下睑缘的位置，一般将之分为鼻侧（N）、中央（M）和颞侧（T）三个部位。然后，对于不同的位置（N、M、T），进一步按照结膜皱褶与泪河高度之间的关系分级。如果病变部位在鼻侧的话，观察其是否闭塞泪小点而分类。最后，对于各个部位，根据眼睛向下注视和适当指压时病变高度和范围的增加、不变或者减少再分类。

表7-3　Daniel Meller和Scheffer Tseng提出的结膜松弛症分级标准（1998年）

位　置	皱褶与泪河高度的关系	泪小点闭塞	向下注视时的改变	指压时的改变
0：无 1：1个部位 2：2个部位 3：全眼睑	A：低于泪河高度 B：等于泪河高度 C：大于泪河高度	O+：鼻侧病变且闭塞泪小点 O−：鼻侧病变但不闭塞泪小点	G↑：病变高度/范围增加 G↔：病变高度/范围不变 G↓：病变高度/范围减少	P↑：病变高度/范围增加 P↔：病变高度/范围不变 P↓：病变高度/范围减少

Meller和Tseng分级标准对临床医师认识结膜松弛症的意义是重大的，这是第一个考虑了松弛结膜与泪河、泪点关系，以及动态改变的系统分类，表述全面且严密，此后的不少结膜松弛症临床或流行病研究都采用了该标准。但随着研究的不断深入，人们也发现该标准的最大缺陷在于仅考虑体征，未将症状列入。譬如，在一些生理状态下（如衰老），眼部可以出现无任何症状，且无任何并发症的单层、细小的结膜皱褶，根据该标准，该眼就将被定为Ⅰ级结膜松弛症病变。这些情况与我们的临床实际情况并不符合，同时还有可能造成受检查者不必要的恐慌。此外，该分级标准也略显复杂，记录繁复，不适合于大规模人群观察。

3. 目前临床分级标准·2001年，我国的张兴儒教授经过多年临床观察和实践，并结合LIPCOF标准、Meller和Tseng分级标准，凝练提出了一套新的结膜松弛症诊断标准。十多年来，经过不断的修订和再实践，该标准日趋完善和精炼。

目前新修订的分级标准见表7-4。该标准将结膜皱褶与泪河高度的关系（F）作为基本诊断指标（类似LIPCOF标准），将症状（S）、泪小点闭塞和泪河状态（O）、向下注视时松弛结膜的改变（G）和泪膜破裂时间（B）作为辅助诊断指标。每个指标分为0～Ⅳ级，共5档。其中"症状"指标由受检查者自行评级，包括眼部干燥感、异物感和泪溢3个症状。在评分者具体分级时，如果检查对象符合F2＋S2；或者F2＋（O2、G2、B2中任意2项），即可诊断为Ⅱ级。从Ⅱ级到Ⅳ级，定名为"有临床意义的结膜松弛症"。

表7-4　张兴儒结膜松弛症诊断与分级标准（FSOGB）

分级	必备诊断分级条件	辅助诊断分级条件			
	松弛结膜皱褶（F）	症状（S）*	泪河（O）	向下注视时结膜松弛症程度（G）	BUT（B）
0	未见连续的皱褶	无症状	泪河完整	不变	≥10
Ⅰ	细小单层皱褶、未超过泪河高度	无症状	泪河高度≤0.3 mm	不变	≥10
Ⅱ	明显、多层、皱褶超过泪河高度	有症状	泪河部分残缺	加重	6～9
Ⅲ	皱褶骑跨或覆盖下睑缘	症状明显	泪河残缺	明显加重	4～5
Ⅳ	松弛结膜皱褶影响眼睑闭合，可合并眼球暴露	症状严重	无泪河	严重加重	≤3

注：*指溢泪、异物感、干涩、刺激。

松弛结膜皱褶轻重（folds versus tear meniscus height, F）为必备诊断与分级条件，症状（symptoms, S）、泪河（punctual occlusion and tear meniscus height, O）、向下注视时结膜松弛程度（height/extent of chalasis changes in downgaze, G）、BUT（B）作为辅助诊断分级条件。结膜松弛症的诊断按照以下标准：若患者的临床表现符合F2＋S2或F2＋O2、G2、B2其中的两种，则诊断为结膜松弛症Ⅱ级，结膜松弛症的分级有0、Ⅰ、Ⅱ、Ⅲ、Ⅳ级。Ⅱ、Ⅲ、Ⅳ级诊断为临床有意义的结膜松弛症。双眼中只要有1只眼符合标准则诊断为结膜松弛症患者（图7-16～图7-19）。

与Meller和Tseng分级标准相比，张兴儒提出的分级标准更简单，对泪河、BUT进行量化表述，对泪液排出异常的原因按部位表述，容易为医学工作者掌握使用。此外，该标准包含了患者的主观症状体验，是第一个真正意义上将结膜松弛症作为一种疾病，而不是单纯体征的分类。

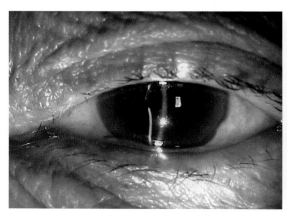

图7-16　松弛的结膜堆积在眼球与下睑缘之间，未超过泪河高度（Ⅰ级）

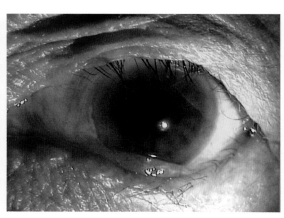

图7-17　松弛的结膜堆积在眼球与下睑缘之间，皱褶明显、多层，超过泪河高度（Ⅱ级）

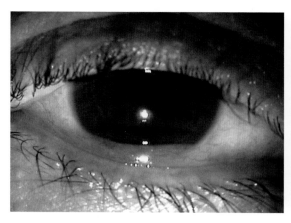

图7-18　松弛的结膜皱褶骑跨在下睑缘上（Ⅲ级）

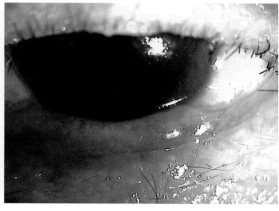

图7-19　松弛的结膜皱褶覆盖在下睑缘上，可影响眼睑闭合，阻碍泪液流向（Ⅳ级）

二、结膜松弛症的临床检查方法

1. 结膜松弛症检查方法·在眼科暗室环境下,让患者休息调整片刻,等待适应环境后,患者自然舒适地将头部放置在裂隙灯上,双眼向正前方平直注视(原位眼或第一眼位)用裂隙灯(弱光)弥漫照明法和直接焦点照明法(最窄光)观察松弛结膜的高度、皱褶多少、部位,与泪小点、角膜、睑缘的关系等,参照症状、向下注视时结膜松弛程度、泪河、BUT、泪液排出等因素,对照结膜松弛症分级标准记录,并按结膜松弛症分级记录中级别最高的一次分级为该患者结膜松弛症分级结果。

2. 结膜松弛症记录方法·松弛结膜皱褶出现在鼻侧(nasal, N)、中央(center, C)和颞侧(temporal, T)三个部位的任何位置,用N、C、T表示结膜松弛解剖部位。

用0、Ⅰ、Ⅱ、Ⅲ、Ⅳ表示结膜松弛轻重分级。

用S(symptoms)表示结膜松弛症症状,用0、1、2、3、4、5表达症状轻重程度。评价的症状按照李青松结膜松弛症流行病学调查症状出现频次作为评价的症状:① 眼干涩;② 眼异物感;③ 泪溢;④ 视物模糊;⑤ 视疲劳;⑥ 眼疼痛;⑦ 眼痒;⑧ 眼红;⑨ 畏光症状。每项积分按症状持续时间计算,全部时间为4分,大部分时间为3分,一半时间为2分,小部分时间为1分,从未出现症状为0分。症状积分表示轻重程度,总分为36分。0表示没有症状,1表示症状轻微,症状积分 ≤ 8分;2表示症状轻度,症状积分为9 ~ 15分;3表示症状明显,症状积分为16 ~ 22分;4表示症状严重,症状积分为23 ~ 29分;5表示症状极严重,症状积分30 ~ 36分。

例如,患者右眼在眼球与下睑缘的内眦部、外眦部松弛结膜皱褶堆积,但在下睑缘中央部无松弛结膜皱褶堆积。鼻侧松弛结膜皱褶明显、多层皱褶,超过泪河高度,泪河部分残缺;颞侧松弛结膜皱褶细小、单层,未超过泪河高度,患者症状积分为17分。该病例结膜松弛症病情记录为 $N_{II}C_0T_IS_3$。

三、结膜松弛症的分级表现

Ⅰ级:患者无结膜松弛引起的泪溢、异物感、干涩等相关的症状。裂隙灯检查见在眼球与下睑缘、内眦部、外眦部之间球结膜松弛成细小的皱褶,在原位眼时不明显,眼球下转时加重,上转时消失。泪河基本完整。松弛结膜对泪膜稳定、泪液流动及排泄无影响。

Ⅱ级:患者有结膜松弛引起的泪溢或异物感或干涩等相关的症状之一。裂隙灯检查见在眼球与下睑缘、内眦部、外眦部之间球结膜松弛成明显的皱褶,在原位眼时明显,当眼球下转时加重,上转时减轻。松弛结膜夹在眼球与下眼睑之间,但未堆积在下眼睑上。泪河残缺不全,松弛结膜对泪膜稳定、泪液流动及排泄有轻度影响。

Ⅲ级:患者常有结膜松弛引起的泪溢、异物感、干涩等相关症状。裂隙灯检查见在眼球与下睑缘间松弛结膜形成多层皱褶,在原位眼时部分松弛结膜骑跨在下眼睑上,有充血、水肿。在内眦部、外眦部有与角膜缘同心排列的多层皱褶,内眦部松弛结膜常堵塞下泪小点开口处。泪河残缺,可见一些蓄积在结膜上的泪液。松弛结膜对泪膜稳定、泪液流动及排泄有明显影响。

Ⅳ级:患者除有结膜松弛引起的泪溢、异物感、干涩等常见症状外,还伴有刺痛感、灼痛感等相关症状,困扰患者生活。裂隙灯检查见松弛结膜改变在Ⅲ级基础上进一步加重,突出表现为下眼睑上松弛结膜充血、水肿,甚至有出血或小溃疡形成等。看不到泪河,仅见蓄积在结膜上的泪液。松弛结膜使泪液流动及排泄障碍,泪膜改变等。

张兴儒等对80例(147眼)结膜松弛症的病例进行分级:Ⅰ级86眼,占58.5%;Ⅱ级29眼,占19.73%;Ⅲ级23眼,占15.65%;Ⅳ级9眼,占6.12%。在临床上,无症状的结膜松弛仍然占大部分,无须手术治疗。

第八章
结膜松弛症治疗学研究进展

　　结膜松弛症有干涩、异物感、泪溢等眼部刺激症状,可给予人工泪液或含有碱性成纤维细胞生长因子(bFGF)的滴眼液或含有重组人表皮生长因子(rhEGF)的滴眼液、自体纤溶酶等。有痒感,松弛球结膜水肿、充血时,可以使用抗组胺类药眼液,也可适量使用含激素眼液。如病变严重,出现因松弛结膜暴露而导致的刺痛、边缘性角膜溃疡及结膜下出血时,睡前可用湿房眼罩或治疗性角膜接触镜,以减少眼部暴露。角膜接触镜可通过位移这些半月形结膜松弛皱褶使它们暂时消失。轻度结膜松弛症可采用保守中医药治疗。

　　如果上述方法治疗无效或结膜松弛症出现疼痛、溃疡或结膜下出血等较为严重的症状,可以考虑手术治疗。目前有以下几种手术方式:结膜新月形切除术;结膜缝线固定术;结膜双极电凝术;半月皱襞松弛切除术;结膜切除羊膜移植术;角膜缘结膜梯形切除术;下睑缘张力减弱术;结膜松弛定量定位切除术等。

　　常用的手术方法有:① 结膜新月形切除术;② 结膜缝线固定术;③ 双极电凝治疗术;④ 下睑缘高张力减弱术。上述手术方法虽然对治疗结膜松弛症都有疗效,但各有缺点,且有不同的适应证。

　　手术治疗结膜松弛症的远期疗效是理想的。但不同的患者应选择不同的手术方法治疗,手术要有个性化要求,严格掌握手术适应证,以恢复眼表的整体结构和功能。虽然不同的手术方法各有优缺点,但选择适宜手术方式治疗结膜松弛症是安全、有效的。

　　结膜松弛症的治疗要注意眼表泪液的整体观念,因为结膜、角膜、泪液及眼睑是相互依赖、相互影响的。在治疗时要全面评估结膜松弛症治疗方案的利弊,最大限度地减少治疗的副作用,力求以最小的损伤取得最佳疗效。目前结膜松弛症的药物治疗应是对症治疗,要防止滥用药物,导致医源性眼表疾病。

第一节 结膜松弛症药物治疗学研究

1. 结膜松弛症的症状与慢性结膜炎、干眼症症状相似，区别就在于结膜松弛症同时伴有松弛的球结膜堆积在眼球与下睑缘之间，临床上结膜松弛症常常伴有眼表的慢性疾病，如结膜的慢性感染性炎症、结膜过敏性炎症、泪道狭窄或阻塞和干眼症等。临床上根据结膜松弛症患者的主要症状和体征采用抗生素滴眼液、皮质激素类滴眼液、非甾体类抗炎眼液、抗过敏类滴眼液和人工泪液等眼药水局部治疗。

2. 结膜松弛症的用药可根据临床表现采用一种或多种眼液

（1）结膜松弛症伴有结膜感染：表现有结膜充血，不同程度水肿，有黏液性或脓性分泌物，用抗生素眼液，如氧氟沙星滴眼液、左氧氟沙星滴眼液、妥布霉素滴眼液、林可霉素滴眼液等。

（2）结膜松弛症伴有过敏性炎症：表现为眼痒明显，结膜充血较轻，水肿较重，分泌物呈线状或丝状，可根据病变程度采用冷敷，用血管收缩剂、抗组胺类滴眼液、稳定细胞剂、非甾体类消炎眼液、糖皮质激素滴眼液等。

（3）结膜松弛症伴有干眼症：患者常有干涩感、异物感、烧灼感、痒感、眼红、视物模糊、不想睁眼等，检查有眼红、泪液分泌减少、泪膜不稳定等。应尽量避免长时间使用电脑，根据病情选用各种人工泪液，严重者可用低浓度糖皮质激素和免疫抑制剂。

（4）结膜松弛症同时伴有角膜炎、翼状胬肉、眼睑内外翻和泪道堵塞：应先治疗相应的疾病。

3. 结膜松弛症患病者多为老年人，老年人往往同时伴有各种眼表疾病，根据每个患者的病情特点选用不同的药物，大多数患者经过一段时间的药物治疗，眼部不适、流泪、干涩、痒感、异物感等自觉症状会明显减轻或消失，还有极少数患者症状改善不明显，这部分患者往往结膜松弛症比较严重，需要手术治疗。

4. 结膜松弛症在中医学上属于"白涩症"的范畴，临床表现主要有眼内干涩不爽，双目频眨，羞明畏光，白睛隐隐淡红，久视后则诸症加重，伴口干少津、腰膝酸软、头晕耳鸣、夜寐多梦、舌红、苔薄、脉细。其病机以肝肾阴虚为主：肝开窍于目，肝脉连目系，肝气通于目，肝和则目能辨五色，泪为肝之液，肝阴不足，目失濡养可致眼干涩不适；肾为水脏，主津液，肾阴不足则目外少润泽之水，内缺充养之液，双目干涩结膜松弛。肝肾阴虚贯穿了结膜松弛症发生发展的全过程，并成为影响本病预后及转归的主要因素。

通过中医学"整体观念"和"辨证论治"的理论为本病的治疗指出了一个新的思维角

度。杞精明目汤在治疗肝肾阴虚型结膜松弛症取得了较好疗效。方剂包括黄精、枸杞子、麦冬、茯苓、炙甘草、旱莲草、川芎。黄精、枸杞子、麦冬滋补肝肾，养阴生津，共同为君药补益先天之精血；水谷精微为精血化生之源，茯苓、炙甘草健脾益气，以助生化；阴虚易生风生内热，取旱莲草补肝肾之阴的同时以凉血清热；使以川芎上行头目，引药上行。全方共奏：滋补肝肾，培补先天之精血；健脾益气，以助精血生化之源。

第二节　结膜松弛症手术治疗

一、结膜松弛症手术适应证

结膜松弛症引起的干涩、异物感、泪溢、视物模糊、视疲劳、疼痛等症状明显。裂隙灯显微镜检查球结膜过度松弛成皱褶堆积在下睑缘、内眦部、外眦部之间，影响泪河，堵塞泪小点。结膜松弛症分级≥Ⅱ级。经规范药物等保守方法治疗3个月无明显效果。有下例4种情况之一者可以考虑手术。

1. 结膜松弛明显堵塞泪小点，引起泪溢

（1）球结膜松弛或（和）半月皱襞松弛堵塞泪小点。

（2）泪小点大小、位置无异常，冲洗泪道通畅。

（3）用氯霉素眼液（有味觉的眼液，受试者坐位，头略后仰）滴眼后10 min内尝味试验阴性。通过眼位或下睑缘位置改变解除结膜松弛对泪小点的堵塞后，尝味试验阳性。

2. 结膜松弛明显堆积在下睑缘上，患者症状明显

（1）结膜松弛明显堆积在下睑缘上，结膜松弛症分级≥Ⅱ级（图8-1，图8-2）。

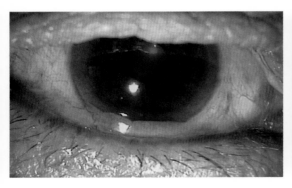

图8-1　松弛球结膜堆积在眼球与下睑缘之间

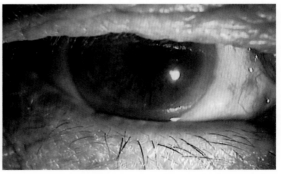

图8-2　右眼结膜松弛症新月形切除手术后8周，症状消失，松弛结膜消除，泪河恢复，BUT改善

（2）患者主诉干涩、异物感、泪溢、视物模糊、视疲劳、疼痛等症状明显。

（3）评估结膜松弛症手术能够改善患者部分症状，告知患者同意。

（4）泪道系统阻塞的患者要告知手术后泪溢不能改善，获得患者同意。

3. 结膜松弛症引起角膜溃疡、结膜下出血、眼睑不能闭合

（1）结膜松弛症分级≥Ⅲ级。

（2）结膜松弛症引起角膜溃疡、结膜下出血。

（3）结膜松弛症引起眼睑裂不能完全闭合者。

4. 下睑缘张力增高引起结膜松弛症不断加重且症状明显

（1）下睑缘张力增高引起下睑缘内倾或内翻者。

（2）结膜松弛症分级≥Ⅱ级。

（3）患者主诉干涩、异物感、泪溢、视物模糊、视疲劳、疼痛等症状明显者。

二、手术方法

（一）结膜新月形切除术（最常用）

1. 手术适应证

（1）结膜松弛症引起的干涩、异物感、泪溢、视物模糊、视疲劳、疼痛等症状明显。

（2）裂隙灯显微镜检查球结膜过度松弛成皱褶堆积在下睑缘、内眦部、外眦部之间，影响泪河，堵塞泪小点。

（3）结膜松弛症分级≥Ⅱ级。

（4）经规范药物等保守方法治疗3个月无明显效果。

以上4点满足其中1点都可以作为手术适应证行结膜新月切除治疗（图8-3，图8-4）。

2. 手术方法·用眼科表面麻醉剂在结膜囊内表面麻醉后，常规清洁结膜囊，消毒眼睑

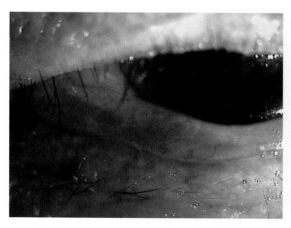 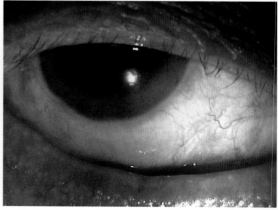

图8-3　松弛结膜堆积在眼球与下睑缘之间（Ⅲ+级）　图8-4　结膜松弛新月形切除术后第10天（缝线拆除）

及附近皮肤,开睑器开睑,用眼显微无齿镊夹提松弛结膜,估计切除范围。在距角膜缘后4～5 mm的球结膜下方,按角膜缘弧度半月形切除松弛的结膜(图8-5),10-0尼龙缝线连续缝合结膜,手术后7～10天拆线。术后滴抗生素眼液和含有细胞生长因子的滴眼液2周。

本手术方法更适用于中、重度的结膜松弛症患者(图8-6～图8-8)。

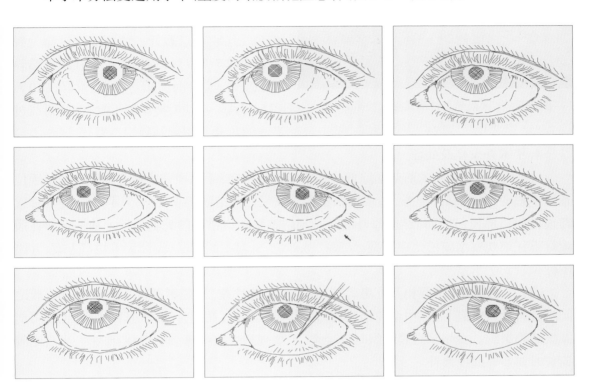

图8-5 结膜新月形切除术的手术示意图

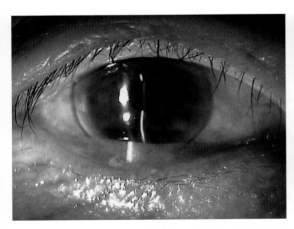

图8-6 松弛结膜堆积在眼球与下睑缘之间(Ⅲ⁺级)

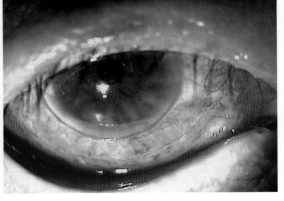

图8-7 结膜松弛新月形切除术后第2天(缝线在位)

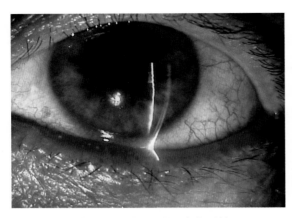

图8-8 结膜松弛新月形切除术后第10天，松弛结膜消除，泪河恢复正常

3. 术后处理·结膜松弛症手术完成，结膜囊内涂抗生素眼膏，用纱布包眼1天，患者适当休息，手术后第2天打开手术眼，用抗生素眼液和含有细胞生长因子的滴眼液滴眼2周。结膜新月形切除术，要告知患者眼球不能向手术部位的反方向过度转动，防止牵拉结膜切口裂开。结膜缝线拆除一般要在手术7天以后，因结膜松弛症患者结膜组织变薄，愈合时间相对延长，可以在10天以后拆线。拆线时要间断拆除，防止拆线过程中过度牵拉引起结膜切口裂开。

4. 手术并发症及处理

（1）切口错误：手术前对切除部位观察设计不严谨，手术中开睑器开睑后松弛结膜位置发生改变，切除结膜随意，造成切口错误。发现松弛结膜切除部位错误要立即停止，重新设计切口部位，对切口结膜修补缝合。预防结膜切口错误的关键是手术前一定要在裂隙灯下仔细观察结膜松弛症类型、结膜松弛部位，针对不同情况，设计手术切口方案，并绘图标识带到手术室参考。

（2）结膜撕裂：结膜松弛症患者球结膜菲薄，弹性差，筋膜萎缩，结膜、筋膜和巩膜之间结合力低，在结膜切除中牵拉结膜容易引起结膜撕裂，在缝合结膜切口中缝针也有可能撕裂结膜组织。在切除结膜组织时要轻柔，不要强行牵拉结膜，缝针间距要密。出现结膜撕裂时要及时缝线修补。

（3）结膜切除过多：结膜松弛症患者球结膜移动度大，组织菲薄，开睑后松弛结膜位置容易变动，尤其是一侧切口以后，另一侧位置难以准确定位，如果伴有出血，结膜下血肿，很难把握准确切除，对医生的手术经验要求高。结膜切除过多，切口张力大，切口容易裂口，造成筋膜或巩膜的暴露，切口愈合延长，增加眼部感染机会，严重者会造成结膜穹窿变浅等并发症。

（4）结膜松弛矫正不足：松弛结膜切除过少，容易造成结膜松弛症的复发。准确地切除松弛结膜需要手术前设计和术中准确把握。

（5）角膜损伤：在切除松弛结膜时，眼球突然运动，手术器械和缝针有时会损伤角膜，多为角膜上皮损伤，一般损伤很轻。要根据损伤的程度做相应处理。手术中要加强无菌操作，手术后要预防感染，促进上皮愈合。

（6）结膜、角膜感染：手术器械要严格消毒，手术中要注意无菌操作，术后应该保持手术眼清洁。每日滴用抗生素眼液，以预防结膜切口感染。一旦出现感染，立即进行细菌、真菌培养,并同时加强眼部抗生素的应用。根据培养结果及时更换敏感药物治疗。

5. **结膜新月切除的远期疗效肯定**·有研究表明结膜新月切除术后6个月结膜松弛完全消除的达87.5%,随访2年的调查发现有效率达到80%以上,患者的症状及体征有明显改善。

6. **提高结膜松弛症新月形切除术手术质量的关键**·术前一定要在裂隙灯下仔细观察结膜松弛症情况、松弛结膜部位,松弛量多少,设计手术切除方案,并绘图标识带到手术室参考。切除结膜过程中不要强行牵拉结膜,尤其是一侧球结膜切开以后,要不断复位球结膜到原位,校对切除的部位和量,动作要轻柔。建议先切开靠近角膜缘侧的球结膜切口,然后从靠近穹隆侧球结膜切口缘向角膜缘方向牵拉松弛结膜,估计切除的量及部位,就不会造成切除过多,造成结膜穹隆变浅等并发症。手术后要告知患者眼球不能向手术部位的反方向过度转动,防止牵拉结膜切口裂开。结膜缝线针距要密些,拆除缝线要晚一些,一般要在手术7天以后,因结膜松弛症患者结膜组织变薄,愈合时间相对延长,可以在10天以后拆线(图8-9)。拆线时要间断拆除,防止拆线过程中过度牵拉引起结膜切口裂开(图8-10和图8-11)。

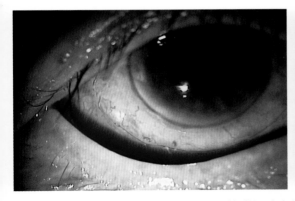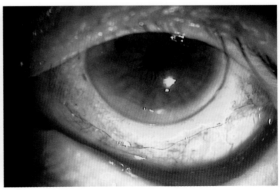

图8-9　结膜松弛症新月形切除术后10天

结膜松弛症新月形切除术后有复发的情况,但是比例很小,其复发的主要原因是松弛结膜切除过少或有其他发病因素没有解除。首先要分析复发的原因,查找有无干眼、睑板腺炎、结膜炎、下睑缘高张力等因素,然后对症治疗。结膜松弛症复发后如果达到手术适应证标准仍然可以慎重手术,但要查明术后复发的原因,手术时间一般选择在第一次手术后半年较合适,手术方式宜选用双极电凝或缝线固定术。

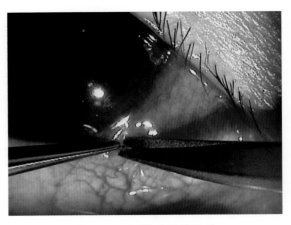

图8-10　拆除球结膜缝线

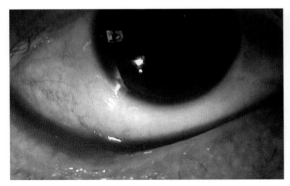
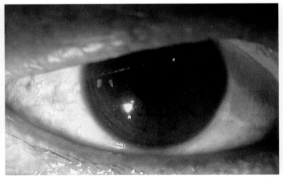

图 8-11 结膜缝线拆除术后 1 周

（二）双极电凝治疗术

1. 手术适应证

（1）结膜松弛症引起的流泪、干涩、异物感等症状明显，经规范药物保守治疗 3 个月无明显效果。

（2）裂隙灯检查球结膜过度松弛成皱褶堆积在眼球与下睑缘、内、外眦部之间，阻碍泪液流向（图 8-12）。

（3）泪河异常、残缺不完整（图 8-13）。

（4）观察角膜、泪腺及泪点正常，无泪点狭小、闭塞或缺如，冲洗泪道通畅，无引起鼻泪管开口处阻塞的鼻腔病变或异常者，睑缘无内、外翻及倒睫。

（5）无影响眼泪液学的其他眼病及全身性疾病，也无眼部手术史。

2. 手术方法·用眼科表面麻醉剂在结膜囊内表面麻醉后，常规清洁结膜囊，消毒眼睑及附近皮肤，开睑器开睑，嘱患者平视，将松弛结膜皱褶向下穹窿部方向推下，使其松弛结膜皱褶位置距角膜缘超过 4 mm 以上。根据松弛结膜程度用眼显微无齿镊夹

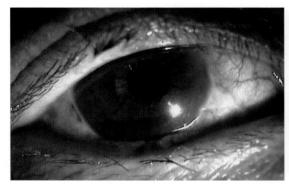
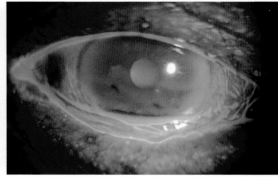

图 8-12 松弛结膜堆积在眼球与下睑缘之间　　图 8-13 松弛结膜阻碍泪液流向，泪河异常
　　　　　　　　　　　　　　　　　　　　　　　　　　（荧光素滴眼，钴蓝光下）

提松弛结膜估算电凝范围,使其球结膜平整,作为电凝标记处。电凝按角膜缘弧度在松弛结膜电凝标记处电凝8 ~ 12个点。每处电凝能量和时间需要根据松弛结膜程度、筋膜厚度及设备的性能来决定,一般电凝能量20% ~ 40%,时间0.1 ~ 2 s。电凝使松弛结膜和其结膜下筋膜及周围球结膜明显收缩,电凝处结膜组织凝固、苍白、缺血,借电凝产生的瘢痕收缩使原松弛结膜皱褶消失。在电凝过程中开始可选用小能量,再根据情况逐渐加大能量,达到组织收缩、苍白即可,避免引起结膜组织过度烧灼,造成局部组织缺失。在电凝斑之间要保留部分正常的组织。根据结膜松弛程度可选择双排进行电凝治疗,对程度重、范围广的可适度增加电凝点。手术一般在表面麻醉下进行,手术眼没有固定,注意勿损伤角膜等眼表组织。电凝结束后用庆大霉素稀释液冲洗结膜囊。

此手术方法适用于轻、中度的结膜松弛症患者,不适宜下睑缘张力过高型结膜松弛症(图8-14 ~ 图8-17)。

3. 术后处理·电凝治疗后结膜囊涂抗生素眼膏用纱布包眼1天,患者适当休息,手术后第2天开放滴眼,用抗生素眼液和(或)含有细胞生长因子的滴眼液。电凝手术后患者可能会有刺激症状,疼痛异物感严重,手术后3 ~ 5天门诊复诊,对症处理,适当延长抗生素眼液使用时间。

4. **手术并发症及处理**

(1)结膜电凝烧伤过多:结膜松弛症患者结膜和筋膜都很薄,电凝能量过大、时间过长都会造成结膜组织烧伤过多,造成局部结膜组织缺损,甚至巩膜暴露等。在电凝过程中要根据结膜松弛的程度选择能量和时间,手术中注意观察电凝时结膜的变化,达到结膜收缩、局部苍白即可。开始可选用小能量,再根据情况逐渐加大能量,避免引起结膜组织过度烧灼,造成局部组织缺失。在电凝斑之间要保留部分正常的组织,便

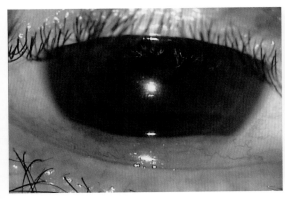

图8-14 松弛结膜堆积在眼球与下睑缘之间(Ⅱ+级)

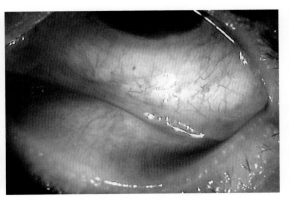

图8-15 拉开下睑,松弛结膜成皱襞于
穹隆结膜部(Ⅱ+级)

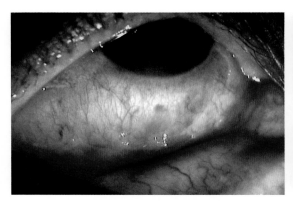

图 8-16　结膜松弛症双极电凝术后 7 天
（电凝斑荧光染色）

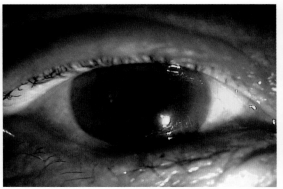

图 8-17　结膜松弛症双极电凝术后 2 周，
松弛结膜消除，泪河恢复正常

于结膜组织的修复。如果结膜电凝烧伤过多，要及时修复，可用缝线、结膜移植、羊膜等方法修补。

（2）感染：结膜电凝处组织凝固、坏死，手术后容易感染，要用抗生素眼液预防感染。一旦出现感染，立即进行细菌、真菌培养，并同时加强眼部抗生素的应用。根据培养结果及时更换敏感药物治疗。

5. **手术疗效**・双极电凝术将松弛结膜皱褶推向下穹隆部方向，通过双极电凝对松弛结膜的损伤和刺激引起局部炎症反应、瘢痕化，使松弛结膜及其结膜下筋膜收缩，并与筋膜和浅层巩膜粘连，拉紧下移松弛结膜于结膜穹隆部区域，解除了松弛结膜堆积在下睑缘上造成眼表损伤，患者的泪液流动、分布、排泄趋于正常，泪河形成良好，泪膜稳定性加强，患者的流泪、干涩、异物感等症状消失。

双极电凝治疗结膜松弛症术后 1 周内所有病例眼部刺激症状较手术前症状加重，电凝处球结膜组织局限性坏死、苍白水肿，局部隆起，周围球结膜明显充血。手术后 2 周眼部刺激症状逐渐减轻。术后 4 周有效率 69.4%。大部分患者电凝处球结膜组织新生血管增生、瘢痕产生。术后 12 周有效率 73.3%，术后 24 周 93.3%，随着手术后时间延长，疗效逐渐明显，12 周时疗效稳定。

（三）结膜缝线固定术

1. 手术适应证

（1）结膜松弛明显堵塞泪小点引起泪溢的患者：① 球结膜松弛和（或）半月皱襞松弛堵塞泪小点；② 泪小点大小、位置无异常，冲洗泪道通畅；③ 用氯霉素眼液（有味觉的眼液，受试者坐位，头略后仰）滴眼后 10 min 内，尝味试验阴性。通过眼位或下睑缘位置改变解除结膜松弛对泪小点的阻塞后，尝味试验阳性。

（2）结膜松弛明显堆积在下睑缘上，患者症状明显：① 结膜松弛明显堆积在下睑缘上,结膜松弛症分级≥Ⅱ级。② 患者主诉干涩、异物感、泪溢、视物模糊、视疲劳、疼痛等症状明显。③ 评估结膜松弛症手术能够改善患者部分症状,告知患者同意。④ 泪道系统阻塞的患者要告知手术后泪溢不能改善,获得患者同意者。

2. **手术方法**·用眼科表面麻醉剂在结膜囊内表面麻醉后(必要时可在松弛结膜下注射利多卡因0.1～0.2 ml,用显微斜视钩按推,使利多卡因弥散到缝线区域)。常规清洁结膜囊,消毒眼睑及附近皮肤。用开睑器开睑,嘱患者平视,将结膜松弛皱褶向下穹隆部抚平,用显微斜视钩自角膜缘向下穹隆部方向轻微推压使结膜与眼球贴紧,用6-0可吸收缝线在角膜缘后6～8 mm处将松弛结膜缝合固定在浅层巩膜壁上。

手术目的是通过可吸收缝线在吸收过程中刺激使结膜和巩膜之间形成瘢痕粘连,以消除松弛结膜。根据结膜松弛的部位和范围,一般缝合6～8针。松弛结膜缝线固定在浅层巩膜时,缝针要锋利,进针时要防止过深穿透巩膜;也要防止过浅引起浅层巩膜裂开。结膜松弛症患者筋膜萎缩,结膜组织变薄,可透过球结膜看到巩膜表面,缝线进针要小心,避免损伤血管。缝线结一般要打3个结,防止缝线吸收过程中线结松开而过早脱落。在巩膜缝合过程中不要损伤内直肌、下直肌、外直肌,以免引起眼球运动障碍。本手术方法适用于轻、中度结膜松弛症患者(图8-18～图8-20)。

3. **术后处理**·结膜松弛症缝线固定手术完成后,结膜囊内涂抗生素眼膏,用纱布包眼1天,患者适当休息,手术后第2天打开手术眼,用抗生素眼液和(或)含有细胞生长因子滴眼液1周。可吸收缝线一般可

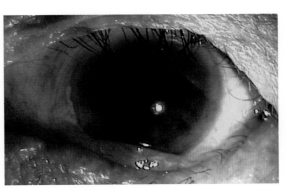
图8-18　松弛结膜堆积在眼球与下睑缘之间(Ⅱ级)

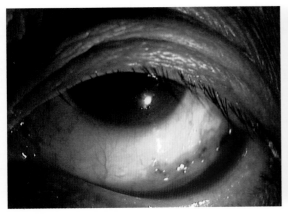
图8-19　结膜松弛症缝线固定术后7天

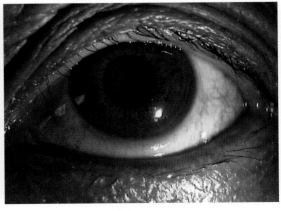
图8-20　结膜松弛症缝线固定术后2周,松弛结膜消除,泪河恢复正常

保持1~3个月,然后脱落或吸收,引起结膜和巩膜组织瘢痕粘连,达到手术目的。

4. 手术并发症及处理

(1)缝针穿破眼球:进针时过深穿透巩膜,如果破口小,脉络膜没有脱出,可以不处理伤口,手术后要注意观察。如巩膜破口大,有脉络膜脱出者要缝合穿破口。进针以1/2巩膜厚度为宜,只要将结膜固定在浅层巩膜上即可。

(2)缝针损伤下直肌:下直肌距角膜缘6.5 mm,在缝合6点位松弛结膜时要防止损伤下直肌,要在下直肌两旁缝针。

(3)结膜下血肿:缝针时损伤巩膜血管,造成结膜下出血影响手术。尤其在下直肌旁缝针要防止损伤血管引起大出血。在缝针时要透过结膜察看巩膜表面血管,避免损伤。

(4)感染:结膜和(或)巩膜感染通常发生在1周内,要注意观察缝线处结膜反应,要区分是缝线刺激反应还是结膜和(或)巩膜感染。可吸收缝线一般可保持1~3个月,然后吸收脱落,患者有刺激症状,结膜和浅层巩膜有充血水肿的反应。也要关注眼内感染的发生。防治的关键是手术器械要严格消毒,手术中要注意无菌操作,术后应该保持手术眼清洁。每日滴用抗生素眼液,以预防结膜切口感染。一旦出现感染,立即进行细菌、真菌培养,同时加强眼部抗生素的应用。根据培养结果及时更换敏感药物治疗。

(四)下睑缘高张力减弱术

1. 手术适应证·下睑缘高张力减弱术的手术方法主要适用于由下睑缘张力过高所引发的结膜松弛症。

2. 手术方法·用眼科表面麻醉剂在结膜囊内表面麻醉后,下眼睑用2%利多卡因局部麻醉,置睑板垫保护眼球,在下睑缘睫毛后2 mm处平行睑缘切开皮肤,依下眼睑皮肤松弛程度切除多余皮肤,在睑缘中央处开始分离眼轮匝肌与睑板之间的间隙,剪除靠近睑缘处残留的眼轮匝肌组织,继续分离出宽5~7 mm、长10~15 mm的眼轮匝肌,中央剪除3~5 mm眼轮匝肌,将眼轮匝肌轻度向下睑板下缘移位,断端对位褥式缝合缩短眼轮匝肌,并固定一针于睑板下缘及眶隔组织上,以避免肌肉上窜而影响肌肉活动。缝合皮肤,检查睑缘微外翻即可。术后常规换药,7天后拆线。适用于主要由下睑缘张力过高所引起的结膜松弛症患者。该手术方式应慎重,防止下睑缘外翻等并发症的出现(图8-21和图8-22)。

3. 术后处理·结膜松弛症手术完成后,结膜囊内涂抗生素眼膏,用纱布包眼1天,患者适当休息,手术后第2天打开手术眼,保持下睑缘清洁,术后7天拆线。

4. 手术并发症及处理

(1)皮肤切口错误:老年人多存在皮肤松弛、弹性差,皮肤切口要在手术前设计好并

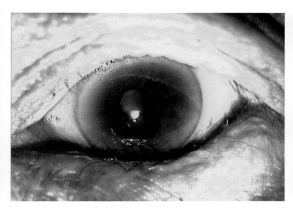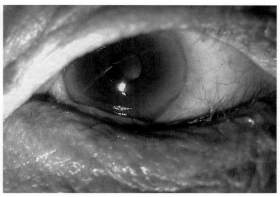

图8-21 下睑缘轻度内翻结膜松弛症(Ⅱ级)

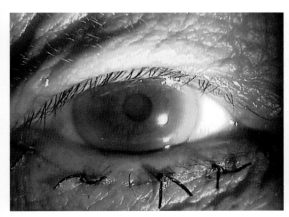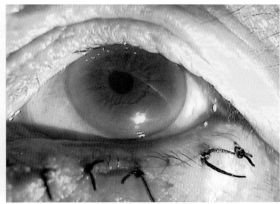

图8-22 下睑缘高张力减弱术后7天

标示。切除量应在局麻前让患者在坐位时用镊子夹起皮肤上提,判断切除皮肤的范围并画出标志。以免过多切除皮肤,造成术后睑外翻和泪小点外翻。

(2)分断眼轮匝肌:在分离眼轮匝肌时操作要准确、轻柔。眼轮匝肌缩短时,肌肉条带宽度不宜小于5 mm。如条带太窄,肌肉重叠缝合不易牢固,术后效果不肯定。眼轮匝肌缩短术,应该分离皮下组织的睑板前组织,以便眼轮匝肌条带充分游离,使肌肉重叠缩短的缝合更牢固,术后效果更佳。

(3)眼睑外翻:下睑缘高张力减弱术常需要术中切除部分睑皮肤,以增强皮肤的张力。皮肤切除过多、眼轮匝肌缩短移位异常都会造成手术后下眼睑缘外翻。手术中注意观察下睑缘矫正情况,及时修正。手术后出现明显下睑缘外翻要及时矫正。

(4)眼睑闭合不全:多因皮肤切除过多和(或)眼轮匝肌剪除过多造成。手术中切除皮肤要以宁少勿多为原则。出现严重眼睑闭合不全需行眼睑整形术。

(5)矫正不足:下睑缘高张力减弱术的目的是减弱下睑缘张力,解除下睑缘对球结膜的推压力。手术中要观察使下睑缘轻度外翻,手术后达到下睑缘适度外倾。如果下睑缘高张力解除不足,结膜松弛症就不能治愈,结膜松弛症也容易复发。

(6)感染:如果手术后皮肤切口疼痛或分泌物较多,缝线处有脓点,要即刻拆除缝线,清洁伤口,给予抗生素治疗。

(五)半月皱襞切除术

1. **手术适应证** · 在临床上看到很多患者结膜松弛局限在泪阜部,有溢泪症状,泪道通畅,这类患者多是半月皱襞松弛影响泪湖、堵塞泪小点引起患者泪溢、干涩等症状,半月皱襞松弛也属于结膜松弛症范畴。

如果有下列情况:① 半月皱襞松弛使泪阜与半月皱襞间的凹陷变浅或消失,半月皱襞松弛堆积在下睑缘上遮盖下泪小点,松弛的半月皱襞向角膜方向伸展,超过了下泪小点的位置,半月皱襞将泪液阻挡在泪小点以外,使泪小点排泄泪液功能丧失,患者出现泪溢、干涩、异物感等症状。② 泪小点大小、位置无异常,冲洗泪道通畅。③ 用氯霉素眼液滴眼后 10 min 内,尝味试验阴性。通过眼位或下睑缘位置改变解除半月皱襞松弛对泪小点的阻塞后,尝味试验阳性。④ 评估半月皱襞松弛手术切除能够改善患者部分症状,告知患者同意。可以行半月皱襞松弛切除手术。

2. **手术方法** · 用 0.5% 爱尔卡因结膜囊内滴眼 3 次,每次间隔 3 min。表面麻醉完成后,开睑器开睑,在半月皱襞的基底部注射 0.5% 利多卡因 0.2 ml。切除松弛的半月皱襞,连续缝合结膜,用庆大霉素稀释液冲洗结膜囊,涂泰利必妥眼膏包扎。

3. **术后处理** · 结膜松弛症手术完成后,结膜囊内涂抗生素眼膏,用纱布包眼 1 天,患者适当休息,手术后第 2 天打开手术眼,术眼开始用含有 bFGF 的滴眼液和含有糖皮质激素的抗生素滴眼液滴眼 2 周。术后 7 ~ 10 天拆线。

(六)结膜切除羊膜移植术

1. **手术适应证** · 适用于结膜松弛较重,松弛结膜切除过多的患者。

2. **手术方法** · 表面麻醉或在切除部位球结膜下注射 2% 利多卡因 0.2 ml,根据结膜松弛的部位和类型按新月形方法切除,剪除适当大小的新鲜羊膜组织片,上皮面朝上覆盖于创面,用 10-0 尼龙缝线将羊膜与结膜缝合固定,术后 3 周拆线。

3. **术后处理** · 术后第一天术眼开始滴用含有糖皮质激素的抗生素眼液和含有 bFGF 或 rhEGF 的滴眼液 1 ~ 2 周。术后 6 个月有效率为 60.0%。该手术后患者结膜反应持续时间较其他手术长,手术难度较高,需要羊膜材料。

4. **手术疗效** · Kheirkhah 等报道 16 例(25 眼)术后随访 10 个月,治愈 44%,改善 56%。张兴儒等报道术后随访时间 ≥ 24 个月、资料完整的 3 眼泪河全部恢复正常,BUT > 10 s 者 2 眼(66.6%);眼表荧光素染色正常者 2 眼(66.6%);氯霉素尝味试验 ≤ 10 min 者 2 眼(66.6%)。3 眼中 1 眼有松弛结膜存在,为 I 级。下睑缘位置正常。

（七）角膜缘结膜梯形切除术

1. **手术方法** · 表面麻醉后，在下方角膜缘球结膜下注射2%利多卡因0.1～0.2 ml，按压助推球结膜与角膜缘、筋膜的分离。根据结膜松弛的部位，在下方角膜缘做60°球结膜环行切开，在切口两侧做垂直于角膜缘的放射状球结膜切口，将结膜瓣向角膜瞳孔缘方向牵拉。根据结膜松弛程度，拉平松弛结膜，梯形切除多余的球结膜（一般为3～6 mm），缝合结膜切口（图8-23）。

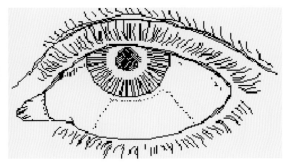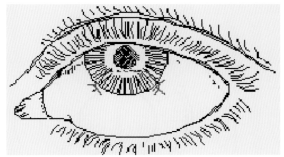

图8-23　角膜缘结膜梯形切除术

2. **术后处理** · 术后可用含有bFGF的滴眼液和抗生素滴眼液。

3. **手术注意事项** · 手术时要避免切除过多球结膜，以防结膜瘢痕形成、下穹窿缩窄及眼球运动障碍等并发症。同时注意角膜缘干细胞的保护，避免损伤角膜缘组织。对疑有角膜缘干细胞功能障碍眼病的患者，应慎用此方法。

4. **手术疗效** · 张兴儒等报道手术17例（22眼），术后6个月症状消除和改善达到76.3%，结膜松弛完全消除的达78.1%。术后随访时间≥24个月、资料完整的7眼中泪河全部恢复正常，BUT≥10 s者5眼（71.4%）；眼表荧光素染色正常者5眼（71.4%）；氯霉素尝味试验≤10 min者5眼（71.4%）。结膜梯形切除术：7眼中仍有2眼有松弛结膜存在，为Ⅰ级。7眼中有1眼下睑缘张力高。

（八）结膜松弛定量定位切除术

1. **手术方法** · 用0.5%爱尔卡因在结膜囊内表面麻醉后，开睑器开睑，在眼表结膜囊中放置结膜松弛症定量定位切除仪（图8-24），中央圆孔与角膜相对应，调整结膜松弛症定量定位切除仪位置，使3、9点位对应外眦、泪阜（角膜缘3、9点位），按手术前在裂隙灯下设计的切除象限位置，术者从结膜松弛症定量定位切除仪切口线上的2个圆孔中用2个眼科显微镊轻柔拉出松弛结膜，一边拉出松弛结膜一边透过透明的定量定位切除仪观察，直到松弛结膜完全拉出，结膜表面平复，而又不牵拉结膜造成切除过多。将切口线中拉出的松弛结膜向角膜缘一侧定量定位切除仪面上展平，通过上面的刻度描述计算切除的松弛结膜位置和数量。用眼科显微剪剪除切口线上的松弛结膜,取出结膜松弛症定量定位切除仪,10-0尼龙缝线连续缝合结膜,结束后用庆大霉素稀释液冲洗结膜囊,涂泰利必妥眼膏,用纱布包眼。

张兴儒等研究设计、试使用结膜松弛症定量定位切除仪切除松弛结膜,做到了定量、定位,切除结膜时能防止过度切除结膜,造成上、下穹窿变浅的后遗症,影响眼球运动,影响伤口对合,又能防止切除过少。手术切口完整光滑,切口对位好,结膜贴覆平整,无牵拉皱褶,切口愈合快,手术后早期就能获得稳定效果。更适合结膜松弛症手术经验不足的医师开展(图8-24)。

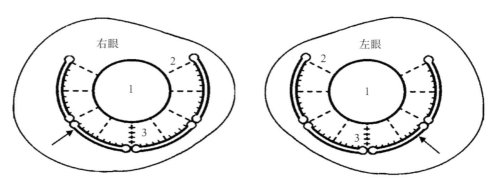

图8-24 结膜松弛定量定位切除仪示意图

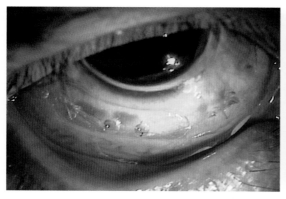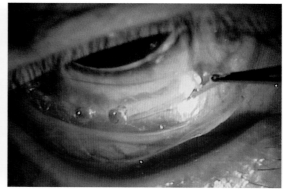

图8-25 结膜松弛定量定位切除仪术中所见

2. 术后处理·术后第一天术眼可用含有bFGF的滴眼液和抗生素滴眼液一周。术后7～10天拆线。拆除缝线后人工泪液滴眼2周。

3. 手术疗效·结膜松弛症定量定位切除仪和结膜新月形切除术组术后4周,两组症状改善有效率均为86.6%,无差异。结膜定量定位切除术松弛结膜完全消除,占86.7%;结膜新月形切除术组松弛结膜完全消除,占73.3%,差异无统计学意义($x^2 = 0.833$,$P =$

0.361)。结膜定量定位切除术后4周泪河恢复正常者,占86.6%,BUT $\geqslant 10$ s者,占73.3%,氯霉素眼液尝味试验阳性者,占53.3%。结膜新月形切除术后4周泪河恢复正常者,占73.3%($x^2 = 0.833, P = 0.361$),BUT $\geqslant 10$ s者,占66.6%($x^2 = 0.159, P = 0.690$),氯霉素眼液尝味试验阳性者,占60.0%($x^2 = 0.136, P = 0.713$),差异均无统计学意义。

结膜松弛症定量定位切除术安全、简便、准确、有效,更适合手术经验不足的医师开展。

（九）纤维蛋白胶在结膜松弛症手术中的应用

Kheirkhah等报道缝合羊膜移植（AMT术）使用纤维蛋白胶治疗结膜松弛症的方法。在16例（25眼）难治性结膜松弛症中,羊膜移植技术配合纤维蛋白胶覆盖暴露的巩膜。以纤维胶将羊膜固定在巩膜上,加固结膜巩膜连接。随访平均10.6 ± 4.3个月,所有眼表面恢复平整,症状明显改善。4眼出现局部结膜炎和1眼肉芽肿。纤维蛋白胶羊膜移植治疗难治性结膜松弛症有效。Brodbaker将纤维蛋白胶用在结膜松弛症手术切除的结膜切口粘合上代替缝线,患者耐受性良好,切口愈合好。这种纤维蛋白胶（Tisseel Kit VH）含有XⅢ因子、纤维蛋白原、凝血酶及氯化钙等,这些物质结合在一起能使纤维蛋白原转化为纤维蛋白并交错结合成凝块,凝集的过程只需要 $1 \sim 2$ min,因此在手术过程中必须迅速地将Tisseel涂在需要的部位。这种胶形成的平面平坦光滑,且利于上皮生长。所以,纤维蛋白胶的使用对医生及患者来说都是有益的,其闭合伤口的效果与缝线缝合相同,但是能缩短手术时间,且降低炎症反应、感染风险及减轻术后的不适感。

（十）手术注意事项

在做结膜新月形切除术时,要充分考虑到可能形成的瘢痕和结膜血管弓,手术切口要靠后一些,可以选择在下穹窿第一个皱褶前按量切除。

可吸收缝线在结膜新月形切除术有手术的风险,结膜缝线固定术相对安全,患者也容易接受,是用可吸收缝线将松弛结膜固定在巩膜上,通过可吸收缝线的刺激形成瘢痕粘连而治疗结膜松弛症。可吸收缝线在近结膜下穹窿部,缝线刺激反应一般较轻,缝线会在1个月后逐渐松动、脱落,如果缝线结已经松开可拆除,抗生素眼药水可用1周,不用含激素眼药水。

因每个人的感觉耐受不一样,结膜松弛症患者会出现症状低于分级评分,而体征高于分级评分,症状表现依病情的严重程度而有差异。有些患者虽有明显的松弛结膜堆积在眼球与下睑缘之间,但并无明显不适;有些患者仅在下泪小点区域有松弛结膜堆积,就会出现明显的泪溢、眼刺激症状。结膜松弛症临床的情况不尽相同,可以是轻度阶段的不稳定泪膜,或是中度阶段的泪液流出受阻,或重度阶段的眼球暴露。

因结膜松弛症患者松弛结膜堆积在眼球与下睑缘、内眦部、外眦部之间,会引起泪液动力学改变,结膜松弛症患者泪液分泌异常、泪膜稳定性下降、泪液排泄延缓。结膜松弛症引起的干眼属于泪液动力学的异常所致的干眼症,田玉景等报道结膜松弛症患者中干眼患病率为44.19%。

手术治疗要严格掌握适应证,要症状和体征结合考虑。如果症状不明显,结膜松弛症分级≤Ⅱ级可以药物保守治疗。如果结膜松弛症引起的干涩、异物感、泪溢、视物模糊、视疲劳、疼痛等症状明显。裂隙灯显微镜检查球结膜过度松弛成皱褶堆积在下睑缘、内眦部、外眦部之间,影响泪河,堵塞泪小点。结膜松弛症分级≥Ⅱ级,经规范药物治疗等保守方法3个月无明显效果,可以考虑手术。

上述手术方法对治疗结膜松弛症都有效,但各有缺点,且有不同的适应证。许琰等曾对24例患者(35眼)利用这4种不同的手术方法进行治疗,以比较其效果:① 采用结膜新月形切除术:术后6个月结膜松弛完全消除的达87.5%,手术简单、有效,术后看不到松弛结膜皱褶,结膜切口愈合好,无泪液的流向阻碍及对下泪小点的阻塞,泪河恢复正常。但过度切除结膜会造成下穹隆变浅,影响下穹隆部的运动,严重者会引起角膜的异常;而且结膜切除需要在显微镜下手术,切口的愈合中有不确定因素存在。② 眼轮匝肌移位缩短术:术后6个月有效率达到66.6%。部分结膜松弛症的老年患者,皮肤松弛、弹力下降、张力减弱,下睑板下缘失去正常组织的支持,眼轮匝肌的肌肉纤维素向上卷缩,睑缘处肌力增强,张力增大,睑缘轻度内翻,对球结膜的推压力增大,因此在眼球运动、瞬目或闭眼时下睑仍然向上过度推压已经变薄、弹力下降、张力降低、与其下方组织结合疏松的球结膜,松弛结膜就会形成皱褶而明显堆积在下睑缘上及内眦部、外眦部之间,引起眼表泪液异常。眼轮匝肌移位缩短术加强了睑板下缘紧贴眼球的力量,减少了睑缘处的张力,使睑缘恢复正常或适度倾向外侧,解除对球结膜的推压力,减压后的松弛结膜逐渐复原,部分堆积到下穹隆部,不再堆积在下睑缘上,不再影响泪河的形成与泪液的流动排出,患者眼表不适等症状消失。③ 结膜缝线固定术:手术方法较为简单,通过缝线的刺激引起局部炎症反应,使松弛结膜拉紧并固定在巩膜上而达到治疗目的,术后6个月有效率为75.0%。该手术不切除结膜,较结膜切除和眼轮匝肌移位缩短术损伤小,手术简单、快捷,能加深下穹隆;但手术缝线需要穿过巩膜,有一定的难度,有穿破眼球、损伤下直肌的危险;同时缝线的吸收过程长,患者有刺激症状。结膜缝线固定术对轻、中度结膜松弛症患者治疗有效,对重度结膜松弛症患者治疗效果差,其长期疗效难以肯定,有复发的倾向。④ 结膜切除羊膜移植术:术后6个月有效率为60.0%。该手术后患者结膜反应持续时间较其他手术长。张兴儒对手术时间≥24个月、资料完整、随访到的24例(43眼)结膜松弛症病例进行远期疗效评估,症状改善者35眼(81.4%),泪河恢复正常者37眼(86.0%),BUT≥10 s者31眼(72.1%),眼表荧光素染色正常者27眼(62.8%),氯霉素尝味试验≤10 min内阳性者26眼(60.5%),眼表知觉敏感度较手术前明显提高,裂隙灯检查见眼球占下睑缘、内眦部、外眦部之间无结膜松弛皱褶者31眼(72.1%),下睑缘位置正常者38眼(88.4%)。

(十一)结膜松弛症手术治疗远期疗效

张兴儒等通过对81例147眼结膜松弛症手术治疗的患者远期随访观察。按张兴儒等分级：Ⅰ级4眼，占2.7%；Ⅱ级58眼，占39.5%；Ⅲ级64眼，占43.5%；Ⅳ级21眼，占14.3%。年龄为42～81岁，平均68.4岁。

　　手术方式的分布情况：手术治疗的147眼结膜松弛症中，结膜新月形切除术80眼，结膜缝线固定术21眼，结膜梯形切除术23眼，结膜切除羊膜移植术9眼，眼轮匝肌移位缩短术14眼。

　　术后随访时间≥24个月，资料完整的24例（43眼）中，Ⅱ级有9眼，占20.9%；Ⅲ级26眼，占60.5%；Ⅳ级8眼，占18.6%。年龄为51～76岁，平均67.2岁。

　　5种手术后自觉症状改善程度比较，24例（43眼）手术后时间≥24个月，采用填表式询问患者手术后自觉症状改善程度：症状完全消除为治愈；症状明显减少或减轻者为改善；不改善者为无效（表8-1）。从表中可以看出，手术后24个月，43眼中22眼症状完全消除、13眼症状改善，总有效率达81.4%，以结膜新月形切除术的有效率最高。

表8-1　术后自觉症状改善程度比较

手术方法	眼数	治愈		改善		无效	
		眼数	比例（%）	眼数	比例（%）	眼数	比例（%）
结膜新月形切除术	23	13	56.5	6	26.1	4	17.4
结膜缝线固定术	5	2	40.0	2	40.0	1	20.0
结膜梯形切除术	7	3	42.9	3	42.9	1	14.3
结膜切除羊膜移植术	3	1	33.3	1	33.3	1	33.3
眼轮匝肌移位缩短术	5	3	60.0	1	20.0	1	20.0

　　对术后患眼进行泪河宽度测量、BUT测定、眼表荧光素染色及氯霉素尝味试验。泪河<0.35 mm或泪河出现残缺不全、不规则、断裂、干涸者为异常。2%荧光素滴眼，常规检查，测定BUT 3次，取平均值，BUT<10 s者为异常。眼表荧光素染色根据Bijsterveld评分方法，三个区域的总分为0～9分，总分>3分为异常。氯霉素尝味试验，咽部感觉氯霉素苦味≤10 min为正常，>10 min为异常。结果见表8-2。

表8-2　泪河宽度测量、BUT测定、眼表荧光素染色及氯霉素尝味试验检查

手术方法	眼数	泪河宽度测量		BUT（mm）		眼表荧光素染色		氯霉素尝味试验	
		正常	异常	≥10 mm	<10 mm	正常	异常	≤10 min	>10 min
结膜新月形切除术	23	20	3	17	6	14	9	13	10
结膜缝线固定术	5	3	2	3	2	3	2	3	2
结膜梯形切除术	7	7		5	2	5	2	5	2
结膜切除羊膜移植术	3	3	0	2	1	2	1	2	1
眼轮匝肌移位缩短术	5	4	1	4	1	2	3	3	2

从表8-2可以看出，手术后24个月，结膜新月形切除术：23眼中泪河恢复正常者20眼（86.9%）；BUT≥10 s者17眼（73.9%）；眼表荧光素染色正常者14眼（60.8%）；氯霉素尝味试验≤10 min13眼（56.5%）。结膜缝线固定术：5眼中有3眼（60.0%）泪河恢复正常，BUT≥10 s者3眼（60.0%）；眼表荧光素染色正常者3眼（60.0%）；氯霉素尝味试验≤10 min者3眼（60.0%）。结膜梯形切除术：7眼中泪河全部恢复正常，BUT≥10 s 5眼（71.4%）；眼表荧光素染色正常者5眼（71.4%）；氯霉素尝味试验≤10 min者5眼（71.4%）。结膜切除羊膜移植术：3眼泪河全部恢复正常，BUT≥10 s者2眼（66.6%）；眼表荧光素染色正常者2眼（66.6%）；氯霉素尝味试验≤10 min者2眼（66.6%）。眼轮匝肌移位缩短术：5眼中泪河恢复正常者4眼（80.0%），BUT≥10 s者4眼（80.0%）；眼表荧光素染色正常者3眼（60.0%）；氯霉素尝味试验≤10 min者3眼（60.0%）。

手术后结膜松弛及下睑缘情况：常规裂隙灯检查结膜松弛情况，松弛球结膜完全消除，看不到松弛结膜皱褶，结膜切口愈合好，无泪液的流向阻碍及松弛结膜对下泪小点的堵塞者为0级；仍有部分松弛结膜残留者，按张兴儒分级统计。手术后下睑缘位置正常、对球结膜无明显推压力者为正常；下睑缘张力高、对球结膜推压明显者为下睑缘张力高；下睑缘适度外倾、睑缘与眼球间有微间隙者为下睑缘张力低（表8-3）。

表8-3 术后结膜松弛及下睑缘情况

手 术 方 法	眼 数	结膜松弛程度					下 睑 缘 位 置		
		0	I	II	III	IV	正常	张力高	张力低
结膜新月形切除术	23	14	7	2	0	0	18	5	0
结膜缝线固定术	5	3	2	0	0	0	4	1	0
结膜梯形切除术	7	5	2	0	0	0	6	1	0
结膜切除羊膜移植术	3	2	1	0	0	0	3	0	0
眼轮匝肌移位缩短术	5	2	2	1	0	0	4	0	1

从表8-3可以看出，手术后24个月结膜新月形切除术：23眼中仍有9眼有松弛结膜存在，其中7眼为I级，2眼松弛结膜为II级。9眼中，其中5眼下睑缘张力高，可能是结膜松弛的复发原因。结膜缝线固定术：5眼中有2眼有松弛结膜存在，均为I级。1眼下睑缘张力高。结膜梯形切除术：7眼中仍有2眼有松弛结膜存在为I级。7眼中有1眼下睑缘张力高。结膜切除羊膜移植术：3眼中有1眼有松弛结膜存在为I级，下睑缘位置正常。眼轮匝肌移位缩短术：5眼中仍有3眼有松弛结膜存在，其中2眼为I级，1眼松弛结膜为II级。下睑缘位置4眼恢复正常，1眼下睑缘张力低，可能是手术的原因。

结膜松弛症患者症状明显，药物治疗无效，裂隙灯检查松弛结膜明显堆积在眼球与下睑缘、内眦部、外眦部之间，泪河残缺，泪液排出迟缓时，需要手术治疗。不同的手术方法各有优缺点,且有不同的适应证。随访到手术时间≥24个月、资料完整的24例(43眼)结膜松弛症病例分别采用了5种手术方法:结膜新月形切除术、结膜缝线固定术、角膜缘结膜梯形切除术、结膜切除羊膜移植术和眼轮匝肌移位缩短术。不同的手术方法有其各自的疗效。

术后24个月结膜新月形切除术治疗结膜松弛症23眼中症状完全消除有13眼,6眼改善,4眼无效,有效率达82.6%,泪河恢复正常者20眼(86.9%);BUT≥10 s者17眼(73.9%);眼表荧光素染色正常者14眼(60.8%);氯霉素尝味试验≤10 min内阳性者13眼(56.5%),14眼(60.8%)松弛结膜完全消除,看不到松弛结膜皱褶。7眼有Ⅰ级松弛结膜残留,2眼有Ⅱ级松弛结膜残留,说明手术后结膜松弛症仍有复发的倾向。复发的原因是手术切除量偏少和下睑缘张力高的病理因素。但手术过度切除结膜会造成下穹窿变浅,可能影响下穹窿部的运动,严重者会引起角膜的异常。

结膜缝线固定术共有4人5眼,其中手术有效4眼,有效率80.0%。本组手术样本偏少,该手术方法较为简单,通过缝线的刺激引起局部炎症反应,使松弛结膜拉紧并固定在巩膜上,达到治疗目的。该手术不切除结膜,手术简单、快捷,能加深下穹窿。但手术缝线需要穿过巩膜,有一定的难度,有穿破眼球、损伤下直肌的危险。同时缝线的吸收过程长,患者有刺激症状。结膜缝线固定术对轻、中度结膜松弛症治疗效果较好,而对重度结膜松弛症治疗效果差。本组中有2眼出现结膜松弛Ⅰ级,复发比例偏高,值得关注。

结膜梯形切除术中7眼症状改善达6眼,且泪河全部恢复正常。BUT≥10 s者5眼(71.4%);眼表荧光素染色正常者5眼(71.4%);氯霉素尝味试验≤10 min内阳性者5眼(71.4%);7眼中有2眼为Ⅰ级结膜松弛。手术时要避免切除过多球结膜以防结膜瘢痕形成、下穹窿缩窄及眼球运动障碍等并发症。同时注意角膜缘干细胞的保护,避免损伤角膜缘组织。对疑有角膜缘干细胞功能障碍眼病的患者应慎用此方法。

结膜切除羊膜移植术可适用于结膜松弛较重、松弛结膜切除过多的患者。在本观察中,共有2人3眼采用结膜切除羊膜移植术,该组患者术前诊断分级均为Ⅳ级,其中手术1眼症状完全消除,1眼症状改善,有效率为66.6%。2眼松弛结膜完全消除,看不到松弛结膜皱褶,泪河完全恢复正常,1眼出现新的松弛结膜,但较手术前明显减少。

眼轮匝肌移位缩短术共3例(5眼),患者中有3眼症状完全消除,1眼症状改善,泪河恢复正常达4眼(80.0%);BUT≥10 s者4眼(80.0%);眼表荧光素染色正常者3眼(60.0%);氯霉素尝味试验≤10 min内阳性者3眼(60.0%)。该术式主要适用于下睑缘张力增加所引起的结膜松弛症患者。

经临床观察,手术后无效病例与手术切除的松弛结膜程度有关,松弛的结膜过少切除是造成症状无改善的主要原因,同时结膜松弛症形成时下睑缘高张力未解除也是引起复发的原因。9眼无效患者中有7眼需再次手术。

综上所述，手术治疗结膜松弛症的远期疗效是理想的。从症状改善的情况以及几项检查的结果来看，不同的患者应选择不同的手术方法治疗，手术要有个性化要求，严格掌握手术适应证，以恢复眼表的整体结构和功能。虽然不同的手术方法各有优缺点，但选择适宜手术方式，治疗结膜松弛症是安全、有效的。

结膜松弛症的治疗要注意眼表泪液的整体观念，因为结膜、角膜、泪液及眼睑是相互依赖、相互影响的。在治疗时要全面评估方案的利弊，最大限度地减少治疗的副作用，力求以最小的损伤取得最佳疗效。目前结膜松弛症的药物治疗应是对症治疗，要防止滥用药物，导致医源性眼表疾病。

第九章
结膜疾病中医治疗进展

第一节　结膜疾病的中医药学研究

结膜分为睑结膜与球结膜,《张氏医通》曾称其为白睛的"外膜"。其透明而脆嫩,实为黏膜,其上攀附络脉,与深部巩膜借助筋膜附着,疏松可移动,与深层色白致密而坚韧的胶原结构(巩膜)形成眼球之外壁。这是中医学对结膜的认识。结膜暴露于外,借眼睑闭合运动而时隐,与自然交互最多。自然万物细菌、病毒、寄生虫、外伤等曾经是结膜疾病最主要的致病源。

在人类长期的预防、治疗过程中,中医眼科积累了丰富的临床经验与案例,运用传统的(望、闻、问、切)四诊手段,获取临症的症状和体征,如自觉的目痒、目痛、碜涩、生眵、流泪;肉眼可见的白睛红赤、浮肿、污浊、疱疹、睑内面红赤、粟粒丛生等,以天人合一的病因辨证思维,运用中医眼科传统的取类比象辨证方法,解读其分属为风、寒、暑、湿、燥、火六淫或疠气等病因。

《银海指南·六气总论》:"寒暑燥湿风火,是为六气,当其位则正,过则淫。人有犯其邪者,皆能为目患。风则流泪赤肿,寒则血凝紫胀,暑则红赤昏花,湿则沿烂成癣,燥则紧涩眦结,火则红肿壅痛。"

以传统的内外障辨证,归之为外障眼患,《医宗金鉴·眼科心法要诀》:"障,遮蔽也。内障者从内而蔽也;外障者从外而蔽也。"以轮脏对应的五轮辨证理论,视结膜为气轮、肉轮,内应于肺、脾两脏,肺与大肠相表里,脾与胃相表里。《审视瑶函·卷一目为至宝论》:"肺之精腾,结而为气轮⋯⋯脾之精腾,结而为肉轮⋯⋯"

以及脏腑功能、经络关联、气血津液等独特的中医眼科理论探解疾病的本质。以红、肿、热、痛、痒、涩、湿烂、眦泪、翳障等类似风热、热毒、湿热的临证外候特征,解释不同病原微生物如细菌、病毒、寄生虫以及过敏、外伤等在炎性病变过程中导致的共同的基本病理,即充血、渗出、水肿表象。病证亦有虚实之分;实证多因风湿燥热等邪气侵袭,肺气失宣,脾经湿热;虚证则多由肺阴虚、肺气不足;脾虚失运等目失温煦濡养而致。并审因施治,从而衍生出疏风清热、清热解毒、泻火通腑、除湿止痒、凉血退赤、祛暑解痛、养阴润燥、益气生津等诸法。

随着国家卫生防护体系的不断完善,以感染为主的结膜性疾病已渐行渐远,临床代之眼表微结构异常的病症日趋增多,如结膜变性、胬肉、结膜松弛症、结膜下出血、干眼症、视疲劳等导致的眼表功能状态异常,给以视觉为生存状态的城市一族带来颇多困扰。

第二节 干眼的中医药治疗进展

干眼是指由于各种原因引起的泪液的质和量或动力学的异常,导致泪膜不稳定和(或)眼表的异常,从而导致眼部不适的一类疾病。常见症状有眼部干涩、异物感、烧灼感、畏光、眼红、视物模糊、视力波动、视疲劳等。干眼是临床常见的眼表疾病之一,流行病学调查表明,20岁以上干眼的患病率为30.05%,肖秀林等调查广西的10 687人中,干眼症患者1 179例,平均患病率11.03%,随年龄的增长患病率呈上升趋势。

一、中医对干眼的认识

干眼在中医称为"白涩症",《审视瑶函》曰:"不肿不赤,爽快不得,沙涩昏朦,名曰白涩。"《灵枢·五癃津液别篇》云:"五脏六腑之津液,尽渗于目。"津液在目化为神水,于眼外润泽为泪,于眼内充养为液,津液亏损而发为干眼。本病与肺、肝、肾关系密切,肝肾阴虚、肝之津液不足是其发病主要原因;肺失宣降,燥伤肺阴,不能上荣于目是其发病的主要诱因。

二、干眼发生的相关因素

视频终端综合征,是由于长时间的使用电脑、电视游戏机等终端屏幕,出现眼干、眼痒、视疲劳等症状的一组疾病。局部因素包括长期戴角膜接触镜、眼部手术及损伤史、眼局部用药史、眼局部病变;全身因素比如年龄、性激素水平、自身免疫性疾病、维生素A

缺乏症、长期使用全身或眼部用药、环境因素等。

三、辩证论治

辩证论治是中医学的灵魂，发挥中医学的优势，运用整体观念和辩证论治，为干眼临床学的研究提供了很好的实践经验和实验指导。

何慧琴等对就诊的符合干眼诊断标准的36例痰瘀互结型干眼症者（目珠干燥乏泽、干涩、食少腹胀、便溏，或口干口黏，女性患者可有月经量少色暗，或有血块，舌质暗或有紫气，苔白或黄腻，脉濡数或涩等），采用活血健脾法中药治疗，口服鬼针草、赤芍、红花、茯苓、淮山药等为主方，和人工泪液滴眼相比较，结果两组治疗前后角膜荧光染色和症状积分具有显著性差异，S1T和BUT差异无显著性。

郝小波教授将干眼归纳为肺阴不足型（目珠干燥乏泽，干涩、涩痛，口干鼻燥，大便干，舌红、少津，脉细数）；阴虚夹湿型（目珠干燥，干涩、疼痛，视物模糊，眼眵呈丝状，口黏或口臭，便秘不爽、尿赤而短，舌红或舌边齿印，苔微黄或黄厚腻略干，脉细濡数）；肝肾阴虚型（目珠干燥乏泽，干涩、畏光，视物模糊，视久疲劳，口干唇燥裂，神疲乏力，失眠，多梦，舌红、少苔或无苔，脉沉细），三个主要证型，分别予百合固金汤加减、三仁汤合二妙散加减、六味地黄丸合二至丸加减而获效。

高卫萍等将56例（112只眼）分为A、B两组，A组32例（64只眼）采用中医辨证治疗，肺阴不足型（眼干涩，磨痛，口干，大便干，舌红少津），用养阴清肺汤加减；阴虚湿热型（眼干涩，疼痛，畏光，视物模糊，溲黄，便干，舌红，苔黄腻），用甘露饮加减；气阴两虚型（眼干涩，眼疲劳，视物模糊，神疲乏力，头晕，腰酸，夜寐多梦，口干少津，舌淡红、苔薄），用生脉饮合杞菊地黄丸加减。结果有效50眼，无效14眼，有效率78.13%。治疗后角膜染色、泪膜破裂时间、泪液流量、眼部症状积分，与治疗前比较，差异有非常显著性意义。

傅彦江将41例（82只眼）分为肺阴不足型16例32只眼（表现为目珠干燥无光泽，白睛微红，灼痒磨痛，眼眵干结微黄，口干鼻燥，舌红少津，脉细数），用清燥救肺汤加减；阴虚湿热型14例28只眼（表现为目珠干燥无光泽，涩黏隐痛，胞睑重坠感，眵黏稠微黄，畏光，视力模糊，口干鼻燥，关节疼痛，便秘溲赤，舌红、苔微黄，脉数），用养阴清肺汤合三仁汤加减；气阴两虚型11例22只眼（表现为目珠干燥无光泽，涩磨畏光，眼极易疲劳，视力模糊，口干唇燥裂，神疲乏力，腰膝酸软，舌淡、苔薄白，脉沉细），用四君子汤合杞菊地黄丸加减。结果治愈14只眼，好转51只眼，有效率79%，疗程最短26 d，最长120 d，平均55 d。

钟新娜等将干眼分为肺阴不足、肝肾阴虚、脾肺湿热三型，肺阴不足型（症见眼干涩不爽，泪少，久视易疲劳，甚则视物不清，白睛如常或少许赤脉，黑睛可有细点星翳，病势迁延难愈，全身伴有干咳少痰，咽干便秘，苔薄少津，脉细无力）；肝肾阴虚型（症见眼干涩畏光，双眼频眨，视物不清，白睛隐隐淡红，久视则诸症加重，全身可兼见口干少津，腰膝酸软,头昏耳鸣,夜寐多梦,舌红苔薄,脉细等);脾肺湿热型(症见睑垂目涩,睑内红赤,粗糙混浊,白睛污浊不清,舌苔黄腻,脉滑等)。分别以养阴清肺、补益肝肾法,滋阴养血、除湿清热法及养阴润燥法治疗,并设泪然滴眼液作对照,治疗组40例总有效率92.50%,对照组36例总有效率61.11%。通过以上众多的研究表明,运用中药辨证论治的手段将干眼症分为不同的证型进行治疗取得较好的疗效,将各个证型的出现频次进行统计,见表9-1。

表9-1 干眼症辨证论治的分型情况

位次	证 型	临 床 表 现	治 法	频次	使用比(%)
1	肺阴不足型	目珠干燥乏津、干涩、涩痛,口干鼻燥,大便干,舌红少津、脉细数	养阴清热润燥	4	30.76
2	气阴两虚型（肝肾阴虚）	目珠干燥无光泽,涩磨畏光,眼极易疲劳,视力模糊,口干少津,神疲乏力,腰膝酸软,头昏耳鸣,夜寐多梦,舌淡,苔薄白,脉沉细	养阴益气,滋补肝肾	4	30.76
3	阴虚湿热型	目珠干燥乏泽、干涩、疼痛、视物模糊、眼眵呈丝状、口苦或口臭、溲黄便干、舌红或舌边齿印、苔微黄或黄厚腻略干、脉细濡数	养阴清热,利湿热	3	23.08
4	痰瘀互结型	目珠干燥乏泽、干涩,食少腹胀、便溏,或口干口黏,女性患者可有月经量少色暗,或有血块,舌质暗或有紫气,苔白或黄腻,脉濡数或涩	活血健脾	1	7.69
5	脾肺湿热型	睑垂目涩,睑内红赤,粗糙混浊,白睛污浊不清,舌苔黄腻,脉滑等	除湿清热	1	7.69

四、专方专药

在干眼的中医药治疗研究过程中,众多专家根据自己的临床经验研究出了有关治疗干眼的经验方,并取得了一定的疗效。

秦杏蕊等将336例患者分为治疗组与对照组,两组各168例,各项基本资料经统计学检验无差异性。治疗组用爽目颗粒(生地黄、苏枳壳、白菊花、枸杞子、全当归、北柴胡、白芍、干石斛等)进行治疗。对照组用泪然滴眼液滴眼,结果治疗组有效率为91.7%,对照组66.1%,爽目颗粒治疗干眼症的疗效优于泪然滴眼液。

朱莺观察45例(90只眼)口服杞菊地黄汤(枸杞子、菊花、地黄、山茱萸、茯苓、山药、泽泻、牡丹皮)合生脉饮(麦冬、玄参、五味子等),对照组41例(82只眼)用泪然滴眼液滴眼。结果观察组中治愈19只眼,好转47只眼,有效率73.3%,对照组中治愈3眼,好转17眼,有效率24.9%。杞菊地黄汤合生脉饮治疗干眼症有促进泪液分泌,延长泪膜破裂时间的作用。

吕海江等用润肝明目汤(熟地黄、党参、当归、川芎、香附、茺蔚子、枸杞子、牡丹皮、生甘草)为主加减治疗45例(90只眼),结果治愈26只眼,好转52只眼,总有效率86.67%。

谭乐娟采用润目地黄汤（熟地、黄精、麦冬、山药、茯苓、车前子、枸杞、石斛、当归、生地、太子参、白术）治疗35例（70只眼）干眼症患者,总有效率88.57%。

于丽等观察120例干眼症,60例给予四物五子丸（熟地黄、酒当归、地肤子、白芍、菟丝子、川芎、覆盆子、枸杞子、车前子）,对照组60例局部用泪然滴眼液滴眼,结果治疗组有效率为91.67%,对照组71.67%。

赵志敏等用芍药甘草汤加减（白芍、炙甘草）治疗36例（72只眼）,结果治愈26只眼,好转32只眼,总有效率80.56%。

邢桂霞用四物汤加减（当归、熟地、川芎、白芍、防风、羌活、太子参、生黄芪）治疗干眼症108例,总有效率76.85%。薛红权将60例患者分为两组,治疗组患者内服自拟滋阴润目方（生地黄、当归、白芍、沙参、枸杞子、桑葚、黄精、黄芪、牡丹皮、菊花、地骨皮）,对照组用泪然滴眼液滴,两组均以1个月为1个疗程,结果两组在用药后Schirmer Ⅰ试验和BUT分别与用药前比较,差异均有统计学意义。

王鑫以玄参为主,配生地黄、北沙参、麦冬、石斛、决明子、木贼、密蒙花、枸杞子治疗干眼症的阴虚津亏型,得明显疗效。

陈燕将治疗组68例干眼症用滋水明目汤（生地、熟地、山茱萸、山药、麦冬、天冬、知母、当归、白芍、制黄精、女贞子、墨旱莲、丹皮、密蒙花）治疗,对照组67例用维生素A、维生素D、维生素B₂、贝复舒滴眼液治疗,治疗组总有效率91.18%,对照组71.64%。

周婉瑜等将治疗组和对照组各30例,分别用滋阴润目汤药（熟地、生地、麦冬、枸杞子、石斛、玄参、菊花、鬼针草）和润洁局部点眼,结果治疗1个月后观察组患者视疲劳改善优于对照组。

刘莹等将确诊的60例干眼症分为治疗组30例及对照组30例,治疗组服用补益肝肾中药（生地黄、白芍、当归、川芎、桑葚子、何首乌、女贞子、枸杞子、菟丝子、覆盆子、柴胡、升麻）,对照组滴用羟丙基甲基纤维素滴眼液,结果治疗组总有效率96.7%,对照组70%。

叶晓群将60例干眼病分为治疗组和对照组各30例,分别用益气滋阴润目汤（太子参、生地、麦冬、当归、生黄芪、白茅根、白芍、知母、杭白菊、石斛、葛根、银柴胡）和单纯用0.1%透明质酸钠眼液治疗,结果治疗组总有效率为90.0%,对照组66.7%。李点将治疗组35例（70只眼）内服自拟滋阴润目方（生地黄、当归、白芍、沙参、枸杞子、桑葚、黄精、黄芪、牡丹皮、菊花、地骨皮）,对照组35例（70只眼）局部点润舒滴眼液,治疗组总有效率77.0%,对照组58.6%。

刘玉兰等治疗干眼症400例采用自拟保视丸（生地、熟地、白芍、川芎、夏枯草、麦冬、石斛、甘草、沙参、菊花、女贞子、决明子、桑葚）,总有效率100%,治愈率80%。

根据以上专方专药的文献,对干眼症治疗有效的方药进行统计,通过药物使用频率的强弱可以反映该药对本病治疗的重要程度。对专方专药中的48味中药的使用频次进行统计分析,治疗干眼症的前20味药物统计见表9-2。

表9-2　治疗干眼症前20味药物的使用频数

位 次	药 名	组方频数	组方比（%）	位 次	药 名	组方频数	组方比（%）
1	地黄	11	10.73	11	黄精	4	3.39
2	枸杞子	10	8.47	12	桑葚	4	3.39
3	当归	10	8.47	13	黄芪	4	3.39
4	白芍	10	8.47	14	山药	3	2.54
5	菊花	7	5.93	15	玄参	3	2.54
6	麦冬	7	5.93	16	甘草	3	2.54
7	熟地	7	5.93	17	太子参	3	2.54
8	石斛	6	5.08	18	沙参	3	2.54
9	牡丹皮	5	4.24	19	柴胡	3	2.54
10	川芎	5	4.24	20	女贞子	3	2.54

五、局部用药

由于眼部特殊的解剖结构和生理,除了全身用药外,还需采用眼局部给药,以便充分发挥药物的作用,达到更好的疗效。

许艳红等采用润目灵雾化剂(鬼针草、枸杞子、菊花)治疗干眼症25例(50只眼)超声波雾化器喷雾每日1次,每次20 min,疗程4周,对照组为注射用水组,结果润目灵雾化剂组与注射用水组的总有效率分别为72%和39.1/%。

周利舜等将治疗组40例干眼症患者口服自拟养阴润目汤同时配合自制中药外熏方熏眼,对照组30例患者局部用珍珠明目滴眼液滴眼。治疗组总有效率为87.5%,对照组66.7%。

六、针刺治疗等

针刺在我国已有数千年的悠久历史,属于物理疗法的一种。现代针刺治疗干眼所选穴位,多以整体辨证的穴位为主,眼眶周围的穴位为配穴。

针灸治疗干眼症的总有效率高于药物治疗,以及未发现明显毒副作用等均说明了针灸治疗干眼症的有效性和临床优势。针灸取穴的根本原则是有效控制其病程进展、改善视力、恢复正常眼表生理功能。

取穴一般以眼周腧穴为主,如睛明、攒竹、丝竹空、百会、四白、太阳、瞳子髎等是治疗干眼症的常用穴。全身取穴则采用辨证取穴,一般认为干眼症多属肝肾亏虚、肺阴不足、脾虚郁热。治疗时除眼周穴位以外,根据证型不同分别配以不同的腧穴,如肝肾亏虚者加肝俞、肾俞、太冲、太溪等；肺阴不足者加肺俞、合谷、尺泽、列缺等；脾虚郁热者加脾俞、足三里、三阴交、丰隆等。通过刺激眼周腧穴，能直接改善泪液的分泌，提高泪膜的稳定性。灸法中的雷火灸采用独特的中药配方，通过药物燃烧时产生的热量，熏灸穴位，该法主要是在眼周穴位、耳穴等部位操作。可扩张眼周血管，促进血液循环和疏通经络，从而达到缓解干眼症状的目的。此外，其他疗法如中药熏蒸、按摩、敷贴、耳尖放血等，也有一定辅助作用。

刘志敏采用电针治疗干眼症20例，取穴：攒竹、睛明、四白、太阳、百会、合谷、足三里、三阴交、太冲、风池、翳风、太阳、百会、合谷、肝俞、肾俞，采用连续波，频率$1.0 \sim 1.5$ Hz，留针30 min，两组穴位交替使用，每日1次，10次为一疗程，一般治疗3个疗程，总有效率为85.0%。

张成涛等将60例确诊病例分为针刺组30例，泪然组30例。针刺组主穴取太冲、太溪，配穴取承泣。结果针刺组有效率为83%，泪然组为80%，但针刺远期疗效较好且避免了长期应用人工泪液的副作用。

高卫萍等针对更年期干眼症观察了针刺疗法的临床疗效。将更年期干眼症84例（168眼）分为3组。A组采用局部取穴针刺治疗；B组采用全身取穴针刺治疗；C组给予外用泪然滴眼液治疗。结果A组有效41眼，有效率73.21%；B组有效32眼，有效率53.33%；C组有效31眼，有效率59.62%。

魏立新等将80例患者随机分为2组，治疗组40例（78只眼），对照组40例（78只眼）。治疗组取穴：面部取睛明、攒竹、太阳、四白、百会、神庭、风池；远端取曲池、外关、合谷、中脘、天枢、气海、足三里、三阴交、太溪、太冲。对照组采用透明质酸钠滴眼液。结果治疗组总有效率为73.1%，对照组为37.2%。

张艳超等将61例干眼症患者随机分组，针灸组30例予取穴针刺及中药灸治疗，对照组31例局部点泪然滴眼液，结果针灸组疗效优于人工泪液组。

针灸疗法对治疗干眼症具有较好的疗效，在临床上以针刺和灸法为主，此外可根据患者的具体情况，配合中药熏蒸、按摩、刺络放血、耳穴贴压敷贴等辅助治疗，以体现针灸治疗的个体化优势。

综上所述，干眼是临床常见的眼表疾病之一。随着社会信息化的发展，特别是在与视频接触的人群中，其患病率呈逐渐上升趋势。无论是从中医的辨证论治、专方专治、局部用药，还是针刺治疗等方面都能取得一定的疗效。对辨证论治的证型进行统计分析，主要以肺阴不足型、气阴两虚型（肝肾阴虚型）、阴虚湿热型为主，对治疗干眼有效的专方专药的组方进行统计分析，地黄、枸杞、当归、白芍、菊花、麦冬、熟地组方频次较高，从而说明干眼多以阴虚为主。中医药治疗干眼是我国的特色，对于长期、慢性、症状较重的干眼患者可采取联合疗法。干眼是一个多因素的疾病，由多种潜在的因素造成，针对不同病因治疗的个体化治疗方案可提高疗效。随着对干眼症发病机制和诊疗方面研究的不断深入,干眼症的研究和治疗将会取得更大的进展。

第三节 结膜松弛症的中医药研究进展

《银海指南·卷二肺经主病》:"白睛起膜,状若鱼泡,寒郁太阴也。"其符合现今松弛而堆积的半透明球结膜组织致睑缘、眼表微结构失衡,结膜囊闭合负压状态改变导致泪液引流异常,眼部异物、不适感,泪溢、痒、涩、灼痛、眦部微红等症候群,其属于年龄相关性眼病,现代医学命名为结膜松弛症。《银海指南·卷一五轮解》:"目有五轮,禀于五行,原于五脏……气轮者,目之白睛是也,内应乎肺……肺主气,故曰气轮。"《素问·六节脏象论》说:"肺者,气之本。"若肺气旺盛全身功能通调,则气血流畅、眼络通达,故有《审视瑶函·卷一目为至宝论》"肺之精腾,结而为气轮"之说。其病因非为六淫致病,实与五脏六腑之功能密切相关,《银海指南·卷二杂病总论》:"病之发也,又因外感内伤……至于杂症,不过气血痰食郁五者而已,然五者之中,惟气血为甚。"《证治准绳·杂病七窍门》详述:"……其证睛珠痛,珠痛不能视,羞明隐涩,眼睫无力,眉骨太阳因为酸痛,芎归补血汤主之,当归养荣汤主之,除风益损汤主之,滋阴地黄丸主之。"可见补血、滋阴、抑虚火为主。

《银海指南·卷二血病论》:"目得血而能视,血者气之所化也。故血盛则形强,人生所赖,惟斯而已。润经络,泽脏腑,养筋骨,充满一身,而目受其荫,固宜流通,而不宜瘀滞者也。"

《银海指南·卷二气病论》:"……盖气之为用,无所不至,一有不调,无所不病,为虚为实,为寒为热,变态莫可名状……阳气有余,为目赤臃肿,阴气有余,为隐涩羞明,中气不足,为眼皮宽纵……实者破之,虚者补之,滞者行之,郁者达之,寒者温之,热者凉之,不和者调之疏之。"

滋阴养血调气解郁,《审视瑶函·卷之三白痛》定义谓:"不肿不赤,爽快不得,沙涩昏矇,名曰白涩,气分伏隐,肺脾湿热。"在最新版国家十三五创新教材《实用中医眼科学》设有白涩症专篇,对概述、病因病机、诊断要点、临床分型、类证鉴别、治疗措施、思辨导图、预防策略逐一进行阐述,并设附篇详解结膜松弛症的分级诊断与对应的治疗方案。

临床研究针对仅有功能性改变者,尊崇滋阴宣肺、养血健脾原则,采用中药经验方内服,改善因年龄导致的脏腑亏虚,气血不足。辅以中药解痉舒筋活血,外用热敷,对部分眼睑张力过强型的探索性治疗,凭借中医丰富的药材资源寻找安全有效的外治途径是未来临床研究的重点。

国内学者研究发现,结膜松弛症属于"白涩症"范畴,肝肾阴虚贯穿了结膜松弛症发生发展的全过程,并成为影响本病预后及转归的主要因素。临床表现为眼内干涩不爽,双目频眨,羞明畏光,白睛隐隐淡红,久视后则诸症加重。肝开窍于目,肝脉连目系,肝气通于目,肝和则目能辨五色,泪为肝之液,肝阴不足,目失濡养可致眼干涩不适;肾为水脏,主津液,肾阴不足则目外少润泽之水,内缺充养之液,双目干涩结膜松弛。在经验方的基础上,研制了杞精明目汤,在治疗方案中黄精、枸杞子、麦冬滋补肝肾,养阴生津,共同为君药补益先天之精血;水谷精微为精血化生之源,茯苓、炙甘草健脾益气,以助生化;阴虚易生风生内热,取旱莲草补肝肾之阴的同时以凉血清热;使以川芎上行头目,引药上行。全方共奏:滋补肝肾,培补先天之精血;健脾益气,以助精血生化之效。

项敏泓等通过临床治疗结膜松弛症患者,将符合结膜松弛症诊断标准的36例肝肾阴虚型患者随机分为杞精明目汤组与对照组,杞精明目汤组在对照组局部药物治疗的基础上加用杞精明目汤口服治疗,连续用药3个月为1个疗程。治疗前后分别进行泪膜破裂时间测定(BUT)、基础Schirmer试验、泪液羊齿状试验(TFT)检查。结果发现杞精明目汤组治疗后结膜松弛症患者BUT明显延长,差异有显著意义($P < 0.05$)。基础Schirmer试验与治疗前比较差异有显著意义($P < 0.05$),治疗后泪液中羊齿状结晶明显增加($P = 0.01$),而对照组差异无统计学意义($P = 0.96$)。证实杞精明目汤在维护泪膜稳定的同时,可改善泪液中的黏蛋白,促进眼表组织损害的修复,改善泪液功能,从而治疗结膜松弛症,其疗效较之常规西药有一定优势。

项敏泓等通过SD大鼠用杞精明目汤药物灌胃后3d后收集腹主动脉血,制备含杞精明目汤药物的血清,培养结膜松弛症的球结膜标本,分别将20%、10%、15%、5%的药物血清及8 ml/L表皮生长因子(EGF)入细胞悬液中作用24 h。发现培养的细胞呈长梭形,对波形蛋白表达呈阳性。含20%杞精明目汤药物血清的培养基可下调体外培养的人眼结膜松弛症球结膜成纤维细胞中MMP-1、MMP-3、TIMP-1的表达,显著上调TIMP-3的表达。

第四节　眼睑痉挛的中医药治疗进展

眼睑痉挛指非继发性的单侧或双侧眼轮匝肌不随意的非节律性的强直性收缩的疾患,临床主要表现为眼轮匝肌不自主频繁地跳动,甚者引起面部肌肉及口角发生抽动,严重影响患者的生活质量。本病好发于成年女性,在我国其发病率呈上升的趋势。通常临床诊断的眼睑痉挛主要为原发性、特发性和自发性眼睑痉挛,统称为良性特发性眼睑痉挛

（benign essential blepharospasm，BEB）。根据其出现的症状、体征，中医学将其归属于"胞轮振跳""脾轮振跳""目瞤"等范畴。

现代医学尚无口服药物治疗BEB有效的研究证明，有人建议采用氯硝西泮、巴氯芬、苯海索等治疗BEB，有报道使用唑吡坦有明显效果。目前注射A型肉毒素为主要治疗方法，该法作为治疗BEB的一线方法已经有20多年。局部注射A型肉毒素，90%的BEB患者可明显改善症状，提高生活质量，减轻抑郁症状。A型肉毒素的药效平均维持时间为3～4个月，局部注射法操作简单，可重复注射，副作用主要包括眼睑下垂、面瘫、口干、局部软组织肿胀等，但这些反应温和、短暂，一般持续1～4周自行消失，然而随着时间的推移和重复使用，A型肉毒素注射剂量需逐次加大，有些患者还会产生中和抗体，导致治疗抵抗，很多患者转而寻求中医治疗。

一、病因病机

眼睑痉挛在古籍专著中就已有相关论述。《目经大成·睑废六十五》："两胞经脉之间，为邪所中，血气不相荣卫，麻木不仁，而作此状。"《审视瑶函·胞轮振跳症》："胞轮振跳，岂是纯风，气不和顺，血亦欠隆。"《目睛大成·目瞤二十七》："盖足太阴、厥阴荣卫不调，不调则郁，久郁生风，久风变热而致。"《审视瑶函·目睛瞤动》："目者肝胆风木之所属，相火所乘，肝藏血，血不足则风火内生，故目睛为之瞤动。"从这些文献看来，前人的观点是该病发于肝脾两经，由于两经气血不和，营卫不调，风火内生引起。在继承前人经验的基础上，随着诊断及治疗经验的丰富，理论又有所发展。

姚芳蔚认为本病病变主要在于肝脾，特别当脾气衰败，卫阳不足，不能上达空窍，使胞睑失去升提开合作用，故而同时发生强直下垂。眼为肝窍，肝为风木之属，物从其类，故善病风。振跳动摇，即风的征象，提示本病发病的另一途径在于肝窍之虚，致风入于目。高健生认为，一方面久病或过劳内伤所致脾虚，脾气虚弱清阳之气不升，筋肉失养导致胞睑瞤动；另一方面，血虚肝旺，虚风内动，牵拽胞睑而振跳。胞轮振跳多为虚证，脾虚胞睑筋肉失养瞤动，及脾虚导致血虚生风，也形成胞睑振跳。王新志引经据典，《素问·玉机真藏论》："脾为孤脏，中央土以灌四傍。"《素问·五脏生成篇》说："脾主运化水谷之精，以生养肌肉，故主肉。"《证治准绳·七窍门》："脾轮振跳，谓目脾不待人之开合而自牵拽振跳也。乃气分之病，属肝脾二经络牵振之患。"也强调了肝脾在眼睑痉挛中的重要，但更强调脾气升举之力，肺气升提之效，肝气的舒畅调达。

二、治疗

1. **治疗原则**·姚芳蔚以内治为主，辅以针刺。内治用药以调补肝脾、祛除风火为主，再据患者体征，辨别肝脾之虚，分别予以施治，内治归为肝血不足，风火内生者，治以养血益肝、散风火；为肝肾亏虚者，治以滋肾益肝；脾阳气虚者，治以健脾益气、升阳活血。高健生治以益气升阳，养血柔肝，认为常规疗法多难以奏效，以《东垣试效方》中的益气聪明汤治疗特发性眼睑痉挛取得神奇效果。

王新志通过大量临床实践发现单纯的以滋阴降火为治疗原则，只可缓解部分症状，不能从根本上治疗，尤其对于以精神压力为诱因，临床治疗应以疏肝解郁，升举阳气为治则，从而缓解患者症状，提高患者生活质量。此外，王教授认为此类疾病与患者的性格也有很大的关系，多数因情志致病的患者，应多予以开导，从根本上树立自信，消除心理障碍尤为重要。

2. 治疗方法

（1）中药内服：汪月红等认为该病在于肝脾亏损，筋肉失荣，治疗本病60例，治疗组以四物汤为基础方随证加味内服，对照组口服维生素 B_1、谷维素片、ATP片、葡萄糖酸钙片。在此基础上两组病眼局部均滴奥视明滴眼液及抗生素滴眼液。结果治疗组总有效率96.7%，对照组总有效率76.7%，有显著性差异（$P < 0.05$）。艾正海、彭智谋等认为该病以抽动为特征，属于"风证"，分别用芍蝉汤（白芍、蝉蜕、炙甘草、僵蚕、全蝎、蜈蚣）、葛芪四物汤加味（葛根、黄芪、当归、川芎、白芍、熟地、防风、白蒺藜、蝉蜕、全虫、甘草）治疗该病，均获得良好的疗效。

（2）针刺治疗：针刺在治疗该病上取得了显著的疗效，局部取穴为眼部周围穴位，全身取穴各有特点，但总体以调理肝脾为原则。周伟光选取特发性眼睑痉挛患者36例，针刺主穴：太阳、睛明、瞳子髎、丝竹空、攒竹、四白、阳白、头维。配穴根据灵龟八法，按时选取"八脉交会穴"八个穴位之一，并依据"八法交会歌"取相应对穴之一作为配穴同时使用，结果总有效率94.44%。

彭崇信将104例本病患者随机分为对照组和治疗组各52例，观察组以双龙戏珠针法（两根针方向相对应，分别沿上、下眼眶平刺，形成两根针上下包围眼球的状态。上方自攒竹刺入，透鱼腰、丝竹空；下方自瞳子髎下方沿眶下缘刺入，透承泣至眶内下缘交界或至鼻骨）治疗；对照组口服维生素 B_1 片、谷维素片、ATP片、葡萄糖酸钙片。总有效率：观察组88.46%，对照组42.30%。

徐莉选取17例患者，用25 mm毫针浅刺、排刺眼轮匝肌，针刺方向朝眼球，间距2～3 mm，上下各一排，每排5～7针。合谷、风池、太冲、阳陵泉施捻转泻法；三阴交、足三里施捻转补法；四神聪、上星、印堂施平补平泻手法。经治疗后总有效率94%。其中病程1年以内者6例，痊愈5例，有效1例；病程1～3年者8例，痊愈4例，有效4例；病程3年以上者3例，有效2例，无效1例。说明病程与疗效有关，病程越短，疗效越佳。

林海平选取20例眼睑痉挛患者，上眼睑痉挛主穴取下鱼腰（鱼腰穴下0.1寸），下眼睑痉挛取承泣。配穴取双侧四神聪、合谷、太冲。主穴采用齐刺加浮刺法，3根毫针并在一起同时垂直刺入同一个穴位,进针0.1寸,进针后不行针,四神聪采用小幅度高频率捻转补法,合谷及太冲采用捻转泻法。总有效率为90%。

张仁等将70例眼睑痉挛患者随机分为观察组和对照组,每组35例,均取攒竹、鱼尾透鱼腰、睛明、四白、印堂为主穴。观察组采用益气通络针刺法,即选用能获强烈气至病所针感的针刺手法结合脉冲电刺激;对照组予以常规针刺法,结果观察组总有效率97.1%,愈显率77.1%;对照组总有效率91.4%,愈显率51.4%,有效率差异无统计学意义($P >$ 0.05),但愈显率比较,差异有统计学意义($P < 0.05$),观察组临床疗效优于对照组。

李兆宏选取患者33例,针刺主穴为鱼腰、承泣,配穴为翳风、合谷、太冲、足三里、三阴交,用浮刺法:上睑眴动者选鱼腰,下睑眴动者选承泣。配穴常规进针。治疗10次后,33例患者均在2 ~ 10次治疗后症状减轻,1周复诊31例眼睑眴动完全消失,痊愈率93.9%;有2例患者在停止治疗的1周内,偶有短暂轻微的眼睑眴动,针刺巩固治疗2次后症状完全消失,1周后随访无复发;治疗无效者0例。

(3)针药并用:李淑波采用针刺、穴位注射、中药内服治疗本病30例。针刺:取穴以眼、面局部穴为主,配合远端取穴。局部取丝竹空、攒竹、太阳、四白、地仓、翳风,配合百会、足三里、合谷、太冲,局部轻刺激,远端穴强刺激。中药:自制中药制剂定风明视胶囊(主要成分黄芪、白芍、天麻、全蝎、防风、川芎、蜈蚣)10粒,每日2次口服。穴位注射:维生素B_1、维生素B_{12}、当归注射液。结果总有效率为80%。

陈伟丽于门诊收集16例眼睑痉挛患者,中药以四物五子汤加减。针灸取穴:太阳、攒竹、丝竹空、风池、合谷、内关。操作方法:除内关穴、合谷穴用30号1.5寸毫针,捻转泻法,余穴用30号1寸毫针刺入。经治疗治愈2例,显效9例,有效2例,无效3例。

王真珍于门诊将200例胞轮振跳患者随机分为治疗组(120例)和对照组(80例),治疗组采用汤剂加针刺,方用当归活血汤加减:当归、苍术、薄荷、羌活、熟地黄、川芎、白芍、黄芪、防风、甘草,辨证加减。针刺采用远近配穴法,近端取穴:太阳、攒竹、四白、丝竹空、阳白、翳风、下关、承浆、颊车、地仓,远端取穴:合谷、太冲、内关、足三里、三阴交。面部穴位以取患侧穴为主,远端穴选取双侧;均用平补平泻的原则,近端取穴轻刺激,远端取穴强刺激手法,以得气为度。对照组采用复方樟柳碱注射液颞浅动脉旁皮下注射。总有效率:治疗组98%,对照组86%。

李晓华收集40例病例,予归脾汤加减(党参、白术、茯苓、炙甘草、黄芪、龙眼肉、远志、当归、木香、酸枣仁、天麻、夏枯草、菊花)治疗,辨证加减,另口服甲钴胺片;针刺取穴丝竹空、承泣、阳白、脾俞、足三里(双)、合谷(双)。结果总有效率95%。

(4)其他治疗:武保发采用耳穴贴压法治疗本病148例,主穴:眼、肝、枕、神门、交感。辨证配穴:风热相侵者配风溪、耳尖(放血);阴血亏虚者配心、脾;阴虚阳亢者配肾、结节穴;单侧贴压,左右耳交替施治。结果总有效率为94.59%。陈春丽用中药内服加叩刺法治疗38例眼睑痉挛患者,内服平跳汤(当归、熟地黄、羌活、防风、薄荷、甘草),根据基础方辨证加减药物;叩刺部位:眼周(上至眉弓上1cm,下至眶下缘1cm,内侧至鼻梁中部,外侧至太阳穴附近)及重点穴位(攒竹、鱼腰、太阳、睛明、上明、四白、球后,以上穴位均为患侧),总有效率92%。杨善康以体针配合耳针治疗65例,针灸主穴取太冲、合谷、膈俞、肝俞、脾俞、申脉。上睑跳加丝竹空、阳白、鱼腰、攒竹;下睑跳加承泣、四白、下关。太冲、合谷、申脉用泻法;膈俞、肝俞、脾俞用补法。耳针取脾、肝、眼、心、神门。总有效率为95.4%。李玉丽收集64例眼睑痉挛患者,予以心理疏导并予以耳穴贴压治疗,以心、肺、肌松、肾、三焦、新眼点、神门、盆腔、甲状腺等穴位为主穴,治疗1周后痊愈46例,好转10例,失诊8例。治疗2周后10例好转者痊愈6例,失诊4例。1个疗程后随访到52例,均痊愈。

　　从所查阅的文献中了解到,目前眼睑痉挛的诊治及疗效评价主要依靠患者对症状的主观描述以及医者的主观判断,并没有一个客观指标用于该疾病的诊断、分级和治疗后评估。符之瑄等最近研发了一种简易的客观准确反映睑缘张力的睑缘压强测量仪,并用该仪器测量杞精解痉方热敷治疗下睑缘张力增高型的结膜松弛症的下睑缘张力,客观地证实了该方可以降低睑缘张力。如果眼睑痉挛的诊断能采用客观的检查方法,并对治疗进行评估,相信会取得更有说服力的证据。

　　综上,中医治疗胞轮振跳有多种方式,总体治疗原则在于调理肝脾,并在此基础上辨证论治,最终一般能获得良好的疗效,对于长期、慢性、症状较重的患者可采取中药、针灸、耳穴等方法联合治疗。

第十章
结膜松弛症护理学研究进展

第一节　结膜松弛症手术前护理

患者入院后,护士应主动与其亲切交谈,介绍住院须知、责任护士、病区环境、宣传健康教育知识等,有效地与患者沟通,使他们很快地进入患者角色。同时分析患者的心理状况,了解患者表现出来的情绪反应,及时解决患者的问题,满足生活方面的需要。另外根据不同年龄、性别、职业、文化程度、选择不同的心理护理方式,多从生活上关心和帮助患者,向患者讲解有关结膜松弛症相关知识,介绍手术成功病例及注意事项,并说明该手术采用表面麻醉法、手术切口小、时间短、术后反应轻、术晨无须禁食等,以减轻患者对手术的恐惧,消除患者的孤独感和恐惧心理,使患者有充分的思想准备,增加对护士的信任感,使患者更好地配合手术和护理。

1. 术眼准备

(1)术前予以抗生素眼药水点滴手术眼睛,3次/天,术前日晚及术日晨用抗生素眼药水冲洗结膜囊各一次。术前日晚做好手术眼睛的标识,以区分其他类别的手术。

(2)嘱患者在床上平卧时,反复训练双眼注视显微镜灯光并保持良好的固视,术前1天训练,保持良好的固视。由专科护士对患者进行眼位训练,分为光源和语言指令两种。首先进行光源训练,让患者平躺,头呈水平位(避免前后左右转动),眼睛随着光源(手电筒)的方向变动,进行上、下、左、右、左上、右上、左下、右下转动。然后进行语言指令训练,体位与前相同,根据发令者上、下、左、右等的语言指令,患者眼睛分别向上、下、左、右等方向转动,一天三次,反复说明,反复训练,直至患者能够根据语言指令熟练地转动眼球,达到手术需要的指定位置为止。

2. **全身准备** · 术前完成心电图、X线胸片等必要的全身检查,空腹抽血检验血常规、凝血四项、血糖等生化指标,全身检查结果正常,包括血压、血糖正常,全身无重要合并症等即准备手术。

第二节　结膜松弛症手术中护理

嘱咐患者平卧位于手术台上,调节体位与光源,使术眼与床面呈180°角,并嘱其不要随意摆动头部或转动眼球。如果术中想咳嗽或打喷嚏,要先告知术者,暂缓手术,以免造成不良后果。手术中应听从医护人员的指挥,嘱患者滴麻药后紧闭双眼,使麻醉药在眼内保留较长时间及充分弥散,双眼睁开注视手术显微镜的光源或根据需要转动眼球以达到最理想的手术视野,并告知患者术中、术后没有明显的疼痛感,术中密切观察病情,及时询问患者有无不适,如有不适,及时告知手术医师处理。

第三节　结膜松弛症手术后护理

1. **术眼观察** · 术后纱布包扎1天,患者适当休息,可以平卧位或健侧卧位,适当抬高床头。手术后第2天打开术眼,用抗生素眼液和(或)含有细胞生长因子的滴眼液1周左右。如有线结和创面摩擦引起异物感和流泪者,可涂眼膏减轻症状。术后坚持每天换药,观察眼部敷料渗血、渗液情况,注意眼部分泌物的性质、颜色。有脓性分泌物提示感染可能,须加强使用抗生素眼液。黏液性分泌物无须做特别处理,可涂眼膏,让其自行排出。

2. **术眼护理**

(1)点滴眼药水操作时应洗净双手,药瓶距眼睛1～2 cm,左手示指轻压下眼眶,往下拉开下眼睑皮肤,同时让患者睁开眼睛,右手从内眦或外眦部滴入1滴眼药水,嘱患者闭起眼睛,然后轻提上睑,使药液在眼内弥散。同时间隔5～10 min滴第二种眼药水,切忌用手压迫眼球及药瓶碰到眼睛(图10-1)。

(2)病情观察根据不同的手术类型采取不同的护理措施,结膜新月形切除术,要告知患者眼球不能向手术部位的反方向过度转动,防止牵拉结膜切口裂开。点眼药水时不能随意拉开眼睑,应注意手术切口的位置。因结膜松弛症患者结膜组织变薄,愈合时间相对延长,应嘱患者在10天以后复诊时拆线。结膜缝线用的是可吸收缝线,一般可保持 1～3个月,然后吸收脱落,患者有刺激症状,结膜和浅层巩膜有充血水肿的反应。结膜 和(或)巩膜感染通常发生在1周内,要注意观察缝线处结膜反应,要区分是缝线刺激反 应还是结膜和(或)巩膜感染。电凝手术后患者可能会有刺激症状,疼痛异物感严重,应 告知患者,不能随意用手去揉动眼球。下睑缘高张力减弱术后要注意观察下睑缘伤口, 注意观察有无眼睑外翻及眼睑闭合不全,要多点保护角膜的眼药水,夜间要涂眼膏包扎 眼睛。

3. **病情观察**·当日嘱患者安静休息,手术作为一种外刺激因素,可能会诱发其他疾病 的发生。因此,对曾患有心脑血管疾病的患者,术后要给予心电监护,细致观察生命体征 的变化,加强巡视,及早发现病情变化,做到心中有数,进行有重点的护理。糖尿病患者术 后并发症较正常人多,必须继续监测血糖,及时了解病情,合理用药。手术当日应尽量减 少头部活动,避免头低位,以防眼内出血、眼压增高等术后并发症。利用滴眼药、换药、巡 视时机,与患者沟通,发现病情变化,立即通知医生,给予适当处理。呼吸系统疾病患者术 后勿咳嗽,以免引起切口裂开。

4. **生活指导**·嘱患者取平卧或半卧位,侧卧时取健侧卧位,注意休息,减少会客时间。 注意保暖,防止受凉。采取合理的饮食结构、多食易消化高蛋白半流质饮食。进食速度不 可过快,以防呛咳。保持大便通畅,防止便秘,此手术切口较长,过度用力会造成出血、缝 线脱落等不良反应。

5. **健康指导**·术后1周嘱咐患者尽量闭眼休息,减少眼球过度运动。注意保证足够的 休息,注意保暖,防止受凉。多食易消化高蛋白 流质饮食。进食速度不可过快,以防呛咳。保持大 便通畅,防止便秘。防止过度用力造成出血、缝线 脱落等不良反应,防止切口缝线裂开。出院前应教 会患者正确的滴眼药水方法,两种药交替使用,同 时还要防止眼睛过度疲劳、勿用手揉眼,注意个人 卫生。沐浴洗发时防止污水流入眼内。出院1周 后进行复查。避免用力搓揉眼部,外出时应戴宽缘 帽子或太阳眼镜,以减少紫外线对结膜细胞的伤 害。并告知患者如果术后1个月内出现眼部不适、 异物感、溢泪,主要因为切口愈合的过程中出现水 肿、出血,要求定期复查,及时就诊,争取早日愈合。

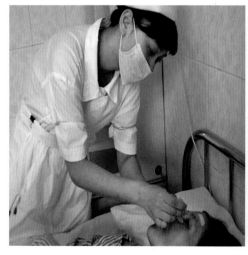

图10-1 正确点眼药水

参 考 文 献

1. 张兴儒,李青松,项敏泓.结膜松弛症的诊断与治疗[J].中华眼科杂志,2010,46(1):88-91.

2. Xing-Ru Zhang, Qing-Song Li, Min-Hong Xiang, et al. Analysis of tear mucin and goblet cells in patients with conjunctivochalasis[J]. Spektrum der Augenheilkd. 2010, 24(4): 206-213.

3. Xingru Zhang, Qingsong Li, Haidong Zou, et al. Assessing the severity of conjunctivochalasis in a senile population: a community-based epidemiology study in Shanghai, China[J]. BMC Public Health, 2011, 11: 198.

4. Li Qing-song, Zhang Xing-ru, Xiang Min-hong, et al. Clinical evaluations of the quantitative locator for conjunctiva resection used as an instrument for the treatment of conjunctivochalasis[J]. Chin Med J, 2011, 124(13): 1983-1987.

5. 韩竹梅,张兴儒.结膜松弛症新进展[J].国际眼科纵览,2011,35(6):394-399.

6. 张兴儒,许琰,李青松,等.结膜松弛症的临床与基础研究[J].中国实用眼科杂志,2005,1(23):83-87.

7. Xingru Zhang, Qingsong Li, Bing Liu, et al. In vivo cross-sectional observation and thickness measurement of bulbar conjunctiva using optical coherence tomography[J]. Invest Ophthalmol Vis Sci, 2011, 52: 7787-7791.

8. 韩竹梅,张兴儒,周欢明,等.两种结膜松弛症诊断与分级标准对老年人群患病率的调查[J].中华眼视光学与视觉科学杂志,2012,14(8):494-498.

9. Xing-Ru Zhang, Zhen-Yong Zhang, Matthew R. Hoffman. Electrocoagulative surgical procedure for treatment of conjunctivochalasis[J]. International Surgery, 2012, 97: 90-93.

10. Xing-Ru Zhang, Zhen-Yong Zhang, Matthew R. Hoffman, et al. The effect of age and conjunctivochalasis on conjunctival thickness[J]. Curr Eye Res, 2013, 38(3): 331-334.

11. de Almeida SF, de Sousa LB, Vieira LA, et al. Clinic-cytologic study of conjunctivochalasis and its relation to thyroid autoimmune diseases prospective cohort study[J]. Cornea, 2006, 25(7): 789-793.

12. 李轶捷,李青松,张兴儒,等.结膜松弛症研究新进展[J].国际眼科杂志,2009,9(5):938-940.

13. 张兴儒,李青松,项敏泓,等.结膜松弛症泪液粘蛋白及球结膜杯状细胞研究[J].国际眼科杂志,2009,

9（5）：895-899.

14. Ward SK, Wakamatsu TH, Dogru M, et al. The role of oxidative stress and inflammation in conjunctivochalasis［J］. Invest Ophthalmol Vis Sci, 2010, 51（4）：1994-2002.

15. Li DQ, Meller D, Liu Y, et al, Overexpression of MMP-1 and MMP-3 by cultured conjunctivochalasis fibroblasts［J］. Invest Ophthalmol Vis Sci, 2000, 41（2）：404-410.

16. 李青松，赵黎，张兴儒，等.利用OCT观察流行性出血性结膜炎的临床研究［J］.国际眼科杂志，2014，14（6）：1092-1094.

17. 符之瑄，张兴儒.睑缘张力改变及其相关疾病的研究进展［J］.国际眼科纵览，2014，38（2）：87-92.

18. 赵黎，李青松，柯梅青，等.眼前节相干光断层扫描在青光眼中的研究进展［J］.国际眼科杂志，2014，14（4）：644-647.

19. Xing-Ru Zhang, Zhen-Yong Zhang, Matthew R. Hoffman. Conjunctival Thickness Measured by OCT［J］. Ophthalmology, 2013, 120（6）：1305.

20. Xingru Zhang, Qingsong Li, Minhong Xiang, et al. Bulbar conjunctival thickness measurements with optical coherence tomography in healthy Chinese subjects［J］. Invest Ophthalmol Vis Sci, 2013, 54（7）：4705-4709.

21. Zhang Xing-ru, Zou Hai-dong, Li Qing-song, et al. Comparison study of two diagnostic and grading systems for Conjunctivochalasis［J］. Chin Med J, 2013, 126（16）：3118-3123.

22. Zhi-Xuan Fu, Xing-Ru Zhang, Zhen-Yong Zhang, et al. Lower eyelid tension in young adults determined by a simply designed lid tensiometer［J］. Cornea, 2014, 33：518-520.

23. Xing-ru Zhang, Min-hong Xiang, Qing-qing Wu, et al. The tear proteomics analysis of conjunctivochalasis［J］. Speaktrum der Augenheilkund. 2008, 22（5）：288-294.

24. 王晗敏，姚月蓉，项敏泓，等.结膜松弛症手术切除标本中几种激酶的检测［J］.中华眼外伤职业眼病杂志，2015，37（5）：344-348.

25. 韩竹梅，张振永，张兴儒，等.结膜松弛症患者结膜成纤维细胞中穿透素-3和肿瘤坏死因子-α刺激基因6的表达［J］.中华实验眼科杂志，2014，33（5）：436-439.

26. 柯梅青，张兴儒，李青松.结膜松弛症发病与炎性因子的关系［J］.国际眼科纵览，2015，39（2）：130-134.

27. 韩竹梅，张兴儒，柯梅青，等.基质金属蛋白酶及其组织抑制剂在结膜松弛症成纤维细胞中的表达［J］.中国眼耳鼻喉科杂志，2013，13（6）：365-367.

28. 柯梅青，张兴儒，赵黎，等.眼睑皮肤松弛综合征研究进展［J］.国际眼科纵览，2013，37（5）：301-305.

29. 项敏泓，李轶捷，张兴儒，等.杞精明目汤药物血清对结膜松弛症患者球结膜成纤维细胞中基质金属蛋白酶表达的影响［J］.中华实验眼科杂志，2013，31（10）：940-943.

30. 张兴儒，刘晔翔，盛霞，等.结膜松弛症患者球结膜淋巴管扩张的临床观察［J］.中华眼科杂志，2013，49（6）：547-550.

31. 韩竹梅，张兴儒，张隆，等.结膜松弛症球结膜成纤维细胞的培养和鉴定［J］.眼科，2013，22（2）：105-109.

32. 周蓓，王莉，孙庆玲，等.结膜松弛症手术前后眼表泪液动力学的变化［J］.眼科研究，2009，27：323-325.

33. 符之瑄，张兴儒，韩竹梅.相干光断层成像术在球结膜疾病中的应用进展［J］.国际眼科纵览，2012，36（6）：369-374.

34. 张兴儒，俞章，盛霞，等.结膜松弛症一例［J］.中国眼耳鼻喉科杂志，2012，12（5）：306-309.

35. 项敏泓, 饶娅敏, 李青松, 等.精杞明目汤治疗结膜松弛症的泪液功能改变[J].眼科新进展, 2012, 32(8): 743-746.

36. 江利红, 张兴儒, 张靖华, 等.结膜松弛症结膜新月形切除术与双极电凝术的临床疗效观察[J].中华眼科杂志, 2012, 48(5): 409-412.

37. 李轶捷, 张兴儒, 项敏泓, 等.结膜松弛症球结膜及筋膜组织的超微结构观察[J].中华实验眼科杂志, 2012, 30(7): 638-640.

38. 李轶捷, 张兴儒, 项敏泓, 等.结膜松弛症球结膜成纤维细胞培养的研究[J].国际眼科杂志, 2012, 12(4): 632-635.

39. 张兴儒, 周欢明, 李青松, 等.结膜松弛症睑板腺功能的临床观察[J].中华眼视光学与视觉科学杂志, 2011, 13(5): 378-381.

40. 项敏泓, 张兴儒, 李青松, 等.精杞明目汤治疗肝肾阴虚型结膜松弛症的临床观察[J].中国中医眼科杂志, 2011, 21(5): 270-272.

41. 韩竹梅, 张兴儒.中医药对干眼治疗的研究进展[J].国际眼科杂志, 2011, 11(9): 1570-1573.

42. 张兴儒, 李青松, 周欢明, 等.睑板腺功能异常[J].中华眼科杂志, 2011, 47(1): 74.

43. 项敏泓, 张兴儒, 李青松, 等.液体芯片-飞行时间质谱对结膜松弛症患者泪液蛋白质的分析[J].眼科研究, 2010, 28(9) 864-868.

44. 项敏泓, 张兴儒, 张迅轶, 等.结膜松弛症泪液中细胞因子检测[J].国际眼科杂志, 2010, 10(9): 1702-1703.

45. 项敏泓, 张兴儒, 李青松, 等.结膜松弛症泪液蛋白质肽质量指纹谱分析[J].眼科新进展, 2010, 30(1) 43-46.

46. 项敏泓, 张兴儒, 李青松, 等.Shotgun方法在正常人泪液蛋白质组学分析中的应用[J].眼科新进展, 2011, 31(2) 105-107.

47. 陆慧红, 张兴儒, 周欢明, 等.结膜松弛症新月形切除术临床疗效观察[J].中国眼耳鼻喉科杂志, 2011, 11(2): 103-106.

48. 陆慧红, 张兴儒, 周欢明, 等.结膜松弛症新月形切除术与药物治疗临床疗效比较[J].国际眼科杂志, 2011, 11(3): 428-432.

49. 李青松, 张兴儒, 郑一仁, 等.结膜松弛症定量定位切除术的临床疗效观察[J].国际眼科杂志, 2010, 10(4): 495-497.

50. 刘晔翔, 李青松, 张兴儒, 等.半月皱襞松弛致泪溢手术疗效观察[J].国际眼科杂志, 2010, 10(1): 145-146.

51. 李青松, 张兴儒, 项敏泓, 等.基质金属蛋白酶在结膜松弛症球结膜组织中的表达[J].中华眼科杂志, 2010, 10(9): 838-840.

52. 刘晔翔, 李轶捷, 张兴儒, 等.结膜松弛症球结膜组织中热休克蛋白的表达[J].中华眼科杂志, 2010, 10(8): 743-745.

53. 李青松, 张兴儒, 邹海东, 等.上海市曹阳新村街道60岁以上人群结膜松弛症流行病学调查[J].中华眼科杂志, 2009, 45(9): 793-798.

54. 张兴儒, 项敏泓, 吴庆庆, 等.结膜松弛症患者泪液蛋白质组学研究[J].中华眼科杂志, 2009, 45(2): 135-140.

55. 项敏泓,张兴儒,蔡瑞霞,等.结膜松弛症泪液功能改变的观察[J].中华眼科杂志,2009,45(6): 556-557.

56. 李青松,张兴儒,项敏泓,等.结膜松弛症的治疗研究现状[J].国际眼科纵览,2009,33(1): 27-30.

57. 严雅静,张兴儒,项敏泓,等.结膜松弛症下睑缘位置及张力观察[J].国际眼科杂志,2009,9(3): 1001-1005.

58. 周欢明,张兴儒,李青松,等.结膜松弛症松弛结膜部位的临床观察[J].临床眼科杂志,2009,17(3): 201-205.

59. 张兴儒,李青松,许琰,等.结膜松弛症[J].中华眼科杂志,2008,44,(10): 951.

60. 许琰,张兴儒,李青松,等.双极电凝治疗结膜松弛症临床观察[J].眼外伤及职业眼病杂志,2008, 30(12): 935-937.

61. 张兴儒,李青松,项敏泓.结膜松弛症诊断治疗技术[J].国际眼科杂志,2008,8(11): 2305-2307.

62. 张兴儒,项敏泓,李青松,等.结膜松弛症的发病机理研究[J].国际眼科杂志,2008,8(5): 1001-1005.

63. 李青松,张兴儒,项敏泓,等.离休干部结膜松弛症观察[J].国际眼科杂志,2008,7(1): 391-393.

64. 项敏泓,张兴儒,蔡瑞霞.结膜松弛症泪液中羊齿状结晶的观察[J].眼科,2008,17(1): 37-39.

65. 张兴儒,项敏泓,李青松,等.结膜松弛症球结膜杯状细胞改变的观察[J].眼科新进展,2008,28(11): 805-808.

66. 项敏泓,张兴儒,钟一声.泪液蛋白质组学研究进展[J].中国实用眼科杂志,2008,26(3): 203-206.

67. 李青松,张兴儒,沈江帆,等.不同浓度 $^{99m}TcO_4^-$ 兔眼泪道显像及对球结膜损伤的安全性研究[J].眼科研究,2007,25(8): 573-574.

68. 李青松,杨振燕,张兴儒,等.结膜松弛症泪液排泄系统 ^{99m}Tc-SPECT 动态显像的临床研究[J].同济大学学报,2006,27(4): 56-60.

69. 张兴儒,蔡瑞霞,王宝华,等.结膜松弛症的病理组织学观察[J].中华眼科杂志,2004,40(1): 37-39.

70. 张兴儒,李青松,许琰,等.结膜松弛症手术治疗远期疗效观察[J].眼外伤职业眼病杂志,2004,26(10): 683-685.

71. Watanabe A, Yokoi N, Kinoshita S, et al. Clinicopathologic study of conjunctivochalasis[J]. Cornea, 2004, 23(3): 294-298.

72. Mimura T, Usui T, Yamamoto H, et al. Conjunctivochalasis and contact lenses[J]. Am J Ophthalmol, 2009, 148(1): 20-25.

73. Watanabe A, Yokoi N, Kinoshita S, et al. Clinicopathologic study of conjunctivochalasis[J]. Cornea, 2004, 23(3): 294-298.

74. Fodor E, Barabino S, Montaldo E, et al. Quantitative evaluation of ocular surface inflammation in patients with different grade of conjunctivochalasis[J]. Curr Eye Res, 2010, 35(8): 665-669.

75. Guo P, Zhang SZ, He H, et al. TSG-6 controls transcription and activation of matrix metalloproteinase in conjunctivochalasis[J]. Invest Ophthalmol Vis Sci, 2012, 53(3): 1372-1380.

76. Guo P, Zhang SZ, He H, et al. PTX3 controls activation of matrix metalloproteinase 1 and apoptosis in conjunctivochalasis fibroblasts[J]. Invest Ophthalmol Vis Sci, 2012, 53(7): 3414-3423.

77. Acera A, Vecino E, Duran JA. Tear MMP-9 levels as a marker of ocular surface inflammation in conjunctivochalasis[J]. Invest Ophthalmol Vis Sci, 2013, 54(13): 8285-8291.

78. 张兴儒,李青松.结膜松弛症研究进展[J].中国眼耳鼻喉科杂志,2004,4(6): 396-397.

79. 张兴儒,许琰,刘晔翔.眼轮匝肌缩短术治疗结膜松弛症[J].眼科新进展,2003,23(增):10.

80. 张兴儒,俞彰,刘晔翔,等.结膜松弛症超微结构电镜研究[J].中国眼耳鼻喉科杂志,2003,3(4):223–224.

81. 张兴儒,许琰,李青松,等.结膜松弛症眼表知觉敏感度观察[J].眼科,2003,12(1):28–29.

82. 许琰,张兴儒.四种术式治疗结膜松弛症疗效观察[J].眼视光学杂志,2003,5(3):178–180.

83. 许琰,张兴儒.结膜松弛症手术疗效比较[J].中国实用眼科杂志,2003,21(13):353–355.

84. 张兴儒.结膜松弛症性溢泪的手术治疗[J].中国实用眼科杂志,2002,20(4):299–301.

85. 张兴儒,沈江帆,王雁程,等.放射核素动态显像评估结膜松弛对泪液排泄系统的影响[J].眼科,2002,11(4):211–214.

86. 张兴儒,刘晔翔,许琰等.结膜松弛症的泪液学观察[J].中国眼耳鼻喉科杂志,2002,2(6):364–374.

87. 张兴儒,李青松,许琰,等.眼结膜松弛的临床分级探讨[J].眼科,2001,10(6):361.

88. 张兴儒.结膜松弛与溢泪关系的临床研究[J].眼科,2001,10(4):224–226.

89. 张兴儒,梁丽琼,吴在丽,等.结膜松弛症致溢泪临床疗效观察[J].中华眼科杂志,1999,35(1):57.

90. Hughes WL. Conjunctivochalasis[J]. Am J Ophthalmol, 1942, 25: 48–51.

91. Bosniak SL, Smith BC. Conjunctivochalasis[J]. Adv Ophthalmic Plast Reconstr Surg, 1984, 3: 153–155.

92. De-Quan Li, Daniel Meller, Yunqi Liu, et al. Overexpeession of MMP–1 and MMP–3 by cultured conjunctivochalasis fibroblas[J]. Investigation Ophthalmology & Visual Science, 2000, 41(2): 404–410.

93. 刘祖国.关于干眼名词及分级的初级建议[J].中国眼耳鼻喉科杂志,2004,4(1):4–5.

94. Mimura T, Yamagami S, Usui T, et al. Changes of conjunctivochalasis with age in a hospital-based study[J]. Am Jophthalmol, 2009, 147: 171–177.

95. 曹永梅,平秀贤,牛玉英,等.通辽市科尔沁区五个社区55岁及以上人群结膜松弛症流行病学调查[J].中外健康文摘,2009,6:231–232.

96. Daniel Meller, Scheffer C, Tseng G. Conjunctivochalasis: literature review and possible pathophysiology[J]. Survey of Ophthalmology, 1998, 43(3): 225–232.

97. Francis, D G Chan, P Kim, et al. Case-controlled clinical and histopathological study of conjunctivochalasis[J]. Br J Ophthalmol 2005, 89: 302–305.

98. Murube J. Characteristics and etiology of conjunctivochalasis: historical perspective[J]. Ocul Surf, 2005, 3: 7–14.

99. De Almeida SF, de Sousa LB, Vieira LA, et al. Clinic-cytologic study of conjunctivochalasis and its relation to thyroid autommune diseases: prospective cohort study[J]. Cornea, 2006, 25: 789–793.

100. Wang Y, Dogru M, Matsumoto Y, et al. The impact of nasal conjunctivochalasis on tear functions and ocular surface findings[J]. Am Jophthalmol, 2007, 144: 930–937.

101. Erdogam-PoyrazC, MocanMC, Irkec M, et al. Delayed tear clearance in patients with conjunctivochalasis is associated with punctal occlu-sion[J]. Cornea, 2007, 26: 290–293.

102. 王晓春,杨家干,张前卫,等.结膜松弛症眼表和泪液的改变[J].中国眼耳鼻喉科杂志,2010,10:87–89.

103. 胡琳君,成霄黎.结膜松弛症的 ^{99m}Tc-SPECT 研究[J].山西医科大学学报,2008,39:757–759.

104. Jordan DR, Pelletier CR. Conjunctivochalasis[J]. Can J Ophthalmol, 1996, 31: 192–193.

105. Koray Gumus, Charlene hong, Crockett, et al. Anterior segment optical coherence tomography: A diagnostic

instrument for conjunctivochalasis[J]. American Joural of Ophthalmology, 2010, 150: 798−806.

106. Höh H, Schirra F, Kienecher C, et al. Lid-parallel conjunctival folds are a sure diagnostic sign of dry eye [J]. Ophthalmologe, 1995, 92: 802−808.

107. Danial Meller, Scheffer C, G Tseng. Conjunctivochalasis: Literature review and possible pathophysiology [J]. Survey of Ophthalmology, 1998, 43: 225−232.

108. Eifrig DE. Grading conjunctivochalasis[J]. Suzv Ophthalmol, 1999, 44: 93−94.

109. Kheirkhah A, Casas V, Esquenazi S, et al. New surgical approach for superior conjunctivochalasis[J]. Cornea, 2007, 26: 685−691.

110. Brodbaker E, Bahar I, Slomovic AR. Novel use of fibrin glue in the treatment of conjunctivochalasis[J]. Cornea, 2008, 27: 950−952.

111. Rodrigues EB, Johanson M, Penha FM. Anterior segment tomography with the cirrus optical coherence tomography[J]. J Ophthalmol, 2012, 2012: 1−5.

112. Feng Y, Simpson TL. Corneal, limbal, and conjunctival epithelial thickness from optical coherence tomography[J]. Optom Vis Sci, 2008, 85: 880−883.

113. Liu X, Wang F, Xiao Y, et al. Measurement of the limbus-insertion distance in adult strabismus patients with anterior segment optical coherence tomography[J]. Invest Ophthalmol Vis Sci, 2011, 52: 8370−8373.

114. 肖颖, 叶信海. 眼前节OCT技术对人眼水平直肌止端解剖结构的研究[J]. 中华实验眼科杂志, 2011, 29: 635−639.

115. Singh M, Chew PT, Friedman DS, et al. Imaging of trabeculectomy blebs using anterior segment optical coherence tomography[J]. Ophthalmology, 2007, 114: 47−53.

116. Leung CK, Yick DW, Kwong YY, et al. Analysis of bleb morphology after trabeculectomy with Visante anterior segment optical coherence tomography[J]. Br J Ophthalmol, 2007, 91: 340−344.

117. Park HYL, Ahn MD. Imaging of trabeculectomy blebs with Visante anterior segment optical coherence tomography after digital ocular compression[J]. Jpn J Ophthalmol, 2011, 56: 38−45.

118. Gouws P, Buys YM, Rachmiel R, et al. Finger massage versus a novel massage device after trabeculectomy [J]. Can J Ophthalmol, 2008, 43: 222−224.

119. Gumus K, Crockett CH, Pflugfelder SC. Anterior segment optical coherence tomography: a diagnostic instrument for conjunctivochalasis[J]. Am J Ophthalmol, 2010, 150: 798−806.

120. Soliman W, Mohamed TA. Spectral domain anterior segment optical coherence tomography assessment of pterygium and pinguecula[J]. Acta Ophthalmologica, 2010, 90: 461−465.

121. Kheirkhah A, Adelpour M, Nikdel M, et al. Evaluation of conjunctival graft thickness after pterygium surgery by anterior segment optical coherence tomography[J]. Curr Eye Res, 2011, 36: 782−786.

122. Shields CL, Belinsky I, Romanelli-Gobbi M, et al. Anterior segment optical coherence tomography of conjunctival nevus[J]. Ophthalmology, 2011, 118: 915−919.

123. Welch J, Srinivasan S, Lyall D, et al. Conjunctival lymphangiectasia: a report of 11 cases and review of literature[J]. Surv Ophthalmol, 2012, 57: 136−148.

124. Watanabe A, Yokoi N, Kinoshita S, et al. Clinicopathologic study of conjunctivochalasis[J]. Cornea, 2004, 23: 294−298.

125. Daya SM, Papdopoulos R. Ocular coherence tomography in lymphangiectasia[J]. Cornea, 2011, 30: 1170–1172.

126. Bianciotto C, Shields CL, Guzman JM, et al. Assessment of anterior segment tumors with ultrasound biomicroscopy versus anterior segment optical coherence tomography in 200 cases[J]. Ophthalmology, 2011, 118: 1297–1302.

127. Sbeity Z, Dorairaj S, McCormick S, et al. Clinicopathologic correlation of a subconjunctival foreign body using ultrasound biomicroscopy and anterior segment ocular coherence tomography[J]. Eye(Lond), 2009, 23: 489–491.

128. Hessen M, Akpek EK. Dry eye: an inflammatory ocular disease[J]. J Ophthalmic Vis Res, 2014, 9(2): 240–250.

129. Stevenson W, Chauhan SK, Dana R. Dry eye disease: an immune-mediated ocular surface disorder[J]. Arch Ophthalmol, 2012, 130(1): 90–100.

130. Coursey TG, de Paiva CS. Managing Sjögren's Syndrome and non-Sjögren Syndrome dry eye with anti-inflammatory therapy[J]. Clin Ophthalmol, 2014, 8: 1447–1458.

131. Kim KW, Ha HS, Kim JC. Ischemic tissue injury and progenitor cell tropism: significant contributors to the pathogenesis of pterygium[J]. Histol Histopathol, 2015, 30(3): 311–320.

132. Bianchi E, Scarinci F, Grande C, et al. Immunohistochemical profile of VEGF, TGF–β and PGE$_2$ in human pterygium and normal conjunctiva: experimental study and review of the literature[J]. Int J Immunopathol Pharmacol, 2012, 25(3): 607–615.

133. Pan HW, Zhong JX, Jing CX. Comparison of fibrin glue versus suture for conjunctival autografting in pterygium surgery: a meta-analysis[J]. Ophthalmology, 2011, 118(6): 1049–1054.

134. Pacharn P, Vichyanond P. Immunomodulators for conjunctivitis[J]. Curr Opin Allergy Clin Immunol, 2013, 13(5): 550–557.

135. Dartt DA, Masli S. Conjunctival epithelial and goblet cell function in chronic inflammation and ocular allergic inflammation[J]. Curr Opin Allergy Clin Immunol, 2014, 14(5): 464–470.

136. Galicia-Carreón J, Santacruz C, Hong E, et al. The ocular surface: from physiology to the ocular allergic diseases[J]. Rev Alerg Mex, 2013, 60(4): 172–183.

137. Vichyanond P, Pacharn P, Pleyer U, et al. Vernal keratoconjunctivitis: a severe allergic eye disease with remodeling changes[J]. Pediatr Allergy Immunol, 2014, 25(4): 314–322.

138. Chen JJ, Applebaum DS, Sun GS, et al. Atopic keratoconjunctivitis: A review[J]. J Am Acad Dermatol, 2014, 70(3): 569–575.

139. Sy H, Bielory L. Atopic keratoconjunctivitis[J]. Allergy Asthma Proc, 2013, 34(1): 33–41.

140. Suzuki T. Meibomitis-related keratoconjunctivitis: implications and clinical significance of meibomian gland inflammation[J]. Cornea, 2012, 31(1)1: S41–S44.

141. Fuchs E. UberBlepharochalasis[J]. Wien Klim Wochenschr, 1896, 9: 109–110.

142. Dózsa A, Károlyi ZS, Degrell P. Bilateral blepharochalasis[J]. JEADV. 2005, 19: 725–728.

143. 李月芝,杨云东,张歆,等.眼睑松弛症的手术治疗分析[J].国际眼科,2009,9(6): 1213–1214.

144. Hallahan KM, Sood A, Singh AD. Acute episode of eyelid oedema[J]. Br J Ophthalmol, 2012, 96(6):

909-913.

145. García-Ortega P, Mascaro F, Corominas M, et al. Blepharochalasis misdiagnosed as allergic recurrent angioedema[J]. Allergy, 2003, 58(11): 1197-1198.

146. Shah-Desai S, Sandy C, Collin R. Lax eyelid syndrome or 'progeria' of eyelid tissues[J]. Orbit, 2004, 23(1): 3-12.

147. Nagi KS, Carlson JA, Wladis EJ. Histologic assessment of dermatochalasis: elastolysis and lymphostasis are fundamental and interrelated findings[J]. Ophthalmology, 2011, 118(6): 1205-1210.

148. deFiguerêdo AA, de Pochat VD, Barreto TF, et al. Management of an unusual presentation of Ascher syndrome[J]. J Craniofac Surg, 2012, 23(6): 570-571.

149. Schaeppi H, Emberger M, Wieland U, et al. Unilaterale Blepharochalasismitlasionalen IgA-deposis[J]. Hautartzt, 2002, 53: 613-617.

150. Kaneoya K, Momota Y, Hatamochi A, et al. Elastin gene expression in blepharochalasis[J]. J Dermatol, 2005, 32(1): 26-29.

151. Karaconji T, Skippen B, Di Girolamo N. et al. Doxycycline for treatment of blepharochalasis via inhibition of matrix metalloproteinases[J]. Ophthal Plast Reconstr Surg, 2012, 28(3): 76-78.

152. A Sugamata. Infraeyebrow blepharoplasty for blepharochalasis of the upper eyelid: its indication and priority [J]. Plast Surg Int, 2012, 2012: 975097.

153. 李冬梅,陈涛,侯志嘉,等.眼睑松弛症的临床特征及并发畸形的手术治疗[J].中华眼科杂志,2012, 48(8): 696-700.

154. 孙洁,李冬梅,陈涛,等.眼睑皮肤松弛症及其伴发畸形的手术整复[J].眼科,2008,17(6): 375-378.

155. 邵燕,赵长涛,姜虎林,等.眼睑松弛症伴泪腺脱垂的手术治疗[J].眼外伤职业眼病杂志,2010,32(8): 634-635.

156. 李斌,李俊逸,王翠青,等.青年性眼睑皮肤松弛症的手术治疗[J].中华眼外伤职业眼病杂志,2011, 33(1): 65-67.

157. 魏楠,于颖,李文君,等.眼睑松弛症伴泪腺脱垂的手术治疗[J].中国实用眼科杂志,2012,30(2): 185-186.

158. Collins MJ, Buehren T, Trevor T, et al. Factors influencing lid pressure on the cornea[J]. Eye Contact Lens, 2006, 32: 168-173.

159. Shaw AJ, Collins MJ, Davis BA, et al. Eyelid pressure: inferences from corneal topographic changes[J]. Cornea, 2009, 28: 181-188.

160. Ehrmann K. Francis I, Stapleton F. A novel instrument to quantify the tension of upper and lower eyelids [J]. Cont Lens Anterior Eye, 2001, 24: 65-72.

161. Shaw AJ, Davis BA, Collins MJ, et al. A technique to measure eyelid pressure using piezoresistive sensors [J]. IEEE Trans Biomed Eng, 2009, 56: 2512-2517.

162. Shaw AJ, Collins MJ, Davis BA, et al. Eyelid pressure and contact with the ocular surface[J]. Invest Ophthalmol Vis Sci, 2010, 51: 1911-1917.

163. Hallett M, Evinger C, Jankovic J, et al. Update on blepharospasm: report from the BEBRF International Workshop[J]. Neurology, 2008, 71: 1275-1282.

164. Coscarelli JM. Essential blepharospasm［J］. Semin Ophthalmol, 2010, 25: 104−108.

165. Horovitz SG, Ford A, Najee-Ullah MA, et al. Anatomical correlates of blepharospasm［J］. Transl Neurodegener, 2012, 1: 12−18.

166. Clarimon J, Brancati F, Peckham E, et al. Assessing the role of DRD5 and DYT1 in two different case-control series with primary blepharospasm［J］. Mov Disord, 2007, 22: 162−166.

167. Carbon M, Kingsley PB, Su S, et al. Microstructural white matter changes in carriers of the DYT1 gene mutation［J］. Ann Neurol, 2004, 56: 283−286.

168. van Bijsterveld OP, Kruize AA, Bleys RL. Central nervous system mechanisms in Sjogren's syndrome［J］. Br J Ophthalmol, 2003, 87: 128−130.

169. Pagan FL, Harrison A. A guide to dosing in the treatment of cervical dystonia and blepharospasm with Xeomin（R）: a new botulinum neurotoxin A［J］. Parkinsonism Relat Disord. 2012, 18: 441−445.

170. Benecke R, Jost WH, Kanovsky P, et al. A new botulinum toxin type A free of complexing proteins for treatment of cervical dystonia［J］. Neurology, 2005, 64: 1949−1951.

171. Roggenkamper P, Jost WH, Bihari K, et al. Efficacy and safety of a new Botulinum Toxin Type A free of complexing proteins in the treatment of blepharospasm［J］. J Neural Transm, 2006, 113: 303−312.

172. Wabbels B, Reichel G, Fulford-Smith A, et al. Double-blind, randomised, parallel group pilot study comparing two botulinum toxin type A products for the treatment of blepharospasm［J］. J Neural Transm, 2011, 118: 233−239.

173. Pariseau B, Worley MW, Anderson RL. Myectomy for blepharospasm 2013［J］. Curr Opin Ophthalmol, 2013, 24: 488−493.

174. 刘菊芬, 王桂红. 针刺治疗眼睑痉挛 32 例疗效观察［J］. 内蒙古中医药, 2013, 14: 39−40.

175. 吴昊权. 针刺配合按摩治疗顽固性眼睑痉挛 30 例临床观察［J］. 中医药导报, 2011, 9: 57−58.

176. Murube J. Characteristics and etiology of conjunctivochalasis: historical perspective［J］. Ocul Surf, 2005, 3: 7−14.

177. Watanabe A, Yokoi N, Kinoshita S, et al. Clinicopathologic study of conjunctivochalasis［J］. Cornea, 2004, 23: 294−298.

178. Koursh DM, Modjtahedi SP, Selva D, et al. The blepharochalasis syndrome［J］. Surv Ophthalmol, 2009, 54: 235−244.

179. DeAngelis DD, Carter SR, Seiff SR. Dermatochalasis［J］. Int Ophthalmol Clin, 2002, 42: 89−101.

180. Miyamoto C, Espirito Santo LC, Roisman L, et al. Floppy eyelid syndrome: review［J］. Arq Bras Oftalmol, 2011, 74: 64−66.

181. McNab AA. The eye and sleep［J］. Clin Experiment Ophthalmol, 2005, 33: 117−125.

182. Shah-Desai S, Sandy C, Collin R. Lax eyelid syndrome or 'progeria' of eyelid tissues［J］. Orbit, 2004, 23: 3−12.

183. 张雷, 闻华明, 赵芳, 等. 复方樟柳碱颞浅动脉旁皮下注射联合针灸治疗眼睑痉挛的疗效［J］. 国际眼科杂志, 2013, 13（5）: 1032−1033.

184. Miyazaki Y, Sako W, Asanuma K, et al. Efficacy of zolpidem for dystonia: a study among different subtypes［J］. Frontiers in Neurology, 2012, 3: 58.

185. Ochudlo S, Bryniarski P, Opala G. Botulinum toxin improves the quality of life and reduces the intensification of depressive symptoms in patients with blepharospasm[J]. Parkinsonism & Related Disorders, 2007, 13(8): 505-508.

186. 尹鹭峰, 胡学强, 林熹. A型肉毒毒素治疗Meige综合征[J]. 中国现代神经疾病杂志, 2006, 6(5): 415-416.

187. Truong D. Botulinum toxins in the treatment of primary focal dystonias[J]. Journal of the Neurological Sciences, 2012, 316(1): 9-14.

188. 宋剑涛, 杨薇. 高健生治疗眼睑痉挛用药经验举隅[J]. 中国中医眼科杂志, 2009, 19(6): 331-332.

189. 张年顺. 唐宋金元名医全书大成——李东垣医学全书[M]. 北京: 中国中医药版社, 2006, 251.

190. 周伟光. 灵龟八法开穴针刺治疗眼睑痉挛的疗效观察[J]. 广西中医药, 2009, 32(6): 38-39.

191. 林海平, 王伟志, 王舒. 齐刺加浮刺法治疗眼肌痉挛20例[J]. 上海针灸杂志, 2013, 32(4): 312.

192. 刘坚, 徐红, 张仁. 益气通络针刺法治疗眼睑痉挛疗效观察[J]. 中国针灸, 2014, 34(1): 37-40.

193. 李晓华, 李锦, 王勤, 等. 归脾汤加减合针刺治疗眼睑痉挛40例[J]. 中国中医药科技, 2013, 20(5): 538-539.

194. 邓吕红, 李伟力. 角膜胶原蛋白研究进展[J]. 国际眼科杂志, 2008, 8(3): 557-560.

195. Lynn AK, Yannas IV, Bonfield W. Antigenicity and immunogenicity of collagen. J Biomed Mater Res B Appl Biomater, 2004, 71(2): 343-354.

196. 赵长霖, 彭琦, 谢汉平, 等. ECM, MMP与角膜结构和角膜损伤修复[J]. 国际眼科杂志, 2006, 6(1): 173-177.

197. Romero-Jiménez M, Santodomingo-Rubido J, Wolffsohn JS. Keratoconus: a review[J]. Cont Lens Anterior Eye, 2010, 33(4): 157-166.

198. Meek KM, Tuft SJ, Huang Y, et al. Changes in collagen orientation and distribution in keratoconus corneas [J]. Invest Ophthalmol Vis Sci, 2005, 46(6): 1948-1956.

199. McKay TB, Lyon D, Sarker-Nag A, et al. Quercetin attenuates lactate production and extracellular matrix secretion in keratoconus[J]. Sci Rep, 2015, 5: 9003.

200. Shetty R, Sathyanarayanamoorthy A, Ramachandra RA, et al. Attenuation of lysyloxidase and collagen gene expression in keratoconus patient corneal epithelium corresponds to disease severity[J]. Mol Vis, 2015, 21: 12-25.

201. Wollensak G, Spoerl E, Seiler T. Increased resistance of crosslinked cornea against enzymatic digestion[J]. Curr Eye Res, 2004, 29(1): 35-40.

202. Hafezi F, Mrochen M, Iseli HP, et al. Collagen crosslinking with ultraviolet-A and hypoosmolar riboflavin solution in thin corneas[J]. J Cataract Refract Surg, 2009, 35(4): 621-624.

203. Gu SF, Fan ZS, Wang LH, et al. A short-term study of corneal collagen cross-linking with hypo-osmolar riboflavin solution in keratoconic corneas[J]. Int J Opthalmol, 2015, 8(1): 94-97.

204. Ucakhan OO, Saglik A. Outcome of two corneal collagen crosslinking methods in bullous keratopathy due to Fuchs' endothelial dystrophy[J]. Case Rep Med, 2014, 2014: 463905.

205. Alhayek A, Lu PR. Corneal collagen crosslinking in keratoconus and other eye disease[J]. Int J Opthalmol, 2015, 8(2): 407-418.

206. Wollensak G, Spörl E, Reber F, et al. Corneal endothelial cytotoxicity of riboflavin/UVA treatment in vitro [J]. Ophthalmic Res, 2003, 35(6): 324-328.

207. Wollensak G, Spoerl E, Reber F, et al. Keratocyte cytotoxicity of riboflavin/UVA-treatment in vitro[J]. Eye(Lond), 2004, 18(7): 718-722.

208. McBrien NA, Jobling AI, Gentle A. Biomechanics of the sclera in myopia: extracellular and cellular factors [J]. Optum Vis Sci, 2009, 86(1): E23-30.

209. Frost MR, Norton TT. Alterations in protein expression in tree shrew sclera during development of lens-induced myopia and recovery[J]. Invest Ophthalmol Vis Sci, 2012, 53(1): 322-336.

210. Tian XD, Cheng YX, Liu GB, et al. Expressions of type I collagen, α2 integrin and β1 integrin in sclera of guinea pig with defocus myopia and inhibitory effects of bFGF on the formation of myopia[J]. Int J Ophthalmol, 2013, 6(1): 54-58.

211. Wollensak G, Iomdina E. Long-term biomechanical properties of rabbit sclera after collagen crosslinking using riboflavin and ultraviolet A(UVA)[J]. Acta Ophthalmol, 2009, 87(2): 193-198.

212. Zhao X, Wang MM, Zhang FJ. Advanced research in the safety of UVA-riboflavin cross-linking for strengthening corneal and scleral tissue[J]. Zhonghua Yan Ke Za Zhi, 2013, 49(2): 189-192.

213. Danysh BP, Duncan MK. The lens capsule[J]. Exp Eye Res, 2009, 88(2): 151-164.

214. Cammas L, Wolfe J, Choi SY, et al. Integrin-linked kinase deletion in the developing lens Leads to capsule rupture, impaired fiber migration and non-apoptotic epithelial cell death[J]. Invest Ophthalmol Vis Sci, 2012, 53(6): 3067-3081.

215. Bishop PN. Structural macromolecules and supramolecular organisation of the vitreous gel[J]. Prog Retin Eye Res, 2000, 19(3): 323-344.

216. Richards AJ, Morgan J, Bearcroft PW, et al. Vitreoretinopathy with phalangeal epiphyseal dysplasia, a type II collagenopathy resulting from a novel mutation in the C-propeptide region of the molecule[J]. J Med Genet, 2002, 39(9): 661-665.

217. Itakura H, Kishi S, Kotajima N, et al. Vitreous collagen metabolism before and after vitrectomy[J]. Graefe's Arch Clin Exp Ophthalmol, 2005, 243(10): 994-998.

218. Clark IM, Swingler TE, Sampieri CL, et al. Transcriptional control of matrix metalloproteinases and the tissue inhibitors of matrix metalloproteinases[J]. Int J Biochem Cell Biol, 2008, 40(6-7): 1362-1378.

219. Acera A, Rocha G, Vecino E, et al. Inflammatory Markers in the Tears of Patients with Ocular Surface Disease[J]. Ophthalmic Res, 2008, 40(6): 3115-3121.

220. Huang Y, Sheha H, Tseng SC. Conjunctivochalasis Interferes with Tear Flow from Fornix to Tear Meniscus [J]. Ophthalmology, 2013, 120(8): 1681-1687.

221. Gumus K, Crockett CH, Pflugfelder SC. Anterior segment optical coherence tomography a diagnostic instrument for conjunctivochalasis[J]. Am J Ophthalmol, 2010, 150(6): 798-806.

222. Erdogan-Poyraz C, Mocan MC, Irkec M, et al. Delayed tear clearance in patients with conjunctivochalasis is associated with punctal occlusion[J]. Cornea, 2007, 26(3): 290-293.

223. Erdogan-Poyraz C, Mocan MC, Bozkurt B, et al. Elevated tear interleukin-6 and interleukin-8 levels in patients with conjunctivochalasis[J]. Cornea, 2009, 28(2): 189-193.

224. Acera A, Suárez T, Rodríguez-Agirretxe I, et al. Changes in tear protein profile in patients with conjunctivochalasis[J]. Cornea, 2011, 30(1): 42-49.

225. Fodor E, Kosina-Hagyó K, Bausz M, et al. Increased Tear Osmolarity in Patients with Severe Cases of Conjunctivochalasis[J]. Curr Eye Res, 2012, 37(1): 80-84.

226. Yokoi N, Komuro A, Nishii M, et al. Clinical impact of conjunctivochalasis on the ocular surface[J]. Cornea, 2005, 24(8): S24-S31.

227. Francis IC, Chan DG, Kim P, Wilcsek G, et al. Case-controlled clinical and histopathologicalstudy of conjunctivochalasis[J]. Br J Ophthalmol, 2005, 89(3): 302-305.

228. Gumus K, Pflugfelder SC. Increasing prevalence and severity of conjunctivochalasis with aging detected by anterior segment optical coherence tomography[J]. Am J Ophthalmol, 2013, 155(2): 238-242.

229. Wang Y, Dogru M, Matsumoto Y, et al. The impact of nasal conjunctivochalasis on tear functions and ocular surface findings[J]. Am J Ophthalmol, 2007, 144(6): 930-937.

230. Mimura T1, Yamagami S, Usui T, et al. Changes of conjunctivochalasis with age in a hospital-based study [J]. Am J Ophthalmol, 2009, 147(1): 171-177.

231. Mimura T, Usui T, Yamagami S, et al. Relationship between conjunctivochalasis and refractive error[J]. Eye Contact Lens, 2011, 37(2): 71-78.

232. Mimura T, Yamagami S, Kamei Y, et al. Influence of Axial Length on Conjunctivochalasis[J]. Cornea, 2013, 32(8): 1126-1130.

233. Mimura T, Usui T, Yamamoto H, et al. Conjunctivochalasis and Contact Lenses[J]. Am J Ophthalmol, 2009, 148(1): 20-25.

234. Han ZM, Chen DY, Li JS, et al. Flow cytometric cell-cycle analysis of cultured fibroblasts from the giant panda, Ailuropoda melanoleuca L[J]. Cell Biol Int, 2003, 27(4): 349-53.

235. 王美芬, 张兴儒, 吴凯琳, 等. 新月形松弛结膜切除术的护理配合[J]. 上海护理, 2012, 12(5): 56-57.

236. 张桂丽, 张兴儒, 张振永, 等. 眼位训练法在结膜松弛症新月形切除术中的应用[J]. 上海护理杂志, 2014, 14(2): 30-32.

237. 张桂丽, 张兴儒, 李青松, 等. 结膜松弛症手术治疗的护理观察[J]. 中国现代医生, 2010, 48(10): 58-59, 65.

238. 张桂丽, 张兴儒, 李青松. 结膜松弛症手术治疗的护理体会[J]. 上海护理, 2008, 8增刊(2): 116-118.

附录一

上海市卫生行业标准
——结膜松弛症诊断与治疗规范

Diagnostic criteria and treatment standard for conjunctivochalasis

目　次

前　言

本标准按照GB/T 1.1—2009给出的规则起草

本标准起草单位：上海中医药大学附属普陀医院

本标准参与起草单位：上海市医学会、复旦大学附属眼耳鼻喉科医院、上海交通大学医学院附属瑞金医院、上海中医药大学附属曙光医院、同济大学附属同济医院、第二军医大学附属长征医院

本标准主要起草人：张兴儒、项敏泓、李青松、张振永、颜世洁、张晨、李立新、徐建江、沈玺、缪晚虹、荣翱、魏锐利

结膜松弛症诊断与治疗规范

1. 范围

本标准规定了结膜松弛症的临床表现、诊断及分级、鉴别诊断、治疗及治疗原则。

本标准适用于上海市各级医疗机构及其医务人员对结膜松弛症的诊断和治疗方案的确立。

2. 术语和定义

下列术语和定义适用于本文件。

2.1　结膜松弛症 conjunctivochalasis

是球结膜过度松弛堆积在眼球与睑缘及眼内、外眦部之间形成皱褶，引起眼表泪液学异常，并伴有眼部干涩、异物感、泪溢等不适症状的眼病。

2.2　结膜松弛症治疗 conjunctivochalasis treatment

药物或手术治疗各级结膜松弛症。

3. 诊断依据

3.1　症状：眼部干涩、异物感、泪溢；部分有视物模糊、痒、视疲劳、疼痛、眼红、畏光等症状。常有刺痛感、灼痛感。

3.2　体征：松弛球结膜堆积在眼球与睑缘及眼内、外眦部之间，严重者影响眼睑闭合，或有角膜溃疡、结膜下出血。泪膜不稳定，泪河残缺，或松弛结膜阻塞泪小点，泪液清除延缓等。

3.3　辅助检查：

3.3.1　裂隙灯检查。

3.3.2　泪膜破裂时间：正常为 > 10 s。

3.3.3　Schirmer 1 试验：正常为 > 10 mm/5 min。

3.3.4 泪河高度测量：正常为≥0.3 mm。

3.3.5 角膜荧光素染色：正常为阴性。

4．诊断及分级

4.1 诊断

4.1.1 患者有干涩、异物感、泪溢等症状。

4.1.2 裂隙灯检查有松弛球结膜堆积在眼球与睑缘、内眦部、外眦部之间。

4.1.3 泪河残缺，泪膜不稳定，或松弛结膜阻塞泪小点，泪液清除延缓等泪液动力学异常。

4.2 临床分级

4.2.1 结膜松弛症的分级有0、Ⅰ、Ⅱ、Ⅲ、Ⅳ级。Ⅱ、Ⅲ、Ⅳ级诊断为临床有意义的结膜松弛症。双眼中只要有1眼符合标准则诊断为结膜松弛症患者。结膜松弛症的诊断按照以下标准：例如患者的临床表现符合F2＋S2或F2＋O2、G2、B2其中的两种，则诊断为结膜松弛症Ⅱ级。

4.2.2 诊断分级的必备条件：松弛结膜皱褶轻重（folds versus tear meniscus height, F）。诊断分级的辅助条件：症状（symptoms, S）、泪河（punctual occlusion and tear meniscus height, O）、泪膜破裂时间（break up time, B）、向下注视时结膜松弛程度（height/extent of chalasis changes in downgaze, G），见附表1。

附表1 结膜松弛症临床分级

分级	必备诊断分级条件	辅助诊断分级条件			
	松弛结膜皱褶 (F)	症状 (S)*	泪河 (O)	泪膜破裂时间 (B)	向下注视时结膜松弛症程度 (G)
0	未见连续的皱褶	无症状	泪河完整	≥10	不变
Ⅰ	细小单层皱褶，未超过泪河高度	无症状	泪河高度≤0.3 mm	≥10	不变
Ⅱ	明显、多层，皱褶超过泪河高度	有症状	泪河部分残缺	6～9	加重
Ⅲ	皱褶骑跨或覆盖下睑缘	症状明显	泪河残缺	4～5	明显加重
Ⅳ	松弛结膜皱褶影响眼睑闭合，可合并眼球暴露	症状严重	无泪河	≤3	严重加重

*指溢泪、异物感、干涩、刺激。

5．治疗原则

5.1 **药物治疗**：根据眼表症状及体征损害情况，对症治疗。

5.2 **手术治疗**：术前全面评估，手术个性化设计，根据患者的具体情况，结膜松弛症的类型、分级选择不同的手术方法。

6. 手术治疗

6.1 手术适应证

6.1.1 结膜松弛症引起的干涩、异物感、泪溢、视物模糊、视疲劳、疼痛等症状明显。裂隙灯显微镜检查球结膜过度松弛成皱褶堆积在睑缘、内眦部、外眦部之间,影响泪河,堵塞泪小点。结膜松弛症分级≥Ⅱ级。

6.1.2 评估结膜松弛症手术能够改善患者部分症状,告知患者同意。

6.1.3 同时伴有泪道系统阻塞的患者要告知术后泪溢不能完全改善,获得患者知情同意。

6.1.4 有下例3种情况之一者可以考虑手术。

6.1.4.1 结膜松弛明显堵塞泪小点,引起泪溢的患者

a. 球结膜松弛和(或)半月皱襞松弛堵塞泪小点。

b. 泪小点大小、位置无异常,冲洗泪道通畅。

6.1.4.2 结膜松弛明显堆积在睑裂区,眼睑闭合时松弛结膜夹在睑缘之间

a. 结膜松弛明显堆积在睑裂区,结膜松弛症分级≥Ⅱ级。

b. 眼睑闭合时,松弛结膜夹在睑缘之间,引起结膜充血、水肿或伴有结膜下出血、角膜溃疡。

c. 结膜松弛症引起眼睑裂不能完全闭合者。

6.1.4.3 下睑缘张力增高引起结膜松弛症不断加重且症状明显者

a. 下睑缘张力增高引起下睑缘内倾或内翻者。

b. 结膜松弛症分级≥Ⅱ级。

c. 患者主诉干涩、异物感、泪溢、视物模糊、视疲劳、疼痛等症状明显者。

6.2 手术禁忌证

6.2.1 患有睑缘炎、瞬目异常、眼睑位置异常等蒸发过强干眼症者。

6.2.2 有全身免疫性疾病,如Sjogren综合征等。

6.2.3 闭角型青光眼或眼内压增高者以及角膜炎患者。

6.2.4 妊娠或哺乳期妇女、过敏体质者。

6.2.5 有严重心血管疾病、肝肾功能障碍以及糖尿病患者。

6.3 手术方式:手术方式不限于以下4种,下列只是常用手术方式。

6.3.1 结膜新月形切除术

开睑器开睑,距角膜缘5～6 mm的球结膜下方,按角膜缘弧度新月形切除松弛结膜,10–0尼龙缝线缝合。

6.3.2 双极电凝治疗术

开睑器开睑,将松弛结膜皱褶向下穹窿部方向推下,使其松弛结膜皱褶位置距角膜缘

超过5 mm以上。根据松弛结膜程度夹提松弛结膜确定电凝范围，电凝8 ～ 12个点，根据不同设备性能选择电凝能量，电凝能量20%～ 40%，时间0.1 ～ 2 s。电凝斑之间要保留部分正常的组织，对程度重、范围广的可适度增加电凝点。

6.3.3　结膜缝线固定术

开睑器开睑，将结膜松弛皱褶向下穹隆部抚平，6-0可吸收缝线在角膜缘后6 ～ 8 mm处将松弛结膜缝合固定于浅层巩膜壁。根据结膜松弛的部位和范围，可缝合6 ～ 8针。

6.3.4　下睑缘高张力减弱术

下眼睑局部麻醉，下睑缘睫毛后2 mm处平行睑缘切开皮肤，切除多余皮肤，分离眼轮匝肌与睑板，中央剪除3 ～ 5 mm眼轮匝肌，断端对位褥式缝合，缩短眼轮匝肌，缝合皮肤。

6.4　手术并发症

6.4.1　结膜切除过多。

6.4.2　矫正不足。

6.4.3　感染。

6.4.4　缝针穿破眼球。

6.4.5　缝针损伤下直肌。

6.4.6　眼睑外翻。

6.4.7　眼睑闭合不全。

附录 A
（资料性附录）

- - - - - - - - - - - - ● - - - - - - - - - - - -

A.1　结膜松弛症的诊断关键是裂隙灯检查见松弛的球结膜堆积在眼球与睑缘、内外眦部之间，并结合眼表泪液动力学异常等辅助检查。

附录 B
（资料性附录）

- - - - - - - - - - - - ● - - - - - - - - - - - -

B.1.结膜松弛症鉴别诊断

B.1.1　慢性结膜炎　自觉痒、异物感、眼疲劳等，晨起内眦部有分泌物，白天眦部可见泡沫状分泌物,结膜充血,睑结膜出现少量乳头增生和滤泡形成,炎症持续日久者结膜可肥厚,症状和体征可明确诊断。

B.1.2　流行性角结膜炎　腺病毒引起,主要症状有眼红、疼痛畏光,伴有水样分泌物。眼睑水肿,结膜充血水肿,可出现滤泡和结膜下出血,伪膜,角膜弥散性斑点状上皮浸润。常伴耳前淋巴结肿大和压痛。结膜刮片见大量单核细胞可明确诊断。

B.1.3　过敏性结膜炎　有药物或其他过敏原接触史,眼部瘙痒、眼睑水肿和肿胀、结膜充血和水肿;脱离过敏原后,症状和体征迅速消退。局部短期滴用糖皮质激素滴眼液疗效明显,结合病史可鉴别。

B.1.4　春季角结膜炎　男性青年好发,季节性反复发作,奇痒;睑结膜乳头铺路石样增生、角膜盾形溃疡或角膜缘部 Horner-Trantas 结节;结膜刮片中发现嗜酸性粒细胞和嗜酸性颗粒可明确诊断。

B.1.5　超急性细菌性结膜炎　淋球菌性结膜炎多见。常见于新生儿,发病时有畏光、流泪等症状,结膜显著充血、水肿,球结膜水肿呈堤状围绕于角膜,重者突出于睑裂外。

附录二
Pubmed 检索的结膜松弛症论文目录

1. Chhadva P, Alexander A, McClellan AL, et al. The impact of conjunctivochalasis on dry eye symptoms and signs[J]. Invest Ophthalmol Vis Sci, 2015, 56(5): 2867-2871.

2. Pult H, Riede-Pult BH. Impact of conjunctival folds on central tear meniscus height[J]. Invest Ophthalmol Vis Sci, 2015, 56(3): 1459-1466.

3. Wang X, Chen F, Tang X. The clinical comparison of conjunctival resection with conjunctival resection and sclera fixation in the treatment of conjunctivochalasis[J]. Zhonghua Yan Ke Za Zhi, 2014, 50(9): 687-90.

4. Le Q, Cui X, Xiang J, et al. Impact of conjunctivochalasis on visual quality of life: a community population survey[J]. PLoS One, 2014, 9(10): e110821.

5. Tahiri Joutei Hassani R, Liang H, El Sanharawi M, et al. En-face optical coherence tomography as a novel tool for exploring the ocular surface: a pilot comparative study to conventional B-scans and in vivo confocal microscopy[J]. Ocul Surf, 2014, 12(4): 285-306.

6. Tse DT, Erickson BP, Tse BC. The BLICK mnemonic for clinical-anatomical assessment of patients with epiphora[J]. Ophthal Plast Reconstr Surg, 2014, 30(6): 450-458.

7. Balci O. Clinical characteristics of patients with conjunctivochalasis[J]. Clin Ophthalmol, 2014, 8: 1655-1660.

8. Petris CK, Holds JB. Medial conjunctival resection for tearing associated with conjunctivochalasis[J]. Ophthal Plast Reconstr Surg, 2014, 30(4): 355.

9. Mocan MC, Irkec M. Medial conjunctival resection for tearing associated with conjunctivochalasis[J]. Ophthal Plast Reconstr Surg, 2014, 30(4): 354.

10. Kantaputra PN, Kaewgahya M, Wiwatwongwana A, et al. Cutis laxa with pulmonary emphysema, conjunctivochalasis, nasolacrimal duct obstruction, abnormal hair, and a novel FBLN5 mutation[J]. Am J Med Genet A, 2014, 164A(9): 2370-2377.

11. Yamada K, Ueta M, Sotozono C, et al. Upregulation of Toll-like receptor 5 expression in the conjunctival

epithelium of various human ocular surface diseases［J］. Br J Ophthalmol, 2014, 98（8）: 1116-1119.

12. Kocabeyoglu S, Mocan MC, Irkec M. The influence of glaucoma medications on ocular surface disease in primary open-angle glaucoma patients with and without conjunctivochalasis［J］. Acta Ophthalmol, 2014, 92（7）: e592-593.

13. Nakasato H, Uemoto R, Meguro A, et al. Treatment of symptomatic inferior conjunctivochalasis by ligation ［J］. Acta Ophthalmol, 2014, 92（5）: e411-412.

14. Moon H, Yoon JH, Hyun SH, et al. Short-term influence of aspirating speculum use on dry eye after cataract surgery: a prospective study［J］. Cornea, 2014, 33（4）: 373-375.

15. Ahn JM, Choi CY, Seo KY. Surgical approach with high-frequency radiowave electrosurgery for superior limbic keratoconjunctivitis［J］. Cornea, 2014, 33（2）: 210-214.

16. Acera A, Vecino E, Duran JA. Tear MMP-9 levels as a marker of ocular surface inflammation in conjunctivochalasis［J］. Invest Ophthalmol Vis Sci, 2013, 54（13）: 8285-8291.

17. Zhang XR, Liu YX, Sheng X, et al. Clinical observation of lymphangiectasis in conjunctivochalasis cases ［J］. Zhonghua Yan Ke Za Zhi, 2013, 49（6）: 547-550.

18. Tong L, Lan W, Sim HS, et al. Conjunctivochalasis is the precursor to pterygium［J］. Med Hypotheses, 2013, 81（5）: 927-930.

19. Zheng X, Kamao T, Yamaguchi M, et al. New method for evaluation of early phase tear clearance by anterior segment optical coherence tomography［J］. Acta Ophthalmol, 2014, 92（2）: e105-111.

20. Zhang XR, Zou HD, Li QS, et al. Comparison study of two diagnostic and grading systems for conjunctivochalasis［J］. Chin Med J（Engl）, 2013, 126（16）: 3118-3123.

21. Kim KH, Ko AY, Ryu JS, et al. Effect of electrocauterization on the inflammation of the conjunctiva in experimental animal model［J］. Korean J Ophthalmol, 2013, 27（4）: 282-287.

22. Petris CK, Holds JB. Medial conjunctival resection for tearing associated with conjunctivochalasis［J］. Ophthal Plast Reconstr Surg, 2013, 29（4）: 304-307.

23. Mimura T, Yamagami S, Kamei Y, et al. Influence of axial length on conjunctivochalasis［J］. Cornea, 2013, 32（8）: 1126-1130.

24. Huang Y, Sheha H, Tseng SC. Conjunctivochalasis interferes with tear flow from fornix to tear meniscus［J］. Ophthalmology, 2013, 120（8）: 1681-1687.

25. Suzuki H, Shiwa T, Oharazawa H, et al. Simultaneous treatment of pterygium and temporal conjunctivochalasis［J］. J Nippon Med Sch, 2013, 80（1）: 74-77.

26. Yamamoto Y, Yokoi N, Higashihara H, et al. Clinical characteristics of short tear film breakup time（BUT）-type dry eye［J］. Nihon Ganka Gakkai Zasshi, 2012, 116（12）: 1137-1143.

27. Kocabeyoglu S, Mocan MC, Irkec M, et al. Conjunctivochalasis as a contributing factor for the development of ocular surface disease in medically treated glaucoma patients［J］. J Glaucoma, 2014, 23（5）: 333-336.

28. Zhang XR, Zhang ZY, Hoffman MR, et al. The effect of age and conjunctivochalasis on conjunctival thickness［J］. Curr Eye Res, 2013, 38（3）: 331-334.

29. Zhang XR, Zhang ZY, Hoffman MR. Electrocoagulative surgical procedure for treatment of conjunctivochalasis［J］. Int Surg, 2012, 97（1）: 90-93.

30. Ueta M, Sotozono C, Yamada K, et al. Expression of prostaglandin E receptor subtype EP4 in conjunctival epithelium of patients with ocular surface disorders: case-control study［J］. BMJ Open, 2012, 2（5）: pii: e001330.

31. Gumus K, Pflugfelder SC. Increasing prevalence and severity of conjunctivochalasis with aging detected by anterior segment optical coherence tomography［J］. Am J Ophthalmol, 2013, 155（2）: 238-242.

32. Wang S, Ke M, Cai X, et al. An improved surgical method to correct conjunctivochalasis: conjunctival semiperitomy based on corneal limbus with subconjunctival cauterization［J］. Can J Ophthalmol, 2012, 47（5）: 418-422.

33. Whitaker JK, Alexander P, Chau DY, et al. Severe conjunctivochalasis in association with classic type Ehlers-Danlos syndrome［J］. BMC Ophthalmol, 2012, 12: 47.

34. Jiang LH, Zhang XR, Zhang JH, et al. The clinical observation of conjunctivochalasis crescent conjunctival resection with bipolar coagulation［J］. Zhonghua Yan Ke Za Zhi, 2012, 48（5）: 409-412.

35. Yang HS, Choi S. New approach for conjunctivochalasis using an argon green laser［J］. Cornea, 2013, 32（5）: 574-578.

36. Shin KH, Hwang JH, Kwon JW. New approach for conjunctivochalasis with argon laser photocoagulation ［J］. Can J Ophthalmol, 2012, 47（4）: 380-382.

37. Santos-Bueso E, Vico-Ruiz E, García-Sánchez J. Eye pathology in the paintings by Anton van Dyck: Cornelius van der Geest' conjunctivochalasis［J］. Arch Soc Esp Oftalmol, 2012, 87（7）: 228-229.

38. Guo P, Zhang SZ, He H, et al. PTX3 controls activation of matrix metalloproteinase 1 and apoptosis inconjunctivochalasis fibroblasts［J］. Invest Ophthalmol Vis Sci, 2012, 53（7）: 3414-3423.

39. Doss LR, Doss EL, Doss RP. Paste-pinch-cut conjunctivoplasty: subconjunctival fibrin sealant injection in the repair ofconjunctivochalasis［J］. Cornea, 2012, 31（8）: 959-962.

40. Guo P, Zhang SZ, He H, et al. TSG-6 controls transcription and activation of matrix metalloproteinase 1 inconjunctivochalasis［J］. Invest Ophthalmol Vis Sci, 2012, 53（3）: 1372-1380.

41. Nakasato S, Uemoto R, Mizuki N. Thermocautery for inferior conjunctivochalasis［J］. Cornea, 2012, 31（5）: 514-519.

42. Li QS, Zhang XR, Xiang MH, et al. Clinical evaluation of the quantitative locator for conjunctiva resection used as an instrument for the treatment of conjunctivochalasis［J］. Chin Med J（Engl）, 2011, 124（13）: 1983-1987.

43. Fodor E, Kosina-Hagyó K, Bausz M, et al. Increased tear osmolarity in patients with severe cases of conjunctivochalasis［J］. Curr Eye Res, 2012, 37（1）: 80-84.

44. Kashima T, Akiyama H, Miura F, et al. Improved subjective symptoms of conjunctivochalasis using bipolar diathermy method for conjunctival shrinkage［J］. Clin Ophthalmol, 2011, 5: 1391-1396.

45. Ueta M, Sotozono C, Yokoi N, et al. Prostaglandin E receptor subtype EP3 expression in human conjunctival epithelium and its changes in various ocular surface disorders［J］. PLoS One, 2011, 6（9）: e25209.

46. Liang L, Sheha H, Fu Y, et al. Ocular surface morbidity in eyes with senile sunken upper eyelids［J］. Ophthalmology, 2011, 118（12）: 2487-2492.

47. Hara S, Kojima T, Ishida R, et al. Evaluation of tear stability after surgery for conjunctivochalasis［J］. Optom

Vis Sci, 2011, 88(9): 1112-1118.

48. Mimura T, Mori M, Obata H, et al. Conjunctivochalasis: associations with pinguecula in a hospital-based study[J]. Acta Ophthalmol, 2012, 90(8): 773-782.

49. Haefliger IO, Keskinaslan I, Piffaretti JM, et al. Improvement of chronic epiphora symptoms after surgery in patients with different preoperative schirmer-test values[J]. Klin Monbl Augenheilkd, 2011, 228(4): 318-321.

50. Zhang X, Li Q, Zou H, et al. Assessing the severity of conjunctivochalasis in a senile population: a community-based epidemiology study in Shanghai, China[J]. BMC Public Health, 2011, 11: 198.

51. Mimura T, Usui T, Yamagami S, et al. Relationship between conjunctivochalasis and refractive error[J]. Eye Contact Lens, 2011, 37(2): 71-78.

52. Schmitz J. Conjunctivochalasis and subconjunctival hemorrhage[J]. Ophthalmology, 2010, 117(12): 2444.

53. Ueta M. Regulation of ocular surface inflammation by prostaglandin E receptor subtype EP3[J]. Cornea, 2010, 29 Suppl 1: S57-61.

54. Gumus K, Crockett CH, Pflugfelder SC. Anterior segment optical coherence tomography: a diagnostic instrument for conjunctivochalasis[J]. Am J Ophthalmol, 2010, 150(6): 798-806.

55. Acera A, Suárez T, Rodríguez-Agirretxe I, et al. Changes in tear protein profile in patients with conjunctivochalasis[J]. Cornea, 2011, 30(1): 42-49.

56. Mimura T, Yamagami S, Mori M, et al. Contact lens-induced subconjunctival hemorrhage[J]. Am J Ophthalmol, 2010, 150(5): 656-665.

57. Fodor E, Barabino S, Montaldo E, et al. Quantitative evaluation of ocular surface inflammation in patients with different grade of conjunctivochalasis[J]. Curr Eye Res, 2010, 35(8): 665-669.

58. Sun Q, Wang Y, Zhou YL, et al. A comparative study of efficacy for treating conjunctivochalasis with positioning and quantified patch[J]. Zhonghua Yan Ke Za Zhi, 2010, 46(5): 405-409.

59. Youm DJ, Kim JM, Choi CY. Simple surgical approach with high-frequency radio-wave electrosurgery forconjunctivochalasis[J]. Ophthalmology, 2010, 117(11): 2129-2133.

60. Nicholas S, Wells A. Subconjunctival hemorrhage and conjunctivochalasis[J]. Ophthalmology, 2010, 117(6): 1276-1277.

61. Li QS, Zhang XR, Zou HD, et al. Epidemiologic study of conjunctivochalasis in populations equal or over 60 years old in Caoyangxincun community of Shanghai, China[J]. Zhonghua Yan Ke Za Zhi, 2009, 45(9): 793-798.

62. Ward SK, Wakamatsu TH, Dogru M, et al. The role of oxidative stress and inflammation in conjunctivochalasis[J]. Invest Ophthalmol Vis Sci, 2010, 51(4): 1994-2002.

63. Dal Pizzol MM, Roggia MF, Kwitko S, et al. Use of fibrin glue in ocular surgery[J]. Arq Bras Oftalmol, 2009, 72(3): 308-312.

64. Mimura T, Usui T, Yamagami S, et al. Subconjunctival hemorrhage and conjunctivochalasis[J]. Ophthalmology, 2009, 116(10): 1880-1886.

65. Chun YS, Kim JC. Treatment of superior limbic keratoconjunctivitis with a large-diameter contact lens and Botulium Toxin A[J]. Cornea, 2009, 28(7): 752-758.

66.　Zhang XR, Xiang MH, Wu QQ, et al. The tear proteomics analysis of conjunctivochalasis[J]. Zhonghua Yan Ke Za Zhi, 2009, 45(2): 135−140.

67.　Mimura T, Usui T, Yamamoto H, et al. Conjunctivochalasis and contact lenses[J]. Am J Ophthalmol, 2009, 148(1): 20−25.

68.　Erdogan-Poyraz C, Mocan MC, Bozkurt B, et al. Elevated tear interleukin-6 and interleukin-8 levels in patients with conjunctivochalasis[J]. Cornea, 2009, 28(2): 189−193.

69.　Mimura T, Yamagami S, Usui T, et al. Changes of conjunctivochalasis with age in a hospital-based study[J]. Am J Ophthalmol, 2009, 147(1): 171−177.

70.　Brodbaker E, Bahar I, Slomovic AR. Novel use of fibrin glue in the treatment of conjunctivochalasis[J]. Cornea, 2008, 27(8): 950−952.

71.　Acera A, Rocha G, Vecino E, et al. Inflammatory markers in the tears of patients with ocular surface disease [J]. Ophthalmic Res, 2008, 40(6): 315−321.

72.　Maskin SL. Effect of ocular surface reconstruction by using amniotic membrane transplant for symptomatic conjunctivochalasis on fluorescein clearance test results[J]. Cornea, 2008, 27(6): 644−649.

73.　Yokoi N, Inatomi T, Kinoshita S. Surgery of the conjunctiva[J]. Dev Ophthalmol, 2008, 41: 138−158.

74.　Wang Y, Dogru M, Matsumoto Y, et al. The impact of nasal conjunctivochalasis on tear functions and ocular surface findings[J]. Am J Ophthalmol, 2007, 144(6): 930−937.

75.　Fernández-Hortelano A, Moreno-Montañés J, Heras-Mulero H, et al. Amniotic membrane transplantation with fibrin glue as treatment of refractory conjunctivochalasis[J]. Arch Soc Esp Oftalmol, 2007, 82(9): 571−574.

76.　Kheirkhah A, Casas V, Blanco G, et al. Amniotic membrane transplantation with fibrin glue for conjunctivochalasis[J]. Am J Ophthalmol, 2007, 144(2): 311−313.

77.　Kheirkhah A, Casas V, Esquenazi S, et al. New surgical approach for superior conjunctivochalasis[J]. Cornea, 2007, 26(6): 685−691.

78.　Haefliger IO, Vysniauskiene I, Figueiredo AR, et al. Superficial conjunctiva cauterization to reduce moderate conjunctivochalasis[J]. Klin Monbl Augenheilkd, 2007, 224(4): 237−239.

79.　Erdogan-Poyraz C, Mocan MC, Irkec M, et al. Delayed tear clearance in patients with conjunctivochalasis is associated with punctal occlusion[J]. Cornea, 2007, 26(3): 290−293.

80.　Gao YY, Di Pascuale MA, Elizondo A, Tseng SC. Clinical treatment of ocular demodecosis by lid scrub with tea tree oil[J]. Cornea, 2007, 26(2): 136−143.

81.　Erb MH, Uzcategui N, Dresner SC. Efficacy and complications of the transconjunctival entropion repair for lower eyelid involutional entropion[J]. Ophthalmology, 2006, 113(12): 2351−2356.

82.　Murube J. Characteristics and etiology of conjunctivochalasis: historical perspective[J]. Ocul Surf, 2005, 3(1): 7−14.

83.　Uchino M, Dogru M, Yagi Y, et al. The features of dry eye disease in a Japanese elderly population[J]. Optom Vis Sci, 2006, 83(11): 797−802.

84.　de Almeida SF, de Sousa LB, Vieira LA, et al. Clinic-cytologic study of conjunctivochalasis and its relation to thyroid autoimmune diseases: prospective cohort study[J]. Cornea, 2006, 25(7): 789−793.

85. Yoon SW, Yoon YS, Lee SH. Clinical results of endoscopic dacryocystorhinostomy using a microdebrider [J]. Korean J Ophthalmol, 2006, 20(1): 1-6.

86. Yokoi N, Komuro A, Nishii M, et al. Clinical impact of conjunctivochalasis on the ocular surface[J]. Cornea, 2005, 24(8 Suppl): S24-S31.

87. Chan DG, Francis IC, Filipic M, et al. Clinicopathologic study of conjunctivochalasis[J]. Cornea, 2005, 24(5): 634.

88. Francis IC, Chan DG, Kim P, et al. Case-controlled clinical and histopathological study of conjunctivochalasis [J]. Br J Ophthalmol, 2005, 89(3): 302-305.

89. Watanabe A, Yokoi N, Kinoshita S, et al. Clinicopathologic study of conjunctivochalasis[J]. Cornea, 2004, 23(3): 294-298.

90. Zhang XR, Cai RX, Wang BH, et al. The analysis of histopathology of conjunctivochalasis[J]. Zhonghua Yan Ke Za Zhi, 2004, 40(1): 37-39.

91. Di Pascuale MA, Espana EM, Kawakita T, et al. Clinical characteristics of conjunctivochalasis with or without aqueous tear deficiency[J]. Br J Ophthalmol, 2004, 88(3): 388-392.

92. Hirotani Y, Yokoi N, Komuro A, et al. Age-related changes in the mucocutaneous junction and the conjunctivochalasis in the lower lid margins[J]. Nihon Ganka Gakkai Zasshi, 2003, 107(7): 363-368.

93. Zhang M, Chen JQ, Liu ZG, et al. Clinical characteristics of patients with dry eye syndrome[J]. Zhonghua Yan Ke Za Zhi, 2003, 39(1): 5-9.

94. Yokoi N, Komuro A, Maruyama K, et al. New surgical treatment for superior limbic keratoconjunctivitis and its association with conjunctivochalasis[J]. Am J Ophthalmol, 2003, 135(3): 303-308.

95. Yokoi N, Komuro A, Sugita J, et al. Surgical reconstruction of the tear meniscus at the lower lid margin for treatment of conjunctivochalasis[J]. Adv Exp Med Biol, 2002, 506(Pt B): 1263-1268.

96. Francis IC, Wan MK. The punctal apposition syndrome: a new surgical approach[J]. Br J Ophthalmol, 2002, 86(11): 1256-1258.

97. Kruse FE, Meller D. Amniotic membrane transplantation for reconstruction of the ocular surface[J]. Ophthalmologe, 2001, 98(9): 801-810.

98. Georgiadis NS, Terzidou CD. Epiphora caused by conjunctivochalasis: treatment with transplantation of preserved human amniotic membrane[J]. Cornea, 2001, 20(6): 619-621.

99. Meller D, Maskin SL, Pires RT, et al. Amniotic membrane transplantation for symptomatic conjunctivochalasis refractory to medical treatments[J]. Cornea, 2000, 19(6): 796-803.

100. Meller D, Li DQ, Tseng SC. Regulation of collagenase, stromelysin, and gelatinase B in human conjunctival and conjunctivochalasis fibroblasts by interleukin-1beta and tumor necrosis factor-alpha[J]. Invest Ophthalmol Vis Sci, 2000, 41(10): 2922-2929.

101. Otaka I, Kyu N. A new surgical technique for management of conjunctivochalasis[J]. Am J Ophthalmol, 2000, 129(3): 385-387.

102. Li DQ, Meller D, Liu Y, et al. Overexpression of MMP-1 and MMP-3 by cultured conjunctivochalasis fibroblasts[J]. Invest Ophthalmol Vis Sci, 2000, 41(2): 404-410.

103. Eifrig DE. Grading conjunctivochalasis[J]. Surv Ophthalmol, 1999, 44(1): 93-94.

104. Meller D, Tseng SC. Reconstruction of the conjunctival and corneal surface. Transplantation of amnionic membrane[J]. Ophthalmologe, 1998, 95 (12): 805–813.

105. Meller D, Tseng SC. Conjunctivochalasis: literature review and possible pathophysiology[J]. Surv Ophthalmol, 1998, 43 (3): 225–232.

106. Jordan DR, Pelletier CR. Conjunctivochalasis[J]. Can J Ophthalmol, 1996, 31 (4): 192–193.

107. Serrano F, Mora LM. Conjunctivochalasis: a surgical technique[J]. Ophthalmic Surg, 1989, 20 (12): 883–884.

108. Liu D. Conjunctivochalasis. A cause of tearing and its management[J]. Ophthal Plast Reconstr Surg, 1986, 2 (1): 25–28.

附录三
课题组发表结膜松弛症论文目录

1. Qing-Song Li, Li Zhao, Xing-Ru Zhang, et al. The palpebral conjunctival epithelium thickness in young adults measured by optical coherence tomography［J］. Contact Lens Anterior Eye, 2015, 38: 205-252.

2. 王晗敏, 姚月蓉, 项敏泓, 等. 结膜松弛症手术切除标本中几种激酶的检测［J］. 中华眼外伤职业眼病杂志, 2015, 37（5）：344-348.

3. 周桂贞, 张兴儒. 整合素及其在眼科疾病中的应用［J］. 国际眼科纵览, 2015, 39（3）：206-209.

4. 柯梅青, 张兴儒, 李青松. 结膜松弛症发病与炎性因子的关系［J］. 国际眼科纵览, 2015, 39（2）：130-134.

5. Zhi-Xuan Fu, Xing-Ru Zhang, Zhen-Yong Zhang, et al. Lower eyelid tension in young adults determined by a simply designed lid tensiometer［J］. Cornea, 2014, 33: 518-520.

6. 韩竹梅, 张振永, 张兴儒, 等. 结膜松弛症患者结膜成纤维细胞中穿透素-3和肿瘤坏死因子-α刺激基因-6的表达［J］. 中华实验眼科杂志, 2014, 33（5）：436-439.

7. 李青松, 赵黎, 张兴儒, 等. 利用OCT观察流行性出血性结膜炎的临床研究［J］. 国际眼科杂志, 2014, 14（6）：1092-1094.

8. 符之瑄, 张兴儒. 睑缘张力改变及其相关疾病的研究进展［J］. 国际眼科纵览, 2014, 38（2）：87-92.

9. 赵黎, 李青松, 柯梅青, 等. 眼前节相干光断层扫描在青光眼中的研究进展［J］. 国际眼科杂志, 2014, 14（4）：644-647.

10. 张桂丽, 张兴儒, 张振永, 等. 眼位训练法在结膜松弛症新月形切除术中的应用［J］. 上海护理杂志, 2014, 14（2）：30-32.

11. 董利群, 刘摇鸰, 张兴儒, 等. Bcl-2和Bax在结膜松弛症患者结膜组织中的表达［J］. 国际眼科杂志, 2014, 14（2）：365-367.

12. Xing-Ru Zhang, Zhen-Yong Zhang, Matthew R. Hoffman, et al. The effect of age and conjunctivochalasis on conjunctival thickness［J］. Curr Eye Res, 2013, 38（3）：331-334.

13. Xing-Ru Zhang, Zhen-Yong Zhang, Matthew R. Hoffman. Conjunctival Thickness Measured by OCT［J］. Ophthalmology, 2013, 120（6）：1305.

14. Xingru Zhang, Qingsong Li, Minhong Xiang, et al. Bulbar Conjunctival Thickness Measurements With Optical Coherence Tomography in Healthy Chinese Subjects[J]. Invest Ophthalmol Vis Sci, 2013, 54(7): 4705-4709.

15. Zhang Xing-ru, Zou Hai-dong, Li Qing-song, et al. Comparison study of two diagnostic and grading systems for Conjunctivochalasis[J]. Chin Med J, 2013, 126(16): 3118-3123.

16. 韩竹梅,张兴儒,柯梅青,等.基质金属蛋白酶及其组织抑制剂在结膜松弛症成纤维细胞中的表达[J].中国眼耳鼻喉科杂志,2013,13(6):365-367.

17. 柯梅青,张兴儒,赵黎,等.眼睑皮肤松弛综合征研究进展[J].国际眼科纵览,2013,37(5):301-305.

18. 项敏泓,李轶捷,张兴儒,等.杞精明目汤药物血清对结膜松弛症患者球结膜成纤维细胞中基质金属蛋白酶表达的影响[J].中华实验眼科杂志,2013,31(10):940-943.

19. 张兴儒,刘晔翔,盛霞,等.结膜松弛症患者球结膜淋巴管扩张的临床观察[J].中华眼科杂志,2013,49(6):547-550.

20. 韩竹梅,张兴儒,张隆,等.结膜松弛症球结膜成纤维细胞的培养和鉴定[J].眼科,2013,22(2):105-109.

21. 符之瑄,张兴儒,韩竹梅.相干光断层成像术在球结膜疾病中的应用进展[J].国际眼科纵览,2012,36(6):369-374.

22. 王美芬,张兴儒,吴凯琳,等.新月形松弛结膜切除术的护理配合[J].上海护理,2012,12(5):56-57.

23. 韩竹梅,张兴儒,周欢明,等.两种结膜松弛症诊断与分级标准对老年人群患病率的调查[J].中华眼视光学与视觉科学杂志,2012,14(8):494-498.

24. 张兴儒,俞章,盛霞,等.结膜松弛症一例[J].中国眼耳鼻喉科杂志,2012,12(5):306-309.

25. 项敏泓,饶娅敏,李青松,等.精杞明目汤治疗结膜松弛症的泪液功能改变[J].眼科新进展,2012,32(8):743-746.

26. 江利红,张兴儒,张靖华,等.结膜松弛症结膜新月形切除术与双极电凝术的临床疗效观察[J].中华眼科杂志,2012,48(5):409-412.

27. 李轶捷,张兴儒,项敏泓,等.结膜松弛症球结膜及筋膜组织的超微结构观察[J].中华实验眼科杂志,2012,30(7):638-640.

28. 李轶捷,张兴儒,项敏泓,等.结膜松弛症球结膜成纤维细胞培养的研究[J].国际眼科杂志,2012,12(4):632-635.

29. Xingru Zhang, Qingsong Li, Haidong Zou, et al. Assessing the severity of conjunctivochalasis in a senile population: a community-based epidemiology study in Shanghai, China[J]. BMC Public Health, 2011, 11: 198.

30. Li Qing-song, Zhang Xing-ru, Xiang Min-hong, et al. Clinical evaluations of the quantitative locator for conjunctiva resection used as an instrument for the treatment of conjunctivochalasis[J]. Chin Med J, 2011, 124(13): 1983-1987.

31. Xingru Zhang, Qingsong Li, Bing Liu, et al. In vivo cross-sectional observation and thickness measurement of bulbar conjunctiva using optical coherence tomography[J]. Invest Ophthalmol Vis Sci, 2011, 52: 7787-7791.

32. Xing-Ru Zhang, Zhen-Yong Zhang, Matthew R Hoffman. Electrocoagulative surgical procedure for treatment of conjunctivochalasis[J]. International Surgery, 2012, 97: 90-93.

33. 韩竹梅,张兴儒.结膜松弛症新进展[J].国际眼科纵览,2011,35(6):394-399.

34. 张兴儒,周欢明,李青松,等.结膜松弛症睑板腺功能的临床观察[J].中华眼视光学与视觉科学杂志,2011,13(5):378-381.

35. 项敏泓,张兴儒,李青松,等.精杞明目汤治疗肝肾阴虚型结膜松弛症的临床观察[J].中国中医眼科杂志,2011,21(5):270-272.

36. 韩竹梅,张兴儒.中医药对干眼治疗研究进展[J].国际眼科杂志,2011,11(9):1570-1573.

37. 张兴儒,李青松,周欢明,等.睑板腺功能异常[J].中华眼科杂志,2011,47(1):74.

38. 项敏泓,张兴儒,李青松,等.Shotgun方法在正常人泪液蛋白质组学分析中的应用[J].眼科新进展,2011,31(2):105-107.

39. 陆慧红,张兴儒,周欢明,等.结膜松弛症新月形切除术临床疗效观察[J].中国眼耳鼻喉科杂志,2011,11(2):103-106.

40. 陆慧红,张兴儒,周欢明,等.结膜松弛症新月形切除术与药物治疗临床疗效比较[J].国际眼科杂志,2011,11(3):428-432.

41. Xing-Ru Zhang, Qing-Song Li, Min-Hong Xiang, et al. Analysis of tear mucin and goblet cells in patients with conjunctivochalasis[J]. Spektrum der Augenheilkd, 2010, 24(4): 206-213.

42. 张兴儒,李青松,项敏泓.结膜松弛症的诊断与治疗[J].中华眼科杂志,2010,46(1):88-91.

43. 李青松,张兴儒,郑一仁,等.结膜松弛症定量定位切除术的临床疗效观察[J].国际眼科杂志,2010,10(4):495-497.

44. 项敏泓,张兴儒,李青松,等.液体芯片-飞行时间质谱对结膜松弛症患者泪液蛋白质的分析[J].眼科研究,2010,28(9):864-868.

45. 项敏泓,张兴儒,张迅轶,等.结膜松弛症泪液中细胞因子检测[J].国际眼科杂志,2010,10(9):1702-1703.

46. 项敏泓,张兴儒,李青松,等.结膜松弛症泪液蛋白质肽质量指纹谱分析[J].眼科新进展,2010,30(1):43-46.

47. 刘晔翔,李青松,张兴儒,等.半月皱襞松弛致泪溢手术疗效观察[J].国际眼科杂志,2010,10(1):145-146.

48. 李青松,张兴儒,项敏泓,等.基质金属蛋白酶在结膜松弛症球结膜组织中的表达[J].中华眼科杂志,2010,10(9):838-840.

49. 刘晔翔,李轶捷,张兴儒,等.结膜松弛症球结膜组织中热休克蛋白的表达[J].中华眼科杂志,2010,10(8):743-745.

50. 张桂丽,张兴儒,李青松,等.结膜松弛症手术治疗的护理观察[J].中国现代医生,2010,48(10):58-59,65.

51. 李青松,张兴儒,邹海东,等.上海市曹阳新村街道60岁以上人群结膜松弛症流行病学调查[J].中华眼科杂志,2009,45(9):793-798.

52. 张兴儒,项敏泓,吴庆庆,等.结膜松弛症患者泪液蛋白质组学研究[J].中华眼科杂志,2009.45(2):135-140.

53. 项敏泓,张兴儒,蔡瑞霞,等.结膜松弛症泪液功能改变的观察[J].中华眼科杂志,2009,45(6):556-557.

54. 李青松,张兴儒,项敏泓,等.结膜松弛症的治疗研究现状[J].国际眼科纵览,2009,33(1):27-30.

55. 李轶捷,李青松,张兴儒,等.结膜松弛症研究新进展[J].国际眼科杂志,2009,9(5):938-940.

56. 张兴儒,李青松,项敏泓,等.结膜松弛症泪液粘蛋白及球结膜杯状细胞研究[J].国际眼科杂志,2009,

9（5）：895-899.

57. 严雅静,张兴儒,项敏泓,等.结膜松弛症下睑缘位置及张力观察[J].国际眼科杂志,2009,9（3）：1001-1005.

58. 周欢明,张兴儒,李青松,等.结膜松弛症松弛结膜部位的临床观察[J].临床眼科杂志,2009,17（3）：201-205.

59. X-ru Zhang, M-h Xiang, Q-q Wu, et al. The tear protemics analysis of conjunctivochalasis[J]. Speaktrum der Augenheilkund, 2008, 22（5）: 288-294.

60. 张兴儒,李青松,许琰,等.结膜松弛症[J].中华眼科杂志,2008,44,（10）：951.

61. 许琰,张兴儒,李青松,等.双极电凝治疗结膜松弛症临床观察[J].眼外伤及职业眼病杂志,2008,30（12）：935-937.

62. 张兴儒,李青松,项敏泓.结膜松弛症诊断治疗技术[J].国际眼科杂志,2008,8（11）：2305-2307.

63. 张兴儒,项敏泓,李青松,等.结膜松弛症的发病机制研究[J].国际眼科杂志,2008,8（5）：1001-1005.

64. 李青松,张兴儒,项敏泓,等.离休干部结膜松弛症观察[J].国际眼科杂志,2008,7（1）：391-393.

65. 项敏泓,张兴儒,蔡瑞霞,等.结膜松弛症泪液中羊齿状结晶的观察[J].眼科,2008,17（1）：37-39.

66. 张兴儒,项敏泓,李青松,等.结膜松弛症球结膜杯状细胞改变的观察[J].眼科新进展,2008,28（11）：805-808.

67. 张桂丽,张兴儒,李青松.结膜松弛症手术治疗的护理体会[J].上海护理,2008,8增刊（2）：116-118.

68. 项敏泓,张兴儒,钟一声.泪液蛋白质组学研究进展[J].中国实用眼科杂志,2008,26（3）：203-206.

69. 李青松,张兴儒,沈江帆,等.不同浓度⁹⁹ᵐTcO4兔眼泪道显像及对球结膜损伤的安全性研究[J].眼科研究,2007,25（8）：573-574.

70. 李青松,杨振燕,张兴儒,等.结膜松弛症泪液排泄系统⁹⁹ᵐTc-SPECT动态显像的临床研究[J].同济大学学报,2006,27（4）：56-60.

71. 张兴儒,许琰,李青松,等.结膜松弛症的临床与基础研究[J].中国实用眼科杂志,2005,1（23）：83-87.

72. 张兴儒,蔡瑞霞,王宝华,等.结膜松弛症的病理组织学观察[J].中华眼科杂志,2004,40（1）：37-39.

73. 张兴儒,李青松,许琰,等.结膜松弛症手术治疗远期疗效观察[J].眼外伤职业眼病杂志,2004,26（10）：683-685.

74. 张兴儒,李青松.结膜松弛症研究进展[J].中国眼耳鼻喉科杂志,2004,4（6）：396-397.

75. 张兴儒,许琰,刘晔翔.眼轮匝肌缩短术治疗结膜松弛症[J].眼科新进展,2003,23增：10.

76. 张兴儒,俞彰,刘晔翔,等.结膜松弛症超微结构电镜研究[J].中国眼耳鼻喉科杂志,2003,3（4）：223-224.

77. 张兴儒,许琰,李青松,等.结膜松弛症眼表知觉敏感度观察[J].眼科,2003,12（1）：28-29.

78. 许琰,张兴儒.四种术式治疗结膜松弛症疗效观察[J].眼视光学杂志,2003,5（3）：178-180.

79. 许琰,张兴儒.结膜松弛症手术疗效比较[J].中国实用眼科杂志,2003,21（13）：353-355.

80. 张兴儒.结膜松弛症性溢泪的手术治疗[J].中国实用眼科杂志,2002,20（4）：299-301.

81. 张兴儒,沈江帆,王雁程,等.放射核素动态显像评估结膜松弛对泪液排泄系统的影响[J].眼科,2002,11（4）：211-214.

82. 张兴儒,刘晔翔,许琰,等.结膜松弛症的泪液学观察[J].中国眼耳鼻喉科杂志,2002,2（6）：364-374.

83. 张兴儒,李青松,许琰,等.眼结膜松弛的临床分级探讨[J].眼科,2001,10（6）：361.

84. 张兴儒.结膜松弛与溢泪关系的临床研究[J].眼科,2001,10（4）：224-226.

85. 张兴儒,梁丽琼,吴在丽,等.结膜松弛症致溢泪临床疗效观察[J].中华眼科杂志,1999,35（1）：57.